本书为山西农业大学哲学社会科学基金项目"美国食品药品纯净运动研究"
（项目编号：2015YJ05）成果

美国食品药品
纯净运动研究

吴强 著

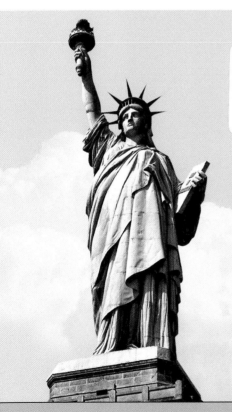

U0250490

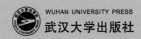

WUHAN UNIVERSITY PRESS
武汉大学出版社

图书在版编目(CIP)数据

美国食品药品纯净运动研究/吴强著.—武汉:武汉大学出版社,
2016.9

ISBN 978-7-307-17934-9

Ⅰ.美… Ⅱ.吴… Ⅲ.①食品卫生—卫生管理—研究—美国 ②药
品管理—质量管理—研究—美国 Ⅳ.①R155 ②R954

中国版本图书馆 CIP 数据核字(2016)第 122295 号

责任编辑:李 程 责任校对:汪欣怡 版式设计:马 佳

出版发行: **武汉大学出版社** (430072 武昌 珞珈山)
 (电子邮件: cbs22@whu.edu.cn 网址: www.wdp.com.cn)
印刷:虎彩印艺股份有限公司
开本: 720×1000 1/16 印张:16.75 字数:240 千字 插页:1
版次: 2016 年 9 月第 1 版 2016 年 9 月第 1 次印刷
ISBN 978-7-307-17934-9 定价:49.00 元

序

  吴强同学的博士学位论文《美国食品药品纯净运动研究》（以下简称《研究》）即将由武汉大学出版社出版，作为作者读硕攻博阶段的指导教师，特在此聊赘数语，以作推介。

  揆诸世界现代化进程的宏观视野，作为后发国家的中国，在近四十年改革开放所走过的赶超型现代化道路上，既有其自身的独特性（这方面的国内外论著已有很多），也不乏与英美等早先实现现代化的国家之间的相似之处。例如，现今中国全民关注和热议的食品药品安全问题，就正在经历一个由"乱"而"治"的痛苦过程，而这样的过程却是美国在其"进步时代"所曾经历过的。我们学习和研究世界历史的目的，旨在吸收、借鉴国外（尤其是西方国家）的发展经验，避免我们自己少走弯路，而《研究》一书正是对"进步时代"这一美国转型期食品药品安全从混乱不堪到建立秩序的全过程的系统梳理，该选题有着很强的比较性和现实性。

  正如作者在该书导论中所说，《研究》一书以时间为线索，上起 19 世纪 80 年代末美国地方各州有关食品药品的立法，下迄 1906 年国会颁布《联邦食品与药品法》和《联邦肉类检查法》，正式拉开食品药品监管"联邦化"的序幕，内容涵盖了发生在这一时期内的一系列改革运动。通过阅读此书，读者不仅能够洞悉南北战争后美国食品药品领域内的种种掺假乱象及其背后的深层次原因，而且随着全书章节的展开，依次可以了解到来自媒体、监管机构和社会团体对于食品药品掺假现象的揭发、控诉和实证，包括厄普顿·辛克莱、萨缪尔·霍普金斯·亚当斯这两位黑幕揭发者对芝加哥联合屠场和专利药骗局所作的缜密调查，时任农业部化学局首席化学家哈维·维利（也是今日驰名世界的美国食品药品管理局

1

首任局长）以化学方法所做的实验证明，基督教妇女禁酒联合会领导人弗朗西斯·威拉德运用妇女改革团体影响力对纯净食品药品和联邦监管重要性的宣传等。

吴强同学读书广泛、勤于思考，有较多的学科涉猎。《研究》除了使用基本史料之外，还应用了诸如"治理"、"监管"、"公共权威"、"利益俘获"等经济学和政治学中的相关概念来进一步深化对问题的探讨。全书最后一章中对于两部法律进行逐条阐释和解析的做法也值得肯定。就总体而言，《研究》论证平实、逻辑严密、文字流畅、结论精彩，已经达到学术专著出版的基本要求。

十多年前，笔者曾前往南昌大学做过一次专题讲座，吴强当时正好就读于该校人文学院历史系。据他后来对我说，正是因为听了这次讲座，他才最终决定报考我的研究生的。两年硕士阶段他给我的印象是为人朴实、读书用功。在婺源老家教了两年高中历史后，他又重新回炉武大，跟随我攻读历史学博士学位。那时恰值学校在历史学院和哲学学院进行博士学制改革，学习年限从三年延至四年。在四年博士学习期间，吴强勤奋刻苦、超额完成了学校要求博士必须发表两篇资格论文的硬性规定，同时还在"三农"问题、中国近现代农史和两岸关系等领域多有斩获。这些成果的取得也说明了吴强对于博士阶段学习有着良好的规划，并在某种程度上拓宽了就业渠道，可谓未雨绸缪。

与我们这代人不同，作为一名毕业不久的博士，出生于1985年的吴强毫无疑问得面临来自教学、科研和家庭方面的多重压力。从平时的电话交谈中得知他在工作单位已步入正轨，刚去单位报到后就幸运获批山西省哲学社会科学规划项目，此后并有相关论文发表，讲课也颇受学生欢迎，而且顺利找到了自己的另一半，可以说已经顺利地完成了由学生到大学老师的角色转换。相信此书的出版是一个良好的开端，衷心祝愿吴强在未来的学术研究上更上一层楼！

是为序。

李工真

2016 年 3 月 24 日于武昌珞珈山武汉大学寓所

自　序

本书以唯物史观为理论指导，在借鉴中外学者已有研究的基础上，以公共权威和政府监管为视角，以食品药品纯净运动的递进展开为主轴，以政府立法、民众参与和主要人物的活动为重心，对美国食品药品纯净运动进行多角度、全方位、深层次的研究。

导论部分介绍全书选题意义、学术前史、概念厘定和研究思路等内容，系全书开篇，试图在梳理国内外已有研究成果的同时提出若干需要进一步讨论的问题，以确立本书研究的切入点。

第一章考察19世纪美国食品药品的混乱状况，大致以南北战争为分界点，着重分析战后食品药品掺假日益严峻的具体情形，包含其表现形式、掺假问题的根源、带来的危害以及典型个案等。接下来的第二章则在此前基础上进一步阐述食品药品掺假问题是如何被曝光及其所引发的后续效应，主要讲述妇女改革团体和食品药品业界，作为监管机构官僚代表的哈维·华盛顿·维利（Harvey Washington Wiley）[①] 与厄普顿·辛克莱（Upton Sinclair）、萨缪尔·霍普金斯·亚当斯（Samuel Hopkins Adams）这两位黑幕揭发者的各自反应及其在捍卫公众权益中所起的不同作用，这也就是前文所说的民众和社会团体对于自身合法权利的自发性捍卫，而维利这样的监管机构官僚代表也为观照食品药品纯净运动以及任何专门性改革运动中相关监管机构的行事动机提供了一扇窗户。

第三章重点从罗斯福（Theodore Roosevelt，中国学界俗称为

[①]　维利时任美国农业部化学局（现今美国食品药品管理局前身）首席化学家，是美国食品药品纯净运动中的要角，有关他的详细说明可见后文第二章第三节。

"老罗斯福"，以与后来领导"新政"和"二战"的小罗斯福相区别。如无特别说明，本书专指"老罗斯福"。但为了行文的方便，一般通称为罗斯福）政府这一方来分析从地方自主迈向全国性立法监管这一进程的艰难移转，起先说明各州议会根据宪法所赋权力解决本州内部食品药品掺假的立法行动和国会早期的立法努力，但两者的立法绩效都因宪法中有关联邦与州权力的划分界限而大打"折扣"。正因如此，也才好理解食品药品监管从各州自主管理到最终实现联邦化监管的这一过程有其紧迫性和必要性。罗斯福则是重新界定联邦与州所拥有宪法权力的关键人物，他在此期间的折冲樽俎对于整个食品药品纯净运动的走向至关重要，介入食品药品纯净运动实际上为他提供了扩大联邦权力、提升政府治理能力和公共权威的最佳途径。继之则说明各方力量在最后攻关阶段的"大联合"促成了两部法案在国会中的通过，结尾则尝试从法理层面和历史角度对法律文本的内容、进步之处及其不足进行评述。

结论部分则在回顾全书内容的基础上进一步回应本书主题，并从政府与市场之间的互动、新闻监督与媒体自主的协同推进、权力与权利所呈现的一体两面关系这三个层面来揭示食品药品纯净运动所反映的转型时期美国社会的若干本质问题及其对当今的启示。

史无定法，历史研究不是流水线生产，从产品生产直至成型的一系列程序都可提前设计完好。著名历史学家、台湾"中央研究院"已故院士严耕望先生就曾经说过："治史不能机械地拘守某一类固定的方法，但也不能不注意一些大原则大方向。"① 因此，笔者于前期构思本书框架时大致遵循以下三条线索。或可曰严先生所说的大方向。

从横向来看，集中于维利、辛克莱、亚当斯、罗斯福、海因茨（Henry Heniz，亨氏公司创始人）和威拉德（Frances Willard，基督教妇女禁酒联合会领袖）等在食品药品纯净运动中起了重要作用的人物。力求能够条分缕析，阐明他们与运动之间的具体关联。

---

① 严耕望：《治史三书》，上海人民出版社 2011 年版，第 6 页。

　　由于这些主要人物分属美国社会的不同阶层，既有来自最高层政治圈中的国家领导人，属于社会中上层的政府官僚和食品药品业界人员，也有相对处于中下层的媒体和平民改革人士，这就更能在逻辑层次上体现"自下而上、上下结合"的特点。

　　就纵向而言，主要把食品药品纯净运动整体过程的铺排和对其中典型个案的凸显相结合。以时间为经，事件为纬，逐层推进，展现整个运动的复杂性和曲折性，并选取"防腐牛肉丑闻"事件这样的典型事例进行分析，试图以小见大、以点带面、点面结合。

　　如以局部与整体的关系视之，食品药品纯净运动作为进步主义运动的一个组成部分，不仅体现了进步运动追求进步、锐意改革的理念，而且本身也反映了美国社会转型的时代特征，从食品药品纯净运动这一局部能对进步主义运动的整体全貌有所窥探。同时，也应注意发生在其他领域内的改革运动亦从不同侧面有力推动了食品药品纯净运动的深入开展，而进步主义运动期间的时代风潮和舆论氛围既是食品药品纯净所处的外部客观环境，也在一定程度上形成对它的"倒逼"，有利于运动的正面推进。

　　在整个研究和写作过程中，笔者力求在现有条件下最大限度地搜罗有用材料。具体来说，主要从纸本资源、数据库和网络资源这两个方面着手。

　　由于食品药品纯净运动发生于19世纪中后期至20世纪初。因此，笔者前期搜集资料时，首先聚焦于美国史、进步运动史以及与此问题相关的经济史、法律史、食品药品史、监管理论等方面的通史或专题著作。这方面主要是利用武汉大学图书馆、北京大学图书馆、清华大学图书馆、南开大学图书馆、中国国家图书馆和上海图书馆这六家国内图书馆的中英文馆藏文献。武汉大学历史学院资料室、武汉大学历史学院世界史所资料室和北京大学历史学系资料室的丰厚藏书也为本书写作提供了相当可观的中英文参考文献。

　　笔者还通过一些朋友在国外代为扫描重要英文文献，这些国内稀缺文献对笔者写作至关重要。①

随着数据库和网络技术的发展，长期困扰国内世界史学界的资料问题得到很大程度改善。得益于武汉大学图书馆丰富的数据库资源，本书所需有关食品药品纯净运动的大部分研究性论文通过武汉大学图书馆相关数据库（主要有 Jstor、ACS 电子期刊、Science Online、Heinonline 法律数据库等）即可直接查询下载，非常方便，而部分英文论著则通过 Google 搜索引擎和 Google 图书馆也能一索即得。

笔者在与北京大学历史学系杨钊博士和杜华博士的联系求教后，通过网络和北大数据库资源下载到若干和食品药品纯净运动有关的报刊文献。除此之外，笔者还通过登录世界卫生组织、美国农业部、美国国会图书馆、美国食品药品管理局等机构的官方网站搜寻到部分可用资料，包括维利个人生平，《联邦食品与药品法》、《联邦肉类检查法》这两部法律的原始文本和有关图片等。

虽然在研究中尽力而为，但限于学力等多方面原因，本书仍然存在诸多不足，这些不足之处也构成笔者在整个研究过程中的难点，主要有以下三个方面。

首先，世界史研究者都得面临语言关和资料关，本人也不例外。本书在写作过程中未能使用现藏于美国食品药品管理局和国会图书馆内的相关档案。受制于英文水平，在阅读美国 19 世纪文献时不得不承认也存在一定的理解难度。

其次，由于本书具有跨学科性质，内容涉及医学、化学（特别是食品化学）和生物学，虽说勤能补拙，但知识结构先天不足导致笔者在写作时对于材料的取舍和驾驭显得有些支绌。

再次，乃是世界史研究不容忽视的文化隔膜问题。身处中国语

---

① 这里特别要提到如下三位：一是于英国剑桥大学攻读博士学位的许明杰同学（目前已任教于复旦大学历史学系）；另一位则是以联合培养名义于美国弗吉尼亚大学留学的东北师范大学吴少杰同学（目前已任教华南师范大学历史文化学院）；第三位是在加州大学洛杉矶分校研修的童欣师兄，三位学友在自身繁重学习之余为我扫描和翻拍了国内所没有的数十本重要英文文献，特别是维利《自传》一书。

境下研究美国史，虽或有"隔岸观景"① 之功效，但也难免会产生误读，这方面亦使笔者在阅读文献时念兹在兹、小心谨慎。

　　本书力求在新材料和新观点这两方面较之以往学者能够有所突破。从使用材料来看，笔者在搜集过程中除了注意中美两国学界与此论题相关的研究专著外，还尽力搜罗美国报刊上对食品药品纯净运动的相关报道和评论，这无疑有助于笔者进入当时的历史"现场"。使用包括《自传》在内的维利论著也是本书相比于国内前辈学人的一大亮点。在观点方面，主要受到来自王希教授有关权力和权利是为美国宪政核心内容这一观点的启发，将食品药品纯净运动视作联邦政府扩大权力与民众争取自身权利这两者的有机结合。导师李工真教授和北京大学历史学系朱孝远教授也给予了很多指点，除全书结构的擘画和提纲设计外，两位老师希望能够就表现民众在运动中的参与以及食品药品纯净运动所具有的上下联动性这两方面能多有着墨，这些也都是本书努力做到的地方。

---

　　① 取自李剑鸣教授的随笔集《隔岸观景》一书书名（社会科学文献出版社 2012 年版）。

目　　录

导　　论

第一节　问题的提出

本书研究对象主要集中于美国自 19 世纪 80 年代末直至 1906 年国会通过《联邦食品与药品法》和《联邦肉类检查法》期间发生在食品药品领域内的改革运动①。笔者之所以选定美国食品药品纯净运动作为本书研究主题，主要基于以下两个方面的考量。

一、国内美国社会文化史视域下的审视

复旦大学历史学系李剑鸣教授曾在 2011 年一篇回顾近五年来国内美国史研究现状的文章中认为：“就研究领域和主题而言，社会史和文化史受到了较多的注意。”② 不难发现，在传统的政治史

---

① 此处对本书所论述的时段范围稍作说明：下限定在 1906 年较好理解，因为《联邦食品与药品法》和《联邦肉类检查法》这两部与食品药品纯净运动直接相关的法律成果于此年颁布；以 19 世纪 80 年代末作为开端，主要考虑到州议会在各州内部的食品药品立法集中于 19 世纪最后 20 年和 20 世纪初头几年。换言之，食品药品掺假问题的集中爆发与寻求解决办法大体发生在 19 世纪 80 年代至 1906 年这一时间段内，而国会针对食品药品的全国性立法尝试则始自 1879 年，故以此作为本书所叙主题的大致起讫时间。

② 李剑鸣、藤延海、潘洁、郑启芬：《近五年国内美国史研究概述》，载《世界历史》2011 年第 2 期，第 128 页。有关国内美国史学界针对政治史、社会史、文化史这三者所作的讨论以及各自学术动态还可参见李剑鸣《美国政治史的衰落与复兴》（载夏正伟编：《全球视域下的美国研究》，商务印书馆 2014 年版，第 479~516 页）一文。在这篇论文中，作者着重提到的 （转下页）

和经济史继续推陈出新、不断深化的同时，中国的美国史研究者也将目光投至社会史和文化史领域，试图从社会发展和文化嬗变的视角进一步拓宽对于美国历史的认知程度。在此学术理路的观照下，美国社会从南北战争后至"一战"前所呈现的急剧变革和社会变迁便成为社会史和文化史研究的绝佳个案。食品药品纯净运动作为整个大转折时代其中的一个侧面，其兴起、发展、结果和影响也无不打上了这一时期美国社会的转型烙印。

社会转型往往意味着先前社会中主导生产方式的改变，比如人类历史上从渔猎社会向农业社会的跃进，而美国社会这一时期则是从"乡村社会向城市社会、从边缘小国向着世界大国的转变"①。相比于人类社会进入农业时代，美国由农业社会迈入工业社会这一剧变无疑属于更高层次的"现代化进程"。判定一个国家是否完成现代化的标准主要体现在两个方面：政治现代化和经济现代化。食品药品纯净运动的内涵和外延恰能体现 19 世纪后期美国政治、经济在实现现代化的艰难途程中所经历的种种挫折以及美国人民的不屈奋斗。

如把视界拓宽至国际史学界，自 20 世纪 70 年代以来，以研究人们日常生活为主题的微观史正日益受到各国史学家的瞩目和重视，毕竟人是历史舞台上的活动主体。②对历史学家来说，每天的

（接上页注）美国学者在研究中所运用的"社会政治"概念对于本书写作有着重要启示。根据其研究所知，所谓"社会政治"指的就是各种社会力量通过自下而上的各种方式推动社会立法，借此协调资本主义同社会发展的关系，推动社会公平与正义，而与传统政治不同的是，"社会政治"更为重视体制外各社会群体对权力运作的介入，密切关注社会抗争、利益博弈和专业知识在权力网络中的作用，能够更好地解释现代权力运作的条件、机制、方式和效果等方面，有助于理解社会抗争、权力运作与社会公平之间的关系。

①　李剑鸣策划，丁见民、付成双、张聚国、陈志杰：《世界现代化历程·北美卷》，江苏人民出版社 2012 年版，第 7 页。

②　这一史学思潮发端于 20 世纪 70 年代后期的法国，也可称为"新文化史"。其中，以食品、服装和家具为研究对象的物质文化史乃新文化史的重要研究内容。参见陈恒《新史学·卷首语》［载陈恒、耿相新主编：《新史学》（第四辑），大象出版社 2005 年版，第 3 页］。

日常生活虽然细小琐碎，但却是触摸历史脉搏的有效渠道。如能把宏观层面的大历史书写与微观层面的小历史描摹两相结合，或将有力推动对19世纪后半叶转型时期美国的深入认识。① 正如美籍德裔著名历史学家格奥尔格·伊格尔斯（Georg Iggers）所言，"没有任何理由说，一部研究广阔的社会转型的史学著作和一部把注意力集中在个体生存上的史学著作就不能共存并且互相补充。历史学家的任务应该是探索历史经验在这两个层次之间的联系"②。

食品药品作为人们日常生活之所需，关乎每个人的生命健康和生活质量，其整个生产流程不允许出现任何差错，它的品质好坏也将直接影响百姓生命安全。但在社会转型时期，由于相关法律法规不健全和政府监管缺位，加之先进科技手段的不合理运用，食品药品生产也极易成为掺假重灾区，进而造成对民众正常生活和国家经济秩序的重大冲击。所谓牵一发而动全身，食品药品掺假问题的出现绝非生产者贪得无厌这一简单道德谴责就能解释，其背后事关生产者、消费者、政府监管部门以及转型期社会价值和民众观念的整体性跃迁，内中反映美国社会的多元性和驳杂性。正因为如此，美国食品药品纯净运动不仅体现了食品药品行业的逐步规范和自律，也是19世纪后期各社会群体面对社会转型而从自身利益出发表达的不同诉求，并在既有宪政框架下求得共识的过程，而这也有助于对宪政体制本身进行查漏补缺，使之日趋完善，适应社会发展节奏。其影响力已经超越一般意义上的食品药品领域，它缓解了美国社会各群体之间的罅隙和矛盾，提升了美国社会的向心力和凝聚力，促进了不同阶层和族群的整体和谐，推动了美国社会的成功转型——终使其成为一个名副其实的现代化国家。

---

① 有关大历史与小历史的讨论已经受到国内学界的注意，参见孙岳：《大历史、小历史与人的历史》，载刘新成主编：《全球史评论》（第六辑），中国社会科学出版社2013年版，第210~225页。

② 格奥尔格·伊格尔斯：《二十世纪的历史学——从科学的客观性到后现代的挑战》，何兆武译，辽宁教育出版社2003年版，第119页。

二、现实语境下的反思

回溯历史，当下国人深恶痛绝的食品药品掺假现象并非今日中国所独有。① 事实上，欧美发达资本主义国家在其现代化进程中都曾不同程度地遭遇到食品药品掺假问题，也都先后经历了一个由"乱"而"治"的漫长过程。其中，作为现代化先驱的英国首当其冲。英国议会于 1875 年颁布的《食品与药品销售法》标志着英国政府对食品药品开始进行有效监管。② 相比之下，美国在食品药品方面出现问题虽然在时间上要晚于英国，但其严峻性却丝毫不亚于前者。一定程度上，美国食品药品监管由地方而至中央的联邦化历程（Federalized）经历了艰难的发展与演变。正如美国著名食品史专家奥斯卡·安德森所言，《联邦食品与药品法》的通过是"一个漫长演进的结果"③。

从历史回到现实。随着近年来中国一系列与食品药品有关的公共突发事件曝光于媒体聚光灯下，食品药品安全问题正日益受到公众和各级政府部门越来越多的关注，毕竟食品药品安全攸关百姓民生。特别是 2008 年三鹿奶粉事件所引发的后续效应不仅使民众愤怒，而且也使中国奶粉业遭受空前的信任危机。中国如此，发达国家因食品药品安全出现问题而引发的公共卫生事件亦层出不穷：1996 年日本的 O-157 大肠杆菌风暴；1997 年英国爆发大规模疯牛病，并在随后数年肆虐全球；1999 年比利时中小学生饮用可口可乐中毒事件；2000—2001 年初法国李斯特菌污染熟肉罐头等。在21 世纪的今天，当人们正日益享受现代化带来的快捷和便利时，

---

①　值此本书最后修改之际，中国台湾地区的"馊水油"和"黑心油"事件正在岛内外持续延烧，其所暴露出来的细节真是触目惊心，也重创马英九执政当局的威信和台湾产品的海外声誉。

②　有关英国食品安全监管历史的研究可参见魏秀春发表于《世界历史》2011 年第 2 期的《英国学术界关于英国食品安全监管研究的历史概览》一文。

③　Oscar E. Anderson, Pioneer Statute: The Pure Food and Drugs Act of 1906, *Journal of Public Law*, 1964（1）, p. 189.

原本最不应该担心的食品药品安全却成为众矢之的。

笔者在接触并深入爬梳美国食品药品纯净运动这一问题后，便日益感到美国历史上的这一前车之鉴能够为思考当下中国食品药品安全困局提供借鉴。面对当时乱象丛生的食品药品行业，美国政府是如何因应的？民众和各类社会团体如何行动以敦促政府颁布法律进行改革？政府的食品药品安全监管部门（特别是作为该部门的主管人员）和新兴媒体在其中扮演了怎样的角色？食品药品业界在面对来自公众和政府的压力时又如何应对？《联邦食品与药品法》和《联邦肉类检查法》在美国食品药品监管史上有何重要意义及深远影响？存在哪些不足和缺陷？这一连串的疑问都驱使笔者试图从对美国食品药品纯净运动的探究中寻求答案。

美国食品药品纯净运动对于目前志在建设全面小康社会、在未来很长一段时间内仍将处于社会转型期的中国来说，它的成功经验和失败教训都很值得认真反思和总结。不论是谁，在任何地方都能购买到安全、放心的食品与药品理应也是伟大"中国梦"的题中应有之义。

第二节 概 念 界 定

为使本书后续说明能够更为顺畅，现特对书中所涉及的几个重要概念进行界说和厘定。

一、纯净

在现代汉语中，"纯净"一词有"不含杂质、单纯洁净"之意，表示物质成分的单一，不含外来添加物，这是仅就纯净作为形容词而言，其反义词应为混浊或污浊，近义词则为洁净，对应英文中的"pure"一词。如纯净食品即指不含杂质或添加物的食品。另外，纯净亦可作为一个指向性动词，即物质由原来的不纯净通过相应技术或人为措施剔除其中杂质，保留有效成分，使其纯净，相对应的英文词则为"purify"。本书书名"美国食品药品纯净运动研究"中的纯净一词则含有上述两层含义。若将历史语境因素纳入考量范畴，英美两国对于纯净的理解也有着各自不同的偏好与倾向。与英国人相比，美国人对于纯净食品的要求已非停留在单纯技术层面，而是带有浓厚的宗教意味——一种清教徒般的真挚热情。虽然英国著名历史学家和食品作家比·威尔逊（Bee Wilson）也坦诚"真正的纯净食品是不存在的"，但在美国人看来，"食品不仅要可靠，更要纯洁，不能违背上帝的旨意"。① 在一本有关进步时代卫生改革的辞典中，作者认为纯净（或曰社会纯净）是进步时代对于贞洁（Virginity）和纯朴（Chastity）的委婉表达。② 结合以上词义，笔者认为食品药品纯净运动中的纯净不仅是对物质本身的要求，而且也包含了它对人类健康不能产生危害这层意思在内。因此，食品药品纯净运动作为一场有多个不同利益群体参与的社会运动，颇能反映转型时期美国社会心态和民众价值观念的变迁。从这一点来说，美国人对纯净的独特理解也使食品药品纯净运动具有鲜明的美国特色。

二、治理

治理，即英文中的"Governance"，源出拉丁文和古希腊文，有控制、引导和操纵之意。③ 就词义而言，虽然治理与"Government"（意为统治）一词字面差距并不大，但其含义却有着很大不同。两相比较，统治更加强调政府作为出台政令和享有权威的唯一实体，而治理则强调包括"政府、私营部门、非政府组织和公民等各种主体在内的共同参与公共事物的管理"，是"各种社会主体不断调和和相互冲突的目标并自愿地采取一致行动达到共

---

① 比·威尔逊：《美味欺诈：食品造假与打假的历史》，周继岚译，三联书店 2010 年版，第 265、122 页。

② Ruth Clifford Engs, *The Progressive Era's Health Reform Movement: A Historical Dictionary*, Praeger, 2003, p. 274.

③ 王诗宗：《治理理论及其中国适用性》，浙江大学出版社 2009 年版，第 1 页。

同目标的过程"。① 简言之，治理不是一整套规则，也不是一种活动，而是一个过程；治理过程的基础不是控制，而是协调；治理既涉及公共部门，也包括私人部门；治理不是一种正式的制度，而是一种持续的互动。② 与之相比，统治所祈求的是一种建立在传统政治结构和官僚体制下的"善政"，而治理所要达到的则是政府—社会—民众这三者之间协调互动的最佳状态，可称之为"善治"。

随着大公司和垄断财团的兴起，大批来自东南欧移民的涌入以及工业化和城市化的迅猛推进，南北战争后的美国社会正经历着历史性剧变：由过去较为单一的农业社会逐渐转型升级为一个高度复杂的工业社会。在传统的古典自由主义和这一时期在美国大行其道的社会达尔文主义这两股思潮的双重作用下，绝大多数美国人依然笃信贫富地位差异乃是个人能力强弱的反映，与社会和国家无关。特别是其中的商人阶层，"他们对政府甚少祈求"，"自由放任是他们的全部所需"，而"自1868年至1897年的30年间，政府这架机器却少有创新"。③ 实际上，政府自身不仅缺乏创新，而且行政效能也很低下，根本无力应付社会变局，上自中央，下至州市的各级政府也因各类腐败丑闻而丧失公信力，成为民众眼中大公司利益的保护者和同谋者，美国社会进入了一个无序混乱和弱肉蚕食的丛林状态。在此大环境下，资本主义体制也愈发显现出其野蛮而富于攻击性的一面，社会失范、道德滑坡、价值错乱、人际倾轧。因此，当西奥多·罗斯福于1901年递补因被暗杀而去世的麦金莱（William Mckinley）继任总统时，摆在他面前的首要任务便是如何有效整治社会紊乱，提高政府的综合治理能力。

透过食品药品纯净运动可以发现，上自罗斯福总统和以维利为首的监管机构官僚、下至以黑幕揭发记者和城市新兴专业人士为主

---

① 王强编著：《政府治理的现代视野》，中国时代经济出版社2010年版，第201页。

② 王强编著：《政府治理的现代视野》，中国时代经济出版社2010年版，第195~196页。

③ George E. Mowry, *Theodore Roosevelt and the Progressive Movement*, Hill and Wang, 1960, pp. 7-8.

体的所谓"新中产阶级"，抑或以妇女改革团体为代表的社会团体，乃至食品药品业界都不同程度地介入和参与了推动政府针对食品药品进行立法监管的过程。就此而言，1906年《联邦食品与药品法》和《联邦肉类检查法》实为各方利益平衡、博弈和妥协的结果，虽不一定令每一方都全然满意，但却能使各方利益实现最大化，达致相对均衡。如果把政治决策理解为一个各方力量共推互动和互相挤压的过程，以罗斯福为首的美国政府所扮演的就是一个在各方利益争夺中调和鼎鼐的角色，它所代表的是公权力部分，而其他则是以公民或公民组织名义参与政治决策过程，它们代表了来自民间的声音和私权力部分。与中西方古代政府公私不分，统治者视国家为私产的观念不同，现代政府不仅其权力为民众所赋，而且它所代表的公权力与民众所代表的私权力之间既要做到界限分明，又要能够有效勾连这两者，实现双方互动，从而服务于最终的施政目标。阿瑟·林克和理查德·麦克考密克合著的《进步主义》一书就高度评价美国政府在罗斯福担任总统期间作为社会冲突的调和者这一有别于以往的职能创新。① 进而言之，罗斯福于1904—1906这两年内带领共和党政府以强有力的立法行动，推动包括食品药品在内的各项政府监管措施的实施，实际上反映了美国政府权力日益集中的趋势，而与之对应的则是削弱了旧时代的州权。② 通过这一系列社会改革运动，联邦政府作为宪法所认定的最高权力机构，在权力上不仅得到了切实巩固，而且有所扩张，充分体现了社会转型背景下政府职能的自我完善。

综合上述，食品药品纯净运动体现了美国社会的进一步成熟和政府—社会—民众这三者之间关系的调整和利益再分配。在这场运动中，它们之间既有各取所需的一面，又共存于美国既有的政治框

---

① Arthur S. Link and Richard L. McCormick, *Progressivism*, Harlan Davidson, Inc., 1983, p. 36.

② Lewis L. Gould, *The Presidency of Theodore Roosevelt*, University Press of Kansan, 1991, p. 169.

架之下。就美国政府而言，提升治理能力是它能够顺利解决各种社会问题，平衡经济快速发展与政治相对滞后这两者鸿沟的必然反映和内在需求，其结果则是进一步完善了政府的综合协调能力和利益纠偏机制。美国政府的社会治理能力自此之后日益提高，政治结构和政府运作也更趋稳定。

三、监管

监管一词来源于日本学者对英文词汇"Regulation"的精心翻译，国内学者也常以规制或管制对位翻译。① 虽然译名有所不同，但其词义所指和本质内涵则无多大差别，皆有控制、管理和规训之意。需要说明的是，通常意义上所说的"经济监管"（Economic Regulation）——其领域除涵盖价格和市场准入之外，也包括卫生、安全和环境等领域。②

从定义来看，"规制"强调的是政府主体通过各种手段对市场运行、企业行为和个人偏好所作的调整。日本学者植草益（Maso Uekuso）在其著作中将规制区分为"私人规制"和"公的

---

① 从中文译名来看，在国内学术界，不同学者因研究取向差异而对"Regulation"有着不同的翻译偏好，大致有以下四类。一般来说，政府部门和食品质监学者多将其译为"监管"，强调政府基于市场原则的监督作用而非计划经济时代的直接行政命令。经济学家则更多地使用"管制"，意在表达政府对市场经济运行施加的影响，特别是市场失灵时政府的适时介入。法学家则倾向使用"规制"，突出法律和法规是政府权力的合法性和正当性来源。中国香港和中国台湾地区则将其译为"规管"或"管控"。参见刘鹏：《计划经济时期中国政府产品质量管控模式研究——以 1949—1977 年药品安全管理体制为例》，载宋华琳、傅蔚冈主编：《规制研究：食品与药品安全的政府监管》（第 2 辑），上海人民出版社 2009 年版，第 1 页。相对而言，历史学界迄今为止仍较少使用上述几种译法，而多仍沿用"干预"这一传统表述。就笔者所见，南开大学韩铁教授在《美国宪政民主下的司法与资本主义经济发展》（三联书店 2009 年版）一书中则较多使用了"监管"一词来表达相近意思。为了行文统一，本书采用监管的译法。

② Stephen Breyer, *Regulation and Its Reform*, Harvard University Press, 1982, p. 7.

9

规制"这两种类型。前者以父母对子女的管教最为典型，一般发生于私人领域和私人关系中。后一种则主要是"由司法机关、行政机关以及立法机关进行的对私人以及经济主体行为的规制"①。其对象往往是作为公权力主体的国家运用经济、法律和行政手段对企业、消费者以及市场运行机制等进行的干预和利益再分配。史普博（Daniel F. Spulber）的定义则认为监管"是由行政机构制定并执行的直接干预市场配制机制或间接改变企业和消费者的供需决策的一般规则或特殊行为"②。截至目前，应用最为广泛的监管概念来自于芝加哥大学经济学教授、1982年诺贝尔经济学奖得主乔治·斯蒂格勒。他在1971年发表的一篇论文中指出，"作为一种规则，监管常常是企业自己争取来的，监管的设计和实施主要是为企业自身利益负责"，"经济监管理论的核心使命就在于发现监管过程中的受益者或受害者，政府监管所采取的主要形式以及它对资源分配的影响"。③ 斯蒂格勒的监管概念对后世有着深远影响，奠定了"利益俘获"（Interest Capture）这一监管理论重要分支的学理基础。

比照上述定义，食品药品纯净运动体现的是美国政府针对经济运行所施加的有效而合理的监管。就某种程度而言，政府如何应对大公司和大财团实际上已经成为19世纪末、20世纪初美国社会各阶层激辩的话题。尤其是罗斯福继任总统后，政府监管不唯针对食品药品行业，也涵盖了铁路、公路、水运、电报、电话、城市公用设施等领域，遍及当时美国社会经济生活中的各个主要部门。"从世纪之交直至'一战'前的进步时代，政府对经济的监管已经在

① 植草益：《微观规制经济学》，朱绍文等译，中国发展出版社1992年版，第1页。

② 史普博：《管制与市场》，余晖等译，上海人民出版社1999年版，第45页。

③ George J. Stigler, The Theory of Economic Regulation, *The Bell Journal of Economics and Management Science*, 1971 (1), p. 3.

联邦和州这两个层面急遽扩张。"① 政府监管的主要目的旨在驯服已经出现诸多问题的经济"巨兽",缓解由于"工业文明综合征"所导致的社会裂缝和剧烈矛盾,使其回归正轨,维护社会稳定。它表明以罗斯福为首的美国领导人对工业时代经济运行规律的准确认识和把握,以及在新的时代背景下主动改善政府、企业、市场和个人这四者之间关系的努力。刘易斯·古尔德的评论也印证了罗斯福作为一名伟大政治家在面对新挑战时所展现的灵活度与务实性,"他是一位实用主义政治家,懂得不能仅仅跟从于国会中的共和党议员亦步亦趋"②。在《新国家主义》这篇著名的讲辞中,罗斯福明确提到,"这已变得十分清楚:我们必须对资本进行政府监管,不仅包括铁路在内的公共服务公司,同时也包括所有从事州际贸易的公司在内"③。作为其任内重要幕僚之一的赫伯特·克罗利(Hebert Croly)就曾这样评价——贯穿于罗斯福整个改革事业的核心理念是他心中"国家的信念",罗斯福"不仅是一个改革主义者,更是一个国家主义者"④。

相比于其他学说,监管理论将有助于更好地认识在一个急剧变动的转型时期,联邦政府、市场、食品药品业界和消费者这几大要素主体是如何以宪法为依据,在维护各自原则基础上进行妥协和博弈的?进而言之,涉及美国全体民众生命健康的公共福利政策是怎样出台的?或者说,政府监管的实施不仅单涉食品药品,它还反映了变动社会中的美国宪政机制是如何应付新问题以回应各方诉求,从而达到巩固统治、满足业界利益和民众权利这三者之间的"策

---

① Robert F. Himmerberg, Series Introduction, in Robert F. Himmerberg (ed.), *Growth of The Regulatory State, 1900-1917: State and Federal Regulation of Railroads and other Enterprises*, Garland Publishing, Inc. , 1994, p. xv.

② Lewis L. Gould, *America in the Progressive Era, 1890-1914*, Longman, 2001, p. 32.

③ Theodore Roosevelt, *The New Nationalism*, Prentice-Hall, Inc. , 1961, p. 28.

④ 赫伯特·克罗利:《美国生活的希望:政府在实现国家目标中的作用》,王军英等译,江苏人民出版社2006年版,第141页。

略性平衡"（Strategic Balance）的。

四、公共权威

根据马克思主义国家学说，自有阶级社会以来，国家就是作为统治阶级对被统治阶级进行暴力统治的工具，是一个社会内部矛盾发展至不可调和阶段的产物，并由此组建军队、警察等暴力机构，它们的存在赋予统治以强制性。在《家庭、私有制和国家起源》中，恩格斯（Friedrich Von Engels）认为，"确切地说，国家是社会在一定发展阶段上的产物；国家是承认：这个社会陷入了不可解决的自我矛盾，分裂为不可调和的对立面而又无力摆脱这些对立面。而为了使这些对立面，这些经济利益互相冲突的阶级，不致在无谓的斗争中把自己和社会消灭，就需要有一种表面上凌驾于社会之上的力量，这种力量应当缓和冲突，把冲突保持在'秩序'的范围以内；这种从社会中产生但又自居于社会之上并且日益同社会相异化的力量，就是国家"①。即便是后来领导俄国十月革命的列宁（Vladimir Ilich Lenin）在这一问题上也仍然是重点强调国家作为暴力统治工具的强制性和对不同阶级之间矛盾冲突的调和性。在《国家与革命》中，列宁论述国家性质时认为，"国家是阶级矛盾不可调和的产物和表现。在阶级矛盾客观上不能调和的地方、时候和条件下，便产生国家。反过来说，国家的存在证明阶级矛盾不可调和"②。这不仅是列宁本人对国家起源的认定，而且也支配并在很大程度上困扰了日后苏联领导人对国家性质和功能的定位，它所带来的消极影响导致苏共此后长期忽视国家本应所具有的公共性一面，而不断强调在继续革命论基础上的阶级性、斗争性和暴力性。

恩格斯和列宁在国家问题上的论述不免只是看到它强制性的一面而未能注意到国家所应具有的公共性。其实，对于任何一个国家

---

① 恩格斯：《家庭、私有制和国家起源》，《马克思恩格斯选集》（第 4 卷），人民出版社 2012 年版，第 186～187 页。

② 列宁：《国家与革命》，《列宁全集》（第 31 卷），人民出版社 1985 年版，第 6 页。

来说，强制性和公共性两者不可分离。离开了强制性，公共性的实现将缺乏有力后盾，而一旦国家仅仅沦为暴力强制的工具，强制性全面压倒公共性，其统治的正当性和合法性也必将大受质疑，唯有两者结合方才共同构成国家公共权威的来源。"建立稳定而统一的政府，碰到的第一个问题就是统治权威来源"，而权威来源指的就是"社会成员服从什么，以及为何要服从统治的问题"。① 从学理层面来看，近代意义上的公共权威（Public Authority）是指公共机构处理公共事物的权力。国家拥有代表权威的政府，并以政府的形式代表公共利益行事。② 正如有学者所指，"国家正是以社会公共权威为基础进行维持和运作，其公共权威具有公共性和强制性的双重特征"③。

有如上述，食品药品纯净运动凸显了美国政府治理能力的提升。不仅如此，它还体现了美国政府公共权威的增强，以及在此基础上政府责任意识和向民众提供公共产品这一服务意识的强化。1906 年《联邦食品与药品法》和《联邦肉类检查法》的出台不仅是国家对食品药品行业例行监管以保障民众基本民生权益的惠民行动，而且也是国家以法律手段对食品药品市场所施加的有效监管，是国家进一步健全市场机制的外部干预行为。罗斯福实际上开启了美国政府作为一个"责任政府"的开端。在"责任政府"框架下，政府威信和国家权威主要取决于其向民众提供公共产品的数量和质量，而民众观感的好坏反过来则会对他们在选举时的投票意向产生直接或间接影响，从而以此形成国家与民众之间的双向互动。如果说此前的美国政府还带有某种贵族痕迹和古代遗风的话，那么，罗斯福则为美国政府打上"现代"烙印——其最显著的特征就在于政府执行能力的提升和施政目标的进一步明确。罗斯福于 1910 年

---

① 金观涛、刘青峰：《开放中的变迁：再论中国社会超稳定结构》，法律出版社 2013 年版，第 144 页。
② 赵丽江主编：《政治学》，武汉大学出版社 2008 年版，第 38 页。
③ 余永和：《英国安茹王朝议会研究》，中国社会科学出版社 2011 年版，第 48 页。

在堪萨斯州奥萨沃托米市（Osawatome）发表了题为"新国家主义"的演讲，其中的一段话就颇能反映这种理念。① "国家主义视行政权力为公众福利的服务者。它要求司法系统将其关注重点放在人类福利而非财产上，正如它要求国会议员们要代表所有人民而不是某一阶级或某一部分人群的利益"，"政府施政的目标是为增进全体民众的福利"。② 罗斯福的此番言论或可被视为美国政府"社会政策"（英文为 Social Policy，德文为 Sozialpolitk）之宣示，因为社会政策主要就指政府用于福利和社会保护的政策，特别是教育、医疗卫生、社会保障和住房这几大民生领域，而食品药品因其与民众生活之紧密更是成为社会政策的重中之重。

此外，从思想变迁这一角度也有助于理解食品药品纯净运动所体现的美国政府公共权威的跃升。19 世纪末的美国正值进步运动时期，改革大潮席卷全国。转型期的民众态度也在发生着微妙变化——由过去对政府干预持有深度怀疑逐步认识到政府干预有助于改进现实社会经济各部门中的诸多弊端。换言之，新一代美国人将工业时代的进步精神与过去传统的"原子个人主义"③ 相结合，形成以"永不停歇的进步"（Unending Progressive）为特征的时代新气质。受此影响，人们相信"美国社会的进步不是取决于物质演化，而是其所有社会成员有意识的奋斗"④。应该说，社会思潮

① 无独有偶，2011 年 12 月 6 日，美国总统奥巴马也选择该市发表竞选连任演讲。奥巴马在演讲中重申了罗斯福的"新国家主义"理念，试图以此唤起民众对他的支持。

② Theodore Roosevelt, *The New Nationalism*, Prentice-Hall, Inc., 1961, p. 36.

③ 原子个人主义者认为社会是由每一个个人组成，每一个个人就是社会的原子。美国文学史上的重要作家爱默生（Ralph Waldo Emerson）便是这种"原子个人主义"的代表者，他极力倡导与他人分离的独立"主权"个人，强调个人优先，但这也不可避免地将导致个人外在于任何公共目的和善恶标准。参见张世耘（《爱默生的原子个人主义与公共之善》一文（载《外国文学》2006 年第 1 期，第 34 页）。

④ David W. Noble, *The Paradox of Progressive Thought*, University of Minnesota Press, 1958, p. 61.

和民众心理的变化也期待着一个"有为政府"的出现，这为政府监管营造了良好的环境和氛围。

第三节　国内外研究现状评述

本节拟对中美两国学者在美国食品药品纯净运动这一领域内的已有研究成果作一梳理，以此作为本书研究的基础。

一、美国学术界研究回顾

食品药品纯净运动虽然只是 19 世纪后半叶转型时期美国社会改革的一个方面，但它却在美国食品药品史、经济史、法律史等领域产生了较大的回响，吸引了来自不同学科学者的浓厚兴趣和后续思考，迄今未衰。学者之间既有共识，也不乏分歧。诚如路易斯·费勒所言："针对私人企业的监管是不可避免的，一定程度上，在一个全新且更为复杂的社会环境下，一批不洁肉品或许将会毒害整座城市，而不仅是单个个人或只是一个家庭。但问题在于政府监管的力度几何以及应该由谁来执行？"① 费勒的疑问正好道出了围绕食品药品纯净运动的争论本质：政府监管如何做到既要保障市场秩序的正常运转，维护消费者利益，又不至于损害企业利益？政府监管需要多大权力以及由哪一机构来具体运用这项权力。围绕这一核心议题，一系列问题也随之展开。究竟应该如何看待维利在整个食品药品纯净运动中扮演的角色，他到底是捍卫公众健康的卫士还是食品药品业界的利益代言人或者说是合谋者？维利与各利益群体、社会团体之间有着怎样复杂而微妙的关系？食品药品业界和消费者各自又采取了哪些攻防策略，从而最大限度维护了他们的各自利益？怎样理解以大众化报刊和娱乐化杂志为代表的新闻媒体一方面被食品药品业界所"绑架"，刊载大量药品不实信息和虚假广告；另一方面却又成为推动国会立法的助推器？黑幕揭发者对推动国会

---

① Louis Filler, Progress and Progressivism, *The American Journal of Economics and Sociology*, 1961（3），p. 297.

立法起到什么重要作用？作为联邦总统的罗斯福面对一方是业界利益以及它们在国会中的代表，另一方则是不满和愤怒的民众时是如何拿捏、平衡的？罗斯福的原则和底线在哪？透过这些，能够反映罗斯福怎样的政治人格以及美国政治运作中的哪些内在逻辑？反向言之，美国食品药品纯净运动对各方有何冲击？它在美国食品药品监管的历史进程中居于何种地位？

　　笔者大致围绕上述这些问题对文献展开评述。为了使表述能够更加清晰、流畅，特根据不同学者的观点差异和立论前提，大致将前人的已有研究概括为以下四种，并选取其中有代表性的学者著述进行评析。不同学者之间的观点或有交叉和重叠，但在评述时则以其主要观点为准。

（一）以公共利益说为基础的进步主义论述

　　20 世纪 50 年代之前，支配美国食品药品纯净运动研究主流的是以公共利益说为基础的进步主义论述。这种解释之所以能够形成并长期占据主流地位，很大程度上是与美国学界有关监管问题的研究路径密不可分的。从中也可看出，食品药品纯净运动研究从一开始便具有多学科和跨领域的特性。

　　19 世纪中后期，传统的古典自由放任主义经济政策和有限政府理念越来越难以适应经济社会发展的需要，并且愈发现多种弊病（如寡头垄断、外部性明显等）。此一时期美国社会的发展虽在经济方面呈现出明显的"单向度"疾飞突进态势，但并未有政治领域的配套革新作为制度基础和政策保障。面对大企业和大财团这些美国历史上从未有过的公司"巨人"，民众也显得无能为力。加之原有的司法诉讼手段由于其保守惯性而未能及时有效跟进处理，一系列社会问题也随之大量涌现。在此情形下，美国政府开始着手建立各种形式的专门委员会，通过立法监管来对政治与经济两者之间发展的极度不平衡进行整治，这也就是所谓"政府监管"（Government Regulation）的源起。罗伯特·希姆莱贝格在为其主编的《监管国家的兴起，1900—1917》一书所写导言中便明确指出，"美国的商业监管开始兴起于工业化的早期阶段，1887 年《州际贸

16

易法》标志着联邦层面商业监管的出现"①。

监管理论各流派之间虽然存在不同程度的分歧和争议，但都认可美国政府以国家力量对社会经济生活施加强有力的监管始于19世纪中后叶，尤其是在进步主义运动时期。进步主义者力图通过社会改良和制度革新来缓和社会矛盾，重塑美国伦理价值观的"进步精神"对于早期监管研究者有着重要而持久的影响。从19世纪末直至20世纪50年代，主导美国监管理论研究的"公共利益说"即是此种史观和时代精神的产物。

追根溯源，根据美国学者的研究，"公共利益"作为语词早在美国建国伊始就已见诸当时的政治语汇，并有多达四种不同含义。② 词义的多样化虽然反映了人们的理解有基于各自立场不同的考量，但这并不等同于"公共利益说"只是一个缺乏基本公约数的简单拼盘。

从理论内核来看，"公共利益说"的基本假设在于因市场失灵（Market Failure）而导致市场失序和消费者利益受损，政府权力主导下的监管在此时就成为必须且必要的正当介入。据此可作以下合理推论："公共利益说"将消费者和生产者置于天平两端，而政府监管机构则以公共利益保护者的形象适时出现，恰好弥补了市场调节的不足。

本书"进步主义论述"的理论依据即直接取自上述"公共利益说"，它强调了当食品药品行业出现严重掺假问题时，美国政府和食品药品监管部门作为市场和企业之外的第三方介入其中，进行有效监管。

这方面的研究首推既是食品药品纯净运动亲历者，也是当时众多黑幕揭发记者之一的马克·萨利文，其观点主要集中于《我们

① Robert F. Himmelberg, Series Introduction, in Robert F. Himmelberg (ed.), *Growth of The Regulatory State, 1900-1917: State and Federal Regulation of Railroads and other Enterprises*, Garland Publishing, Inc. , 1994, p. viii.

② Frank J. Sorauf, The Public Interest Reconsidered, *The Journal of Politics*, 1957（4）, p. 616.

的时代》一书。

在题为"美国发现自身"的《我们的时代》第二卷中，萨利文用了整整一章的篇幅（第 27 章）来讨论食品药品纯净运动。以黑幕揭发记者身份出现于历史舞台上的萨利文眼光独到，考虑周全，将围绕食品药品纯净运动的诸多人物和事件条分缕析，厘清内中脉络，但也能突出重点，详略得当，在史料运用上力求穷尽，颇有专业史家之风范。萨利文所秉持的进步史观作为主线贯穿本书始终：食品药品纯净运动充分体现了以维利为代表的监管者对民众权益的保障。

萨利文以对辛克莱《屠场》一书的讨论作为全章开场，引出主题。他认为《屠场》一书之所以能够引起全社会的广泛关注和强烈共鸣，不仅在于书中主人公的悲苦命运和凄惨遭遇博得了众多读者的同情，而且也与其所展现的社会转型背景下肮脏、龌龊的芝加哥肉制品生产环境有着密切关联，后者直接引发普通美国人对日用食品安全与否的切身忧虑，小说所激起的震荡更是波及每一个人。

萨利文敏锐意识到食品药品掺假问题的出现其实是与美国社会发展演变相伴而生的，或者说，前者可被理解为美国社会历经转型所需付出的"代价"和"学费"。萨利文详细考察了美国食品行业在罗斯福上台前 15 年内所发生的一系列变化，其中，食品生产主体的更易最为显著：由过去主要是农民、小商人和小手工业者逐渐让位于大型机械化企业，以往那种"在所有人眼皮底下"的食品生产流程也被以城市为中心的工厂化生产所取代。① 此外，随着这一时期城市规模的扩大和现代工业的发展，生产者和消费者之间的距离（包含空间距离和心理距离）也越拉越大，整个食品供应流程变得日益"非人身化"（Impersonal），不再仅仅是一两个人就能轻松完成的"举手之劳"，而是已经形成覆盖全国、分工明确的食品生产链条和供销网络。与传统社会中的食品生产不同，这一时期的食品生产者和消费者之间既缺乏法律规范约束，也不具有道德责

---

① Mark Sullivan, *Our Times: The United States, 1900-1925 II: America Finding Herself*, Charles Scribner's Sons, 1927, pp. 483-484.

任义务。由此之故，萨利文认为也就不难理解为何包括新型化学防腐剂在内的诸多发明会被应用于食品生产，因为这些新材料能够有效解决由于形成全国性供销网络后食品的长时间保鲜和长距离运输问题。① 至于药品行业的乱象，萨利文则认为主要原因在于专利药生产商为图私利所从事的种种不法行为。

食品药品掺假行为不仅引发民众的愤怒和不满，而且也促使一批化学家投入到反对食品药品掺假的运动中来，在萨利文看来，维利就是其中的杰出代表。

在《我们的时代》中，维利的英雄形象呼之欲出。萨利文将其比作"高山"和"勇猛的狮子"②，以此来说明维利在食品药品纯净运动中"冠绝群伦"式的领袖作用。对维利在食品药品纯净运动中所展现的执着精神和不屈斗志，萨利文也给予了高度肯定和赞赏，强调维利与生俱来的诸如"热情"、"斗士一般的精神热诚"和"坚持艰苦奋斗所需的充沛体力"③ 等良好品质。萨利文认为维利之所以强调联邦监管的必要性，其目的在于捍卫公众健康、保障民众权益和清除各种罪恶。

继萨利文之后，奥斯卡·安德森成为进步主义论述的代表性学者，主要著作为《一个民族的健康：哈维·维利和纯净食品之战》，这也是一部从史学专业角度出发针对食品药品纯净运动所作的整体性分析的作品，其突出特点在于以维利的生平和事业为中心，探究维利在推动联邦食品药品监管立法过程中所起的作用。安德森高度赞颂维利的"斗士形象"及其为捍卫公众健康所作的不懈努力，认为"维利在为推动立法的长期斗争中扮演了重要作

---

① Mark Sullivan, *Our Times*: *The United States*, *1900-1925 II*: *America Finding Herself*, Charles Scribner's Sons, 1927, p. 509.

② Mark Sullivan, *Our Times*: *The United States*, *1900-1925 II*: *America Finding Herself*, Charles Scribner's Sons, 1927, p. 519.

③ Mark Sullivan, *Our Times*: *The United States*, *1900-1925 II*: *America Finding Herself*, Charles Scribner's Sons, 1927, p. 519.

用"①，"为纯净食品而战以及为了能够有一个更为健康的美国是维利一生事业的中心主题，同时也是他最为重要的奋斗所在"②。安德森进一步从社会背景和家庭环境这两个方面来分析维利性格的养成及其与此后所投身的食品药品纯净运动之间的关联。从社会层面来看，安德森敏锐注意到维利出生于农村，来自乡下，具有纯朴、诚实等优秀品质，但他所生活的时代此时正经历着一场"亘古未有之变局"，"目睹着美国从农村和农业经济向城市和工业经济的转变"③。安德森认为社会剧变并未使维利心生迷茫，不知所措，反而唤醒和更加强化了潜藏于他内心深处的坚定信念：务必谨守道德信念，个人的勤奋和努力有助于提升社会整体发展水准，有效革除随工业时代而来的各种弊病，而这种道德律令意识很大程度上则源自于维利家中浓厚的宗教氛围。

全书在写作形式上虽是一部维利的个人传记，但其内容却要广泛得多，涉及食品药品纯净运动的诸多方面。作者最大限度地挖掘和利用各方资料，比如维利的私人信件、国会所作的听证会证词和议员发言记录、大量政府档案以及当时报章杂志对于运动的报道等。不仅如此，安德森在写作过程中还采访了当时尚且健在的维利第二任妻子——安娜·克尔顿·维利（Anna Kelton Wiley），从而获得大量一手资料和手稿，分享了安娜关于她丈夫的许多私人记忆，这既充实了本书内容，又增加了全书结论的可信度。④ 美国《农业史》杂志在其书讯简介中认为该书在"联邦政府日益加大政府监管和科研力度的这一广阔背景下将维利一生娓娓道来"，"对

---

① Oscar E. Anderson, *The Health of a Nation*：*Harvey W. Wiley and The Fight for Pure Food*, Textbook Publishers, 1958, p. 1.

② Oscar E. Anderson, *The Health of a Nation*：*Harvey W. Wiley and The Fight for Pure Food*, Textbook Publishers, 1958, p. 2.

③ Oscar E. Anderson, *The Health of a Nation*：*Harvey W. Wiley and The Fight for Pure Food*, Textbook Publishers, 1958, p. 2.

④ Oscar E. Anderson, *The Health of a Nation*：*Harvey W. Wiley and The Fight for Pure Food*, Textbook Publishers, 1958, p. vii.

于学习美国农业史的学生来说，这是一部重要传记"。①

继安德森之后，越来越多的学者开始关注美国食品药品纯净运动。已故著名历史学家路易斯·费勒教授便是其中之一，他的代表作为《扒粪者》。

在书中，费勒大致遵循了进步主义论述的主调，专辟两章（分别是"毒物托拉斯"和"屠场"）集中探讨了食品药品纯净运动，特别是维利和罗斯福在食品药品纯净运动中所扮演的关键角色。

费勒首先提及食品药品作为一种商品的特殊性——它们"更为直接的与每个人打交道，不仅涉及健康和快乐，而且也事关生命本身"②，但当时美国食品药品行业的现状却无法令人满意。费勒痛斥药品行业中的极度混乱现象，特别是专利药（Patent Medicine）横行无忌，成为一个年产值高达 5900 万美元的暴利行业。③ 由此造成的巨大危害则转化为各界敦促政府尽速颁布全国性食品药品监管法的直接原因。在推动立法的这股浪潮中，众多人物参与其中，而维利则是最为关键的核心角色。

费勒高度评价维利在食品药品纯净运动中所起的重要作用。盛赞作为化学家的维利"有着科学家一般的卓越和坚忍不拔"④，维利的主要兴趣在于化学，他试图通过各种化学实验来揭穿各种掺假行为，还消费者以知情权。罗斯福这位食品药品纯净运动中的另一位关键人物也同样受到费勒的充分肯定。费勒认为在 1906 年《联邦食品与药品法》和《联邦肉类检查法》的颁布过程中，罗斯福作为当时的美国领导人，不仅巧妙而合理地运用民众舆情，为法律的最后通过营造声势，借此增强政府在民众中的地位和威望，而且

① Book Briefs, *Agricultural History*, 1960 (4), p. 193.
② Louis Filler, *The Muckrakers*, *Crusaders for American Liberalism*, The Pennsylvania State University Press, 1976, p. 143.
③ Louis Filler, *The Muckrakers*, *Crusaders for American Liberalism*, The Pennsylvania State University Press, 1976, p. 143.
④ Louis Filler, *The Muckrakers*, *Crusaders for American Liberalism*, The Pennsylvania State University Press, 1976, p. 144.

也较好地协调了各方利益，使整个立法进程始终处于可控范围之
内。

（二）依据利益俘获理论所作的修正

从进步时代直至 20 世纪中叶，"公共利益说"一直主导着美
国的监管理论研究。20 世纪 50 年代以后，随着美国国内形势变化
和监管学界自身的不断探索，"公共利益说"越来越受到人们的质
疑。学者们试图重新定位政府、企业、市场和个人之间的相互关
系，不再一味相信政府设立监管机构的初衷和目的仅仅在于服务公
众、保护消费者。相反，他们转换观察视角，以企业为研究主体，
认为政府监管的诱因在于作为被监管者的企业能够通过政府监管从
中受益。在他们看来，企业的获利动机是政府监管的内生需求。该
派学者认为政府和监管机构一样也具有类似企业家的逐利动机和勃
勃野心，迟早会被利益集团所"俘获"，丧失监管机构本应具有的
公正性和客观性。因此，"利益俘获理论"也被称作"利益集团理
论"（Interest Group Theory）。

马尔维·伯恩斯坦是 20 世纪 50 年代"利益俘获理论"早期
研究者中较为突出的一位。他仿照生命周期模式大胆提出监管机构
的运作，同样也会经历"充满活力"、"丧失活力"、"沦为业界保
护者"和最后需要业界支持才能维系的"年老阶段"这样一个循
环过程。① 根据这一逻辑，不管设立监管机构的最初动机是什么，
监管机构终将成为业界的"俘虏"。除伯恩斯坦外，著名政治学家
萨缪尔·亨廷顿则在其论文中以 1887 年成立的州际贸易委员会为
个案，分析被监管者和监管机构之间的关联。亨廷顿认为监管机构
若要保持其运转活力，就需要调整与不断变化的外在政治压力之间
的关系。"如果监管机构调整失败，它所获得的政治支持也将会减

① Marver Bernstein, *Regulatioting Business by Independent Commission*,
Princeton University Press, 1955, p. 92.

少，相应的在政治上的反弹则会增大。"①

总体来看，"利益俘获理论"的大前提依循亚当·斯密（Adam Smith）关于"看不见的手"这一经典解释，将"公共利益"视为企业通过政府监管寻求私利过程中的"副产品"，而监管的主要目的则是企业为自身谋求私利。相较于"公共利益说"，"利益俘获理论"提供了一个观照被监管者和监管机构两者的全新视角，它从企业出发，着重于挖掘企业之于监管的主观能动性，避免陷入对于"公共利益"的迷思，这显然也是对此前进步主义论述的修正。

在这方面的研究中，加布里埃尔·科尔克和罗伯特·威比是两位较早将利益俘获理论运用到对于美国食品药品纯净运动研究中来的学者。

著名历史学家加布里埃尔·科尔克于 20 世纪 60 年代出版《保守主义的胜利：美国历史的新解释，1900—1916》一书，系统阐述了他对进步时代美国政府监管的见解。该书着重从整体解释这一时期美国政府监管兴起的原因，通过分析，科尔克推翻了此前"公共利益说"中所蕴含的理论前提。他认为进步时代本质上仍然是一个"保守时代"，并无进步可言，那些进步时代所取得的主要立法成就则被科尔克视作"保守主义的胜利"。在他看来，进步时代美国政府的监管措施皆是应"有需要的商人而设"，而对经济进行的政治干预"常常是对特定商人需求的回应"，"监管自身不可避免地受到业界领袖的控制，并导向他们愿意接受或满意的方向"。②"商业控制政治"成为进步时代最为显著的现象，科尔克以此为基础，对长期以来认为美国政府在经济发展中奉行"自由放任"政策的这一说法也提出了严厉质疑。"美国联邦政府总是通过各种途

---

① Samuel Huntington, The Marasmus of the Interstate Commission Commission, *The Yale Law Journal*, 1952（4）, p. 470.

② Gabriel Kolko, *The Triumph of Conservatism：A Reinterpretation of American History，1900-1916*, The Free Press of Glencoe, 1963, p. 2.

径参与现实经济，自由放任政策不论在联邦还是地方都从未存在过。"① 综合上述，科尔克得出"在 20 世纪初的美国政治生活中，占主导地位的事实便是大企业为争取联邦监管而发起的斗争"② 这一结论。"就某种程度而言，历史学家们之所以接受了垄断在世纪之交不可避免这一当代共识，原因就在于他们未能体察进步时代政治与经济之间的动态关系。"③ 政府与企业之间就本质而言是一种互相利用的务实关系，不论是谁，都不存在出于捍卫公众利益的高尚动机。

对于美国食品药品纯净运动，科尔克提出了与此前进步主义论述完全相反的观点。他认为 1906 年《联邦食品与药品法》并非是人们通常所认为的代表了"进步主义、健康和尊严"④，而是多方因素推动的结果，最为重要的当属大公司基于自身利益考虑对政府施加的"压力"和"胁迫"。在推动立法的过程中，既有官僚机构和农民组织的代表，也有来自食品药品业界的鼎力支持，这其中就包括奶油制造商协会（Creamery Butter Makers' Association）、啤酒制造商协会（Brewers Association）、糖果制造商协会（Confectioner's Association）、食品批发商协会（Wholesale Grocer's Association）和食品零售商协会（Retail Grocers' Association）等行业性组织。《联邦肉类检查法》则更是以奥格登·阿穆尔（Ogden Armour）为首的芝加哥肉类加工企业为强化自身在国内市场上的竞争地位，以及增强产品海外竞争力而推动政府尽早颁布的结果。辛克莱《屠场》一书在其中所扮演的角色在科尔克看来并不如通常所认为的那样具有决定性作用，它仅仅是点燃了导火索，吸引了

① Gabriel Kolko, *The Triumph of Conservatism: A Reinterpretation of American History, 1900-1916*, The Free Press of Glencoe, 1963, p. 5.

② Gabriel Kolko, *The Triumph of Conservatism: A Reinterpretation of American History, 1900-1916*, The Free Press of Glencoe, 1963, pp. 57-58.

③ Gabriel Kolko, *The Triumph of Conservatism: A Reinterpretation of American History, 1900-1916*, The Free Press of Glencoe, 1963, p. 8.

④ Gabriel Kolko, *The Triumph of Conservatism: A Reinterpretation of American History, 1900-1916*, The Free Press of Glencoe, 1963, p. 108.

来自全国公众的目光和注意力而已。

科尔克也对将罗斯福作为进步时代改革英雄的"老调"提出不同看法，他认为罗斯福说到底还是一个有着浓厚实用主义色彩的总统，对待改革的态度"务实而又傲慢"，与改革者的合作也主要取决于改革是否有利于政府施政。在两部法律通过时的各种拿捏手段都足以表明罗斯福对于全局的驾驭能力以及他的核心目标就在于增强总统和政府的权威，提高政府治理能力，而公共利益则被置于罗斯福全局擘画的附从地位。

罗伯特·威比于1967年出版了《寻求秩序：1877—1920》。在此书中，威比首先从宏观上提出他对进步主义运动的性质认定：整个进步主义运动是一场以城市新兴中产阶级为主，旨在重构美国社会秩序的改革运动。正如时为约翰·霍普金斯大学教授的大卫·赫伯特·唐纳德（David Herbert Donald）在为该书所写序言中所说："威比书中所展现的进步主义者形象是一群能动而乐观的新兴中产阶级，他们试图以一套全新的价值观来取代那些美国传统信念中的过时成分。"① 威比虽然对食品药品纯净运动着墨不多，但他却紧扣全书题旨，注意到维利的官僚身份及其寻求私利的主观动机。②

彼得·泰明《自作自受：美国药品监管》一书以美国历史上的药品监管为讨论对象，对进步时代美国医药状况有着较为翔实的叙述，其中也涉及食品药品纯净运动。

在对1906年《联邦食品与药品法》进行讨论之前，泰明特地指出药品作为商品的特殊性，"虽然药品变得日益有效，但任何一种给定药品仍有可能无法治愈疾病甚至会引发严重副作用"③。有鉴于此，泰明更进一步探讨了政府在保护消费者用药安全上到底应

① Robert H. Wiebe, *The Search For Order：1877-1920*, Hill and Wang, 1967, p. viii.

② Robert H. Wiebe, *The Search For Order：1877-1920*, Hill and Wang, 1967, p. 191.

③ Peter Temin, *Taking Your Medicine：Drug Regulation in the United States*, Harvard University Press, 1980, p. 1.

该扮演何种角色这一关键问题。根据他的研究，消费者一方面应具有选择药品的自主权；另一方面，即便是自主选择，消费者也很有可能会面临一定风险，而政府到底应在多大程度上保护民众的用药健康以尽量规避风险？推而广之，政府职能的坚守和分寸的把握与消费者自主选择之间的"黄金分割点"究竟在哪？

　　谈及食品药品纯净运动，泰明首先回顾了运动发生的时代背景——进步时代美国社会的转型和剧变：表现为全新的企业组织方式、管理系统、营销策略以及经济变革对传统风习和普通民众心理产生的巨大冲击。[1] 泰明高度肯定维利对推动纯净食品药品立法所起的重要作用，但也提出疑问：也就是尽管 19 世纪美国国会和部分州就已陆续出台多部食品药品监管法案，却少有证据表明公共利益牵涉其中。即便是后来辛克莱《屠场》一书引发公众的热烈反响，泰明也认为并不能就此而断定《联邦食品与药品法》和《联邦肉类检查法》是对民众诉求的回应，"把食品药品立法解释为是对公众意愿的回应将会遗漏此一'故事'中的关键部分"[2]。公众的压力虽然有助于法律颁布，但法律内容的确定则主要还是来自于其他力量，包括相关企业以及化学局自身的利益需求在内。同时，泰明提醒读者所谓食品药品业界其实也并非铁板一块，不同行业以及行业内部对于一部全国性统一食品药品监管法也都存在不同看法和程度不一的分歧。

　　克莱顿·科尔平和杰克·海则在此前基础上将研究继续推向深入，他们的具体成果主要集中在由两人合著的《纯净政治：哈维·华盛顿·维利和联邦食品政策的起源》一书中。

　　科尔平和海以监管理论为基础，引入"监管竞争"（Regulating Competition）概念，将食品药品纯净运动视为多个不同利益群体之间相互争持和博弈的结果。两人对"公共利益"是否真实存在也

---

[1]　Peter Temin, *Taking Your Medicine：Drug Regulation in the United States*, Harvard University Press, 1980, pp. 19-20.

[2]　Peter Temin, *Taking Your Medicine：Drug Regulation in the United States*, Harvard University Press, 1980, p. 29.

表示怀疑，"我们发现健康、诚实和公共利益这些词语的意思是含糊和难以捉摸的，相比于作为实际达成的目标，它们更多是一种修饰手段"①。对于维利这位运动中的核心人物，书中虽然也对他的贡献给予高度评价，认为是整个立法过程中的"中心人物"，"影响力大到以至于《联邦食品与药品法》常常被称作'维利法案'"②，但科尔平和海也指出维利热心推动立法并非仅仅出于公心。对于维利与食品药品业界之间错综复杂的关系，历来争论不一。科尔平和海认为，"维利帮助这些企业获得相对于他们对手的竞争优势"，而"维利与他的顶头上司，时任美国农业部部长詹姆斯·威尔逊（James Wilson）之间的诸多矛盾也导致他对业界的偏好"。③ 换言之，维利某种程度上利用业界来向威尔逊和国会施压，以使尽速通过立法。④ 不仅如此，维利在与业界合作时也表现出较强的选择性，根据科尔平和海的研究，维利较为疏远专利药生产商，也对混合威士忌酒（Blended Whiskey）生产者持谴责态度，但与纯威士忌酒（Straight Whiskey）生产者保持着良好合作关系，他的这种内外有别的态度也反映了作为监管者的策略性行为（Strategic Behavior）。⑤ 因此，科尔平和海认为食品药品业界与维

① Clayton A. Coppin and Jack High, *The Politics of Purity：Harvey Washington Wiley and the Origins of Federal Food Policy*, The University of Michigan Press, 1999, p. 3.

② Clayton A. Coppin and Jack High, *The Politics of Purity：Harvey Washington Wiley and the Origins of Federal Food Policy*, The University of Michigan Press, 1999, p. 3.

③ Clayton A. Coppin and Jack High, *The Politics of Purity：Harvey Washington Wiley and the Origins of Federal Food Policy*, The University of Michigan Press, 1999, p. 5.

④ Jack High and Clayton A. Coppin, Wiley and the Whiskey Industry: Strategic Behavior in the Passage of the Pure Food Act, *The Business History Review*, 1988 (2), p. 286.

⑤ Jack High and Clayton A. Coppin, Wiley and the Whiskey Industry: Strategic Behavior in the Passage of the Pure Food Act, *The Business History Review*, 1988 (2), p. 309.

利之间的互动共同推动了《联邦食品与药品法》和《联邦肉类检查法》的最终通过。①

（三）多元主义语境下不同利益群体的推动

在社会科学话语中，多元一词系指不同种族、民族或宗教群体在一个共同文明体或共同社会的框架下，持续并自主地参与、发展自由传统文化或利益。若将其运用于学术研究中，则形成以价值多元主义（Value Pluralism）、文化多元主义（Cultural Pluralism）、结构多元主义（Structural Pluralism）和社会多元主义（Social Pluralism）为代表的四种多元主义理论形态，本书所指的多元主义模式则主要借用其中的社会多元主义理论。

社会多元主义主张承认多元社会下的利益多样化和不同群体为各自利益以正式或非正式的形式来实现自由组合与竞争。具备多元主义特性的社会由不同利益群体所组成，允许它们之间的竞争，这些群体独立于政府之外，界于政府与民众之间。② 不论是学理阐述还是社会现实，社会多元主义尽可能从现状出发，考察不同群体在社会变动中的角色参与和力量比对，有着较为广泛的社会性，也更具解释力，最大限度避免了进步主义论述和根据利益俘获理论所作修正暗含的"非此即彼"式二元争讼。

回到本书主题，美国食品药品纯净运动所体现的就是一个多元社会下不同利益群体之间为各自利益和目标相互竞逐的激烈竞争过程，这之中既有分歧，也不乏共识。笔者在此集中选择妇女改革团体、黑幕揭发者这两股主要社会力量在食品药品纯净运动中的参与来作具体探讨。

男性精英在传统历史叙事中往往占据着研究者思考和写作的中

---

① Clayton A. Coppin and Jack High, *The Politics of Purity: Harvey Washington Wiley and the Origins of Federal Food Policy*, The University of Michigan Press, 1999, p. 7.

② Paul H. Conn, Social Pluralism and Democracy, *American Journal of Political Science*, 1973（2），pp. 238-239.

心位置，而社会多元主义则要求史学研究不仅要关注男性，而且也需将女性纳入史学论域。与其他研究者相比，洛林·古德温以大量翔实档案为基础①，从女性视角出发，将基督教妇女禁酒联合会（Woman's Christian Temperance Union）、妇女俱乐部总会（The General Federation Women's Clubs）和全国消费者联盟（The National Consumer's League）这三大妇女改革团体作为主角来考察，探寻它们如何介入食品药品纯净运动以及美国社会转型背景下女性自身意识觉醒与社会变迁之间的关系。

古德温认为女性参与食品药品纯净运动并非女权主义的反映，而是女性作为一个性别群体的本能反应。相比于男性，女性对掺假食品药品将给家庭成员所带来的危害更为敏感。用古德温的话来说，"本书所研究的是女性保护自身、家庭和社区以对抗市场体制侵蚀的斗争"②。照此便不难理解这些妇女改革团体在推动食品药品监管立法时所体现出的"热诚、坚持、有组织性和凝聚力"③。古德温也注意到食品药品纯净运动与进步时代其他社会领域内改革运动之间有着千丝万缕的联系，两者实为密不可分的"嵌套"关系，妇女改革团体的行动提升了全民对食品药品立法的关注度，促成了运动的全面展开。

与前面两位有所不同，罗伯特·克鲁登在其《改革先锋》一书中则侧重讨论黑幕揭发者在食品药品纯净运动中的角色扮演。

克鲁登从思想渊源和成长环境两方面入手来揭示黑幕揭发者为何会积极介入食品药品纯净运动。就前者而言，克鲁登认为主要源

---

① Lorine Swainston Goodwin, *The Pure Food, Drink, and Drug Crusaders, 1879-1914*, McFarland & Company, Inc., Publishers, 1999, p. 3. 古德温在本书序言中坦承为了做好此项研究，耗费前后长达 10 年之久的时间进行资料搜集和后续写作，资料范围涵盖地方、州和国家三级档案馆所藏的各类档案。

② Lorine Swainston Goodwin, *The Pure Food, Drink, and Drug Crusaders, 1879-1914*, McFarland & Company, Inc., Publishers, 1999, p. 10.

③ Lorine Swainston Goodwin, *The Pure Food, Drink, and Drug Crusaders, 1879-1914*, McFarland & Company, Inc., Publishers, 1999, p. 6.

自黑幕揭发者身上所承载的宗教情怀，特别是"永恒的清教主义"这一从小就作为他们生活一部分的精神气质，这是理解黑幕揭发者行为动机的"关键"①。克鲁登在此基础上进一步追踪发现，黑幕揭发者大多来自小城镇，主要是英裔和德裔移民后代，且为1857—1878年生人，父辈皆受过良好教育，有些还是当地出色的专业人士。与其他进步主义者不同，黑幕揭发者多为长老会信徒和卫理公会信徒。受此影响，黑幕揭发者身上有着浓厚的理想主义情结和道德意识，冀望于借助报纸、杂志等大众化传媒方式来达到改革社会、革除弊政，促进社会公平和正义的目的。食品药品纯净运动则成为他们实践社会理想、一展长才，表达对美国社会转型切身观感的平台。

在众多黑幕揭发者中，克鲁登书中特地选取了辛克莱和亚当斯作为典型，具体剖析他们与食品药品纯净运动之间的关系。

克鲁登开篇首先承认了辛克莱《屠场》一书对促成1906年国会最终通过《联邦食品与药品法》和《联邦肉类检查法》这两部法律所起的关键作用，但也批驳了部分学者的一己私见——黑幕揭发者之所以参与食品药品纯净运动的主要目的是为了提振他们各自所服务的报纸和杂志的销量，也便于捞取个人名声。克鲁登则认为，黑幕揭发者的"揭弊行为"背后有着深层次的心理动机，绝非单纯的名利欲望所驱使，这部分学者的偏狭认识源于他们未能深入黑幕揭发者所处的时代环境，并未参透黑幕揭发者"思考、写作和行动的语境"②。

为了避免造成理解上的隔膜和偏差，克鲁登并未停留在《屠场》的文本层面就事论事，而是力透纸背，深入挖掘辛克莱作为一名作家的成长轨迹，尤其是他童少年时期的家庭生活环境对其日

---

① Robert M. Crunden, *Ministers of Reform*：*The Progressives' Achivement in American Civilization*，*1889-1920*, Basic Books, Inc., Publishers, 1982, p. 164.

② Robert M. Crunden, *Ministers of Reform*：*The Progressives' Achivement in American Civilization*，*1889-1920*, Basic Books, Inc., Publishers, 1982, p. 163.

后的影响。克鲁登研究发现，辛克莱虽然于 1878 年生于巴尔的摩，但其童少年期间的大部分时光都在纽约这座大都市中度过，不像其他进步主义者那样生活在小城镇。辛克莱生活在一个父母关系紧张的南方家庭，父亲以售卖便帽和威士忌酒为营生，过着很不稳定的生活，至死都在政治上同情南方邦联，而对执政的共和党政府持有强烈的批评态度。内心深处也不愿适应和接受内战后随高速工业化而来的新兴生活方式及价值观，总是沉溺于过去的荣光。职业上的不成功以及严重的酗酒嗜好都加深了父亲在辛克莱心目中懦弱和不负责任的印象，辛克莱对此的激烈反应导致他成年后在其作品中并未将其父亲的形象理想化，反倒是在思想上拒绝父亲所支持的一切。比如对于南北战争，辛克莱在政治上就偏向和同情北方，肯定废奴主义者的主张，认为南方的最终失败是历史必然。与对父亲的态度相比，"辛克莱崇拜母亲并将母亲的价值观内化于心"①。其母出身优渥，家庭富裕，但由于父亲的无能，夫妻双方关系长期不睦。母亲家族生活的优越富足和自家日子艰辛维继之间的强烈反差在辛克莱幼小心灵深处烙下了极为深刻的印痕。从心理学的角度来看，辛克莱所体验的是一种几近"精神分裂症式的生活"，可谓"来回穿梭于穷困与富裕之间"。② 他的生活状态不是一个单一的完整形态，而是因客观环境在贫穷和富裕这两极之间的游移不定，其生活世界自始至终就充满了不确定性（Uncertainty），富含变数。克鲁登认为这对于型塑辛克莱日后的思想，尤其是使他倾向于社会主义有着潜移默化的作用。"辛克莱痛恨商人和资本主义，因为这些使他将其与地位潦倒且酗酒的父亲相联系。"③

---

① Robert M. Crunden, *Ministers of Reform：The Progressives' Achivement in American Civilization*, 1889-1920, Basic Books, Inc., Publishers, 1982, p.167.

② Robert M. Crunden, *Ministers of Reform：The Progressives' Achivement in American Civilization*, 1889-1920, Basic Books, Inc., Publishers, 1982, p.167.

③ Robert M. Crunden, *Ministers of Reform：The Progressives' Achivement in American Civilization*, 1889-1920, Basic Books, Inc., Publishers, 1982, p.167.

　　辛克莱的故事只是食品药品纯净运动这部大戏中的一幕而已，还是有相当多的人，比如编辑、记者、作家、政府官员和医生将他们的目光投至药品行业。"他们充满了道德使命感，通过揭露和分析美国人生活中的一些严肃问题，帮助塑造公众舆情并致力于立法改革。"① 在这些人中，亚当斯的贡献尤为卓著。他对专利药所作的调查以及在此基础上写就的系列评论文章《美国大骗局》对戳穿专利药骗局有着无可替代的重要作用。

　　詹姆斯·卡西迪即以亚当斯为个案探讨了黑幕揭发运动与美国医学发展之间的互动关系。在《黑幕揭发和医学》一文中，如他所言："黑幕揭发运动所处的 1902—1912 年恰逢美国医学转型期最具活力的时代。"② 黑幕揭发者的成功并非偶然，而是有其特定时代背景：美国医学界和药品生产这两者本身也正经历着巨变，以亚当斯为代表的黑幕揭发者实际上扮演了监督者角色，以揭医药之弊为手段，进而达到净化行业，提升行业水准和保护消费者的目的。在卡西迪眼中，亚当斯乃"天生的黑幕揭发者"③，虽然未曾受过专业医学训练，但凭借记者职业所练就的独到眼光以及对底层民众生活疾苦的深切同情，亚当斯出色地完成了对专利药骗局的调查。在其一生所写的大量报道中，也以《美国大骗局》最为出彩。"这组系列文章与哈维·维利、伊利诺伊州国会众议员詹姆斯·曼（James Mann）、厄普顿·辛克莱的《屠场》在共同推动 1906 年《联邦食品与药品法》的颁布过程中发挥了重要作用。"④ 医学界也对《美国大骗局》持欢迎态度，认为它"最具价值的贡献在于

---

　　① Robert M. Crunden, *Ministers of Reform: The Progressives' Achivement in American Civilization, 1889-1920*, Basic Books, Inc., Publishers, 1982, p. 174.

　　② James H. Cassedy, Muckraking and Medicine: Samuel Hopkins Adams, *American Quarterly*, 1964 (1), p. 85.

　　③ James H. Cassedy, Muckraking and Medicine: Samuel Hopkins Adams, *American Quarterly*, 1964 (1), p. 85.

　　④ James H. Cassedy, Muckraking and Medicine: Samuel Hopkins Adams, *American Quarterly*, 1964 (1), p. 86.

推动医学教育专门化和普及化"①。

（四）交易成本和信息不对称视角下的观察

相比于前面三类研究，交易成本和信息不对称视角下的观察主要援引经济学中的交易成本理论，试图从生产分工和市场专业化这两个角度分析南北战争后美国食品药品的生产状况以及政府监管的起因。马可·罗尔和素科·金这两位学者都是专业经济学家出身，这使他们能够娴熟运用经济学中的有关概念进行定性解释和定量分析，其结论较之前述学者也更具"科学性"。

素科·金在他关于美国 19 世纪经济发展的系列论文中认为，交通和通信技术革命推动着美国国内市场的进一步高度整合，而市场的扩大也为各地区根据本地自然条件和资源优势发展特色产业提供了便利，继而形成分工明确的地区性专业化生产，统一性市场和专业化生产这两者结合又正向促进了美国经济的高速发展。犹如硬币的正反两面，分工和专业化生产一方面提高了产量，但另一方面也导致产品交换过程中的成本提升，特别是其中的运输费用和信息费用。② 加之19 世纪后半叶第二次科技革命的孵化培育，市场上销售的产品日益精细化和复杂化，消费者越来越难以运用自己的直觉和日常经验来判断他们所购买产品的质量。③ 这也就使消费者和生产者之间关于某种产品信息本就不对称的格局更趋恶化，食品药品自然也包括在内。

罗尔则在《美国食品药品监管史》一文中指出，"我们今天

---

① James H. Cassedy, Muckraking and Medicine: Samuel Hopkins Adams, *American Quarterly*, 1964 (1), p. 86.

② Sukkoo Kim, Markets and Multinuit Firms from an American Historical Perspective, *NBER Working Paper*, No. 8232, April 2001, pp. 2-3. Sukoo Kim, Economic Integration and Convergence: U. S. Regions, 1840-1987, *The Journal of Economic History*, 1998 (4), p. 659.

③ Sukkoo Kim, Markets and Multinuit Firms from an American Historical Perspective, *NBER Working Paper*, No. 8232, April 2001, p. 3.

所知的美国食品药品监管源头要追溯至 19 世纪末美国各州和地方一级政府的食品药品立法"①。罗尔对于食品药品纯净运动的整体分析思路即从州一级食品药品监管开始，而州政府为何要在19 世纪后期开始加强食品药品安全监管？一种可能性解释认为监管起因于那些传统方法生产者为了能在与新产品竞争时保持他们的市场份额而要求州政府立法监管。罗尔则认为州政府之所以对食品药品采取措施源于"监管有助于解决市场上的信息不对称"②。进一步分析后发现，南北战争后的美国食品药品行业得益于全国性铁路网和新技术运用，食品药品生产从原有家内小作坊生产转变为机器大工业主导下的现代化大生产，而消费者无从知晓其中的生产细节和质量好坏。也正因如此，州政府的食品药品监管才应运而生，其目的在于确保州内贸易的正常进行，保障消费者对于产品信息的知情权。

罗尔也承认州一级监管所存在的明显弊端和不足——无力解决跨州贸易中的食品药品掺假问题。③ 这也直接推动美国食品药品监管从地方监管逐步朝向联邦监管转变。在罗尔看来，1906 年《联邦食品与药品法》和之前 19 世纪各州所颁布的食品药品监管法之间的差别并不大，但《联邦食品与药品法》侧重于州际食品药品贸易，这既是对此前州一级食品药品监管种种缺陷而行的补救措施，也是此后联邦食品药品监管的发端。

二、中国学者的已有研究

国内历史学者在研究食品药品纯净运动时一般将其置于美国社

① Marc T. Law, History of Food and Drug Regulation in the United States, EH. Net, 2012. 5. 23 (http: //eh. net/encyclopedia/history-of-food-and-drug-regu-lation-in-the-united-states/) .

② Marc T. Law, The Origins of State Pure Food Regulation, *The Journal of Economic History*, 2003 (4) , p. 1103.

③ Marc T. Law, How do Regulators Regulate? Enforcement of the Pure Food and Drugs Act, 1907-1938, *Journal of Law, Economics, & Organization*, 2006 (2) , p. 464.

会转型的大背景下来考虑，把食品药品纯净运动作为"再造美国"这一整体"工程"中的一部分。换言之，食品药品纯净运动反映了美国社会变革和制度调整是中国历史学者研究这一问题时的主要观点，与历史学者不同，国内公共行政学者则更加强调食品药品纯净运动背后所折射的政府治理能力的提升和公共权威的增强，研究重点落脚于以罗斯福总统所领导下的行政分支如何应对食品药品掺假问题。食品药品质监部门的学者则以完善国家监管体系为基础来建构理论框架，将食品药品纯净运动看作美国政府在食品药品领域从自由放任向"监管国家"迈进的里程碑事件，以下将对三派不同学者的研究略作评述。

（一）历史学者

历史学者本能的职业敏感促使他们在研究美国食品药品纯净运动时很自然将它和运动背后所潜藏的美国社会自身变革和资本主义制度调整联系起来。在历史学者笔下，食品药品纯净运动不仅是一场食品药品领域内的技术性变革，它更涉及美国人内心深处文化价值观的重建和对资本主义制度固有弊病的纠正。在这方面，作出开创性贡献的要数李剑鸣教授，其代表性著作为《大转折的年代——美国进步主义运动研究》（以下简称《大转折的年代》）。

《大转折的年代》一书将食品药品纯净运动视作美国经济生活中的一场伦理运动，认为其目的"不是改进经济的内部机制，而是调整经济运行的外部环境；不是直接刺激经济的发展，而是清理经济发展的反社会后果"[①]。在作者看来，食品药品纯净运动主要还是国家以立法形式规范企业经营行为、重振已处颓势的商业道德，它并未打破原有市场框架，而是给予市场运行以外部保障，运动的伦理色彩强过经济动机，最终目的在于更好促进市场健康有序的运转。《大转折的年代》书末最后总结道：1906年《联邦食品与

---

① 李剑鸣：《大转折的年代——美国进步主义运动研究》，天津教育出版社1992年版，第135页。

药品法》和《联邦肉类检查法》是美国政府首次旨在保护消费者权益，切实增强消费者所处弱势地位的全国性立法行动，意在借此重塑经济伦理，优化市场环境。限于篇幅，《大转折的年代》就食品药品纯净运动点到为止，并未全面展开，但其高屋建瓴式的理论建构则无疑为后来者提供了一个思考框架。

由余志森先生担任分卷主编的《美国通史》第四卷《崛起和扩张的年代》详述1898年至1928年这30年间的美国历史，即从美国完成工业化进入工业时代直至经济大危机前。相比于《大转折的年代》，通史本身体例的局限性使作者在处理食品药品纯净运动这一问题时无法充分论述，只能蜻蜓点水，一笔带过。具体叙述时，该卷作者较为简略介绍了辛克莱《屠场》一书对推动立法所起的重要作用。虽然简略，但作者也明确提及食品药品纯净运动发生时的社会背景。"面对工业化、城市化和垄断资本主义化带来的诸多社会难题，面对此起彼伏的社会运动，美国民众陷入了深深的迷茫与困惑之中"，"何以心中珍藏的理想与严酷的现实出现了如此强烈的反差？"① 从"迷茫"与"困惑"这些所用词汇中可以体会，作者在作总体考虑时仍将食品药品纯净运动置于美国工业化这一大背景下，借此深入挖掘社会转型时期民众心理和社会价值观的转变。

李颜伟和肖华锋也在各自书中提及食品药品纯净运动。前者《知识分子与改革：美国进步主义运动新论》（以下简称《知识分子与改革》）如其书名所示，着重从知识分子视角来看待进步时代的各种改革，突出以专业技术人员为主的城市新兴中产阶级在进步时代社会改革中扮演的角色和所起作用。由于师承关系，《知识分子与改革》遵循乃师李剑鸣教授《大转折的年代》的整体解释架构，书中高度评价以辛克莱为代表的黑幕揭发者为推动国会最终通过联邦监管立法所作的重要贡献。肖华锋《舆论监督与社会进步：美国黑幕揭发运动研究》（以下简称《舆论监督与社会进步》）一书则主要聚焦于以大众化报刊和黑幕揭发记者为首的社会舆论力量对推动

---

① 余志森主编：《崛起和扩张的年代》，人民出版社2002年版，第237页。

美国社会进步和成功实现社会转型所发挥的作用，该书新意在于引入传播学领域中的"公众舆论"概念，认为进步时代的社会改革是媒体鼓噪下公众舆论助推和社会批判的结果。和《知识分子与改革》一书类似，《舆论监督与社会进步》在论述食品药品纯净运动时，也把重点放在了辛克莱等黑幕揭发者身上。

张勇安《业界利益与公共福利双赢：美国医学会与药品管理的联邦化（1891—1912）》一文则集中关注了美国医学会与药品监管联邦化之间的互动关系，作者认为"医生作为新兴中产阶级的一分子，同样希望通过联邦政府的管理来限制'庸医'药品的获取，迫使专利药品制造商透露药品中含有的酒精、麻醉品和其他成瘾物质"[1]，而美国医学会的利益与公众利益在某种程度上是一致的，《联邦食品与药品法》的颁布其实是业界利益与公众利益的双赢结局。在另一篇文章中，张勇安则以书评的形式对古德温《洁净食品、饮品和药品的改革斗士，1879—1914》一书的学术价值向国内学界作了介绍——特别是其从女性视角出发所作的重新审视，这也为本书写作提供了若干便利和指南。[2]

（二）公共行政学者

王绍光、马骏、刘亚平等国内公共行政学者也将目光投至美国进步时代，试图从政府治理和公共权威这两重角度来探询美国政府在世纪之交的转型之道，从而为"转型期我国的公共治理和政府改革提供借鉴和对策"[3]。这些学者的研究取向既符合公共行政学这门学科所具有的鲜明"入世性"，也表达了中国学人的现实关怀。

---

① 张勇安：《业界利益与公共福利双赢：美国医学会与药品管理的联邦化（1891—1912）》，载《历史研究》2009 年第 1 期，第 142 页。
② 张勇安：《美国妇女、妇女组织与洁净化政治——读〈洁净食品、饮品和药品的改革斗士，1879—1914〉》，载《美国研究》2008 年第 1 期。
③ 马骏、刘亚平：《导语：为什么研究美国进步时代改革?》，载马骏、刘亚平主编：《美国进步时代的政府改革及其对中国的启示》，上海人民出版社2010 年版，第 3 页。

　　王绍光较早注意到进步时代美国政府面临的权威削弱、治理能力低下，以及由此导致的诸如政府贪渎、假冒伪劣产品盛行、劳资矛盾尖锐等一系列社会问题，但其在著作中也指出美国人的危机意识却常使这种困境转化为改革动力。王绍光运用"制度建设"（State Building）这一概念来描述此一时期所进行的各项改革，指出进步时代的政府改革为此后罗斯福新政的成功和"福利国家"（Welfare State）建设奠下制度基础。①

　　循此路径，马骏进一步从经济发展、社会变迁与国家治理转型这三者之间的互动关系来对此问题展开探讨。"尽管经济与社会结构出现了根本性的变化，在 19 世纪中后期，美国的国家治理结构的核心仍然是 18 世纪已经制度化了的有限政府和后来发展起来的政党政治。这使得国家治理结构不仅无法有效地解决社会、经济变迁形成的各种问题，而且变成了问题的一部分。"② 此外，强势国会也造成了三权平衡结构中行政权力的羸弱。由此导致政府无法，也无力解决经济发展和社会变迁带来的一系列问题。威尔逊就将其研究美国政治体制的第一部著作题为"国会制政府"，强调"国会正迅速成为国家的统治主体"③。

　　厘清这一点后，也就可以理解政府对食品药品行业实施监管不仅意味着将"大型企业置于公共控制之下，运用政府权威制衡私人商业利益，对市场进行监管，保护农民、工人、小业主和消费者的利益"④，而且也是美国政府成熟和实现其政治现代化的

---

　　① 王绍光：《美国进步时代的启示》，中国财政经济出版社 2002 年版，第 2 页。

　　② 马骏：《经济、社会变迁与国家治理转型：美国进步时代改革》，载马骏、刘亚平主编：《美国进步时代的政府改革及其对中国的启示》，上海人民出版社 2010 年版，第 19 页。

　　③ Woodrow Wilson, *Congressional Government：A Study in American Politics*, Houghton Mifflin Company, 1925, p. 301.

　　④ 马骏：《经济、社会变迁与国家治理转型：美国进步时代改革》，载马骏、刘亚平主编：《美国进步时代的政府改革及其对中国的启示》，上海人民出版社 2010 年版，第 47 页。

重要标志。

刘亚平也认为食品药品纯净运动对美国政府顺利完成转型，缓和社会分歧具有重要意义。如她所言，进步时代的美国人"首次认识到工业化和城市化进程给他们的生活带来的变化和问题，并尝试去应对这些变化和处理这些问题，美国的现代管制国家初步成型，政府和企业的关系得到根本性的调整，联邦政府和州、地方政府在管制市场上的关系也进一步明确"①。具体到食品药品纯净运动，刘亚平将其视为美国政府首次以国家力量来保护消费者权益的立法行动。

（三）食品和质监学者

与前述两类学者有所差异，食品和质监学者主要从国家监管的角度来评述美国食品药品纯净运动，尤其着重于以美国食品药品管理局（U. S. Food and Drug Administration，FDA）为核心的监管机构以及相关法律。这里简要述之。

秦富等人合著的《欧美食品安全体系研究》。该书乃多位学者的集体研究成果，书中分别针对英、德、荷、美、丹麦等国，以及欧盟这一区域性合作组织的食品安全体系作了专门介绍，其中的第三章专门评介美国食品安全体系。或许是因为专业背景不同，本章主要阐述美国食品安全体系的机构组成和各自功能，以技术分析和服务流程为主，仅仅是在第一节中对食品药品纯净运动有所涉及。该书的写作范式和关注重点在食品和质监学者著作中较为普遍，当然，作者也注意到宪法在美国食品安全体系中所起的基石作用。宪法架构下行政、立法和司法的三权分立体制在食品安全体系中既充分发挥各自功能，又能有效制衡，最大限度保障食品安全体系的有序运作。该书作者认为美国食品安全体系的特点就在于上述三大权

---

① 刘亚平：《美国管制国家的兴起：以食品安全为例》，载马骏、刘亚平主编：《美国进步时代的政府改革及其对中国的启示》，上海人民出版社2010年版，第167页。

力分支之间的制衡，透明、科学的决策流程以及公众参与。①

国家食品药品监督管理局药品评价中心组织编写了《美国药品安全监管历程与检测体系》一书。相比于《欧美食品安全体系研究》，该书不论在内容还是体系上都要丰富和完备得多。全书共分上下两篇，上篇以时间为经，介绍了美国食品药品管理局由创建直至今日的百年发展历程，特别是其药品监管史。下篇则类似于前述由秦富所主编的《欧美食品安全体系研究》，主要概述美国药品安全监测体系，涵盖其组成、功能、工作流程以及当今最新的信息化建设。在上篇第一章中，作者回顾了19世纪末美国社会发生的巨大变化和当时药品的混乱状况。特别之处在于除这些常规介绍外，作者对维利在食品药品纯净运动中的重要贡献也给予了高度评价，认为化学家出身的维利在"技术上的决策差不多是正确的"，但也指出维利"在政治决策方面缺乏政治家的技巧"②。

（四）继承与反思

综上所述，历史学者、公共行政学者、食品与质监学者分别从不同学科角度对美国食品药品纯净运动有所阐述，各有特点，但也有明显不足。

一方面，各派学者在研究中使用的材料较为雷同，缺乏新意。这里特别要指出的是，作为揭露食品药品掺假黑幕的关键人物，上述国内学者无人使用维利《自传》一书，这妨碍了对维利本人的深入研究，而当时的美国报纸对食品药品纯净运动所作的一些报道现有研究中也未能得到较好利用。

另一方面，学科之间在研究方法和取向上的不同也导致对美国食品药品纯净运动难以从宏观上进行整体认识和把握。历史学者重史实及其背景铺陈，强调社会变革和资本主义制度的自身调整；公

---

① 秦富等：《欧美食品安全体系研究》，中国农业出版社2003年版，第312页。

② 邵明立主审，曹立亚、郭林主编：《美国药品安全监管历程与检测体系》，中国医药科技出版社2006年版，第22~23页。

共行政学者则试图援引"他山之石"以攻"本国之玉"，侧重于转型期的中国政府如何就提升政府治理能力和公共权威向美国进步时代汲取经验，以为资鉴；食品和质监学者则多从技术层面探讨美国食品药品监管体制的建立，部分学者的著作存在明显的"画地为牢"倾向，缺乏有深度的学科整合和上下互动。

　　社会运动既是一个整体过程，而又呈现不同面相。美国食品药品纯净运动就表现为整体性和分层性相结合的双重特点。就参与者而言，既有政府一级的总统和官僚，也有代表社会中间层的专业人士和知识精英，同时也包括来自社会底层的各界民众。从运动产生的影响来看，政府、监管机构、食品药品业界和作为消费者的民众都不同程度地受到运动冲击。就时代进程而言，食品药品纯净运动发生于进步运动期间，势必受到来自进步主义这一时代思潮的影响，而食品药品纯净运动反过来也有助于进步运动向更为广阔的纵深推进。

　　本书整体框架力求以问题导向为核心，相比于前述诸位学者，笔者将食品药品纯净运动视为 19 世纪中后叶美国宪政体制内部调试的一部分。著名美国宪法史专家王希教授就认为 1863—1929 年是继美国建国后的第二宪政秩序。在他看来，权力（Powers）与权利（Rights）乃美国宪政体制的核心问题，权力宪政与权利宪政是贯穿美国宪政的主要内容。二者并不互斥，而是形成一种相互依赖、激励又制约的共生关系，并产生了权力—权利复合体。①

----

　　①　参见李天鹏：《王希主讲才斋讲堂第八十一讲："权力"与"权利"的博弈与美国宪政的转型》，北京大学新闻网，2014 年 10 月 28 日（http：//pkunews. pku. edu. cn/xwzh/2014-09/22/content_284955. htm）。在最新修订出版的《原则与妥协》一书中，王希教授认为"进步运动的目标之一是将'权力'从政党及特殊利益集团之下'解放'出来，恢复其应有的'公有性'和'公共性'"，而其"另外一个内容是重新定义国家的目的，启用宪法中的'公共福利'和'社会正义'的原则，把国家（State）当作重要的改革机制引入公民的生活和市场经济秩序中来，创建一种新的'权力—权利体制'"。参见王希：《原则与妥协：美国宪法的精神与实践》（增订版），北京大学出版社 2014 年版，第 19~20 页。

　　以食品药品纯净运动来说，早先来自各地方州议会的立法措施和维利、辛克莱、亚当斯、妇女改革团体等人或组织的努力，其实都是在积极捍卫和争取自身的宪法权利，即便是食品药品业界也复如是。以罗斯福为首的政府一方则是在尊重和保障民众宪法权利的前提之下通过强化联邦政府的监管权力——即实现食品药品监管的联邦化升级，重新界定联邦与州之间的权力归属，进而提升政府的治理能力和公共权威，而这反过来也能更为有效地保护民众权利的获得和享有。两条线索之间既有各自较为独立的发展路向，也有相互交叉之处，从而构成本书后续谋篇布局的基本指引。

第一章　南北战争后的美国食品
药品掺假状况

食品药品纯净运动之所以会发生，主要原因还是在于南北战争后美国食品药品领域内所出现的极度混乱状况，其严峻性已经到了不以一场全国性改革运动似已无法扭转危局的程度，这也可以说是食品药品纯净运动席卷全美的最直接原因所在。职是之故，本章将从表现形式、问题根源、影响与危害、个案分析这四个层面来对当时的食品药品掺假问题详加说明。

第一节　食品掺假的表现形式

在重点探讨南北战争后美国的食品药品掺假问题之前，有必要对南北战争前的有关情况略述梗概，以作铺陈。

一、南北战争前的食品掺假

食品掺假现象其实自古有之，古代世界就已非常猖獗。曾任美国波士顿食品药品管理局局长的莱斯利·哈特就曾在一篇文章中调侃道："食品掺假与商业本身一样古老。"① 西方世界早在《圣经》中即有关于禁止食品交易时缺斤短两和弄虚作假的训诫。古典时期，在泰奥弗拉斯托斯（Theophrastus，亚里士多德弟子，古希腊哲学家和自然科学家，著有《植物史》一书）、希波克拉底（Hippocrates）、索福克勒斯（Sophocles）、加图（Marcus Porcius

---

① F. Leslie Hart, A History of the Adulteration of Food before 1906, *Food Drug Cosmetic Law Journal*, 1952（1）, p. 5.

Cato，此处为老加图，《农业志》一书作者）、老普林尼（Gaius Plinius Secundus）和盖伦（Calen）等人著作中已不乏古希腊各城邦和罗马皇帝就保证食品足额足质供应所作的大量训示。① 罗马万民法中也有着相当数量的法律条款，旨在保护食品商人免遭经济损失。在罗马法制定者看来，缺斤短两就意味着欺骗和犯罪，必须受到应有惩罚，而这些记录和法律条款也从侧面反映了食品掺假在那时就已成为一个较为严重的社会问题。统治者也显然意识到食品掺假不仅将损害民众生命健康，而且更会影响到正常的经济秩序乃至波及社会稳定。

就美国而言，食品掺假在北美殖民地时期就已非鲜见。当然，相比于南北战争后食品掺假的横行肆虐，北美殖民地时期的食品掺假可谓小巫见大巫。由于化学工业技术的发展还远未达到后世水平，此时的食品掺假主要表现在缺斤短两、勾兑稀释和以次充好这三个方面，尚未像南北战争后那样通过大规模运用化学新科技手段进行掺假。严格说来，早期食品掺假所产生的负面效应更多是在经济方面而不是对人体健康的损害。也就是说，消费者一旦购买了掺假食品，无疑可以认定他已经遭受经济损失，但这些食品在食用后并不必然会对人体造成伤害。北美殖民地时期的食品掺假除了涉及面包、牛肉、猪肉、茶叶等与民众日常生活密切相关的日用食品外，还包括鱼产品、烟草等主要面向欧洲市场的外贸商品，这方面尤以马萨诸塞、弗吉尼亚和马里兰三地最为显著。也因为如此，各殖民地食品立法的主要目的还是在于保障对欧贸易的正常运转。在立法形式和内容方面仍以英国普通法为基准，各殖民地之间的差异甚小，甚至被有些学者讥为有相互拷贝之嫌。

二、南北战争后的食品掺假

当历史的车轮跨入 19 世纪，特别是南北战争后至 19 世纪末、

---

① George M. Burditt, The History of Food Law, *Food and Drug Law Journal*, 1995, Special 50th Anniversary Issue, p. 197.

20世纪初的这数十年内，工业化和城市化这两股大潮推动着美国经济迅猛向前。在以电力和化学工业为标志的第二次科技革命的强劲带动下，美国原有的政治和经济面貌发生重大改变，过去那种分散区域性经济逐渐让位于具有较高统合度的全国性经济，经济发展呈现出明显的一体化趋势。1860年以后，美国经济的整合速度日益加快，铁轨轨距的变化或许能够有力说明之。及至1890年，大部分铁路线都将各自原有的轨距一律改为4英尺8.5英寸的标准轨距。① 此外，"到19世纪80年代中期，主要的河流上还架起了大桥。许多公司用钢轨取代了铁轨，以承受更大的载重"②。一系列基础设施的改善便利了全国性铁路网的连接，有助于美国国内统一市场的形成和各地区之间资源优势的互补，从而将产品生产地和工业中心城市联为一体，使产品能够直接面向市场。"20世纪初，经过整合后的美国经济已经拥有世界上最大规模的国内市场。"③ 1870—1890年，农业在劳动力总人口中所占的比重从52%下降至42.7%，幅度将近10个百分点之多。工业在劳动力总人口中所占比例则从29%增至43.6%，呈现出明显的上升趋势，非农业劳动力首次超过农业劳动力。④ 1860年后的50年内，从事制造业的工人数量以每年3.4%的速度在稳步增长。⑤ 劳动力结构的变化也标志着美国完成工业化进程，从农业社会步入工业时代。

面对工业化浪潮的冲击，食品工业同样不能幸免。南北战争

① Sukkoo Kim, Expansion of Markets and Geographic Distribution of Economic Activites: The Trends in U. S. Regional Manufacturing Structurem, 1860-1987, *The Quarterly Journal of Economics*, 1995 (4), p. 885.

② 卡罗尔·帕金、克里斯托弗·米勒等:《美国史》(中册)，葛鹏飞、张金兰译，东方出版中心2013年版，第191页。

③ Sukkoo Kim, Economic Integration and Convergence: U. S. Regions, 1840-1987, *The Journal of Economic History*, 1998 (3), p. 662.

④ 李剑鸣:《大转折的年代——美国进步主义运动研究》，天津教育出版社1992年版，第12页。

⑤ Jeremy Atack and Peter Passell, *A New Economic View of American History from Colonial Times to* 1940, W. W. Norton & Company, 1994, p. 457.

后，"创造性破坏这股贯穿美国经济的巨流深刻影响着美国食品工业"①。新科技革命中涌现出的各种新发明和新材料被运用于食品生产和运输过程中，致使 19 世纪中后期美国的食品掺假泛滥成灾到了无一不假的地步。那么，应如何理解作为本书关键概念之一的"掺假"（Adulteration）？这一时期的食品掺假有哪些类型和具体表现形式？

根据《大英百科全书》中的权威词条解释，英文中的"Adulteration"一词源自拉丁文"Adulterare"，它指的是这样一种行为——"为非法营利而加入某种有害于人体健康的物质，或者以次充好，坑蒙拐骗购买者"②。在现有能够找到的相关文献中，此一时期美国食品掺假的例子比比皆是、不一而足。大致言之，美国南北战争后的食品掺假主要包含以下两大类。

一是原先就已存在的"传统掺假"，或可称之为"物理掺假"。这种形式的掺假大多发生在食品交易和买卖的过程当中。食品生产者和销售商通过以各种手段和方式降低食品中本应含有满足人类所需的营养成分，或者将某些色、香、味相近但成本低廉，较易获得的物质混入正品之中，从而尽可能降低成本，提高获利。若以现代市场经济中的"商事契约"来看，"物理掺假"基本属于今天市场经济条件下经常发生和碰到的商业欺诈行为。消费者在此过程中蒙受经济损失，是不折不扣的受害者。相对来说，"物理掺假"虽然对人体的生命健康并不构成直接危害，但对普通消费者来说，"他

---

① Clayton Coppin and Jack High, *The Politics of Purity: Harvey W. Wiley and the Origins of Federal Food Policy*, The University of Michigan Press, 1999, p. 32.

② "Adulteration"词条，不列颠百科全书 1911 年经典版，2012 年 5 月 18 日（http：//www.1911encyclopedia.org/Adulteration）。需要注意的是，"掺假"一词在本书中是对当时美国食品药品混乱状况的一个总括性描述，它并不仅仅是指以次充好，也包括食品生产中的各种污染、药品生产中的假药和有毒有害药物等问题。

们很难在购买之前知悉生产者和商家使用了哪种方式进行掺假"①。退而言之，即使在短期内安全，但经过"物理掺假"后的食品已经偏离正常营养参数，长期食用后势必会对人体机能的正常运转造成无可挽回的损失。

"物理掺假"的形式多种多样。从最为普通的将水兑入酒和牛奶中，以木炭粉混入日常食用的胡椒粉内，咖啡中掺入菊苣、橡树子等物质，罐装鸡肉中其实并不含有真正的鸡肉成分，棉籽油则被当作橄榄油出售等。② 纯净咖啡在当时的美国几乎很难找到。作为百姓日用饮品，咖啡之于美国人的生活来说意义非常重大，而根据巴特夏尔（J. P. Battershall）1887 年一份报告中的统计汇总，在随机抽查市面上销售的 151 种咖啡粉样本后，结果就有 69 种，即达到总额的 41% 都系掺假咖啡。③ 再比如，巧克力生产者经常混入面粉、马铃薯、豌豆、蛋黄和杏仁等物质；用来制作面包的面粉中则混入了马铃薯淀粉、豌豆、荞麦粉和大米来蒙骗消费者。④ 总之，消费者所购买的食品名不副实，有相当一部分不论质还是量都未能达标。相比之下，由于食品生产地周边恶劣卫生环境所引发的食品变质则可能对人体健康造成更大危害，虽然它并未掺入化学物质，但生产环境的恶化也极易导致食品在生产过程中遭受二次污染。19 世纪 50 年代发生在纽约的"泔水奶事件"就是其中的典型案例。

19 世纪上半叶，美国的城市化进程尚处于起步阶段，城市人口的密集程度也相对有限。1820 年，城市人口仅占美国总人口的

---

① Marc T. Law, The Transaction Cost Origins of Food and Drug Regulation, ISNIE, 2012. 5. 22（http：//www. isnie. org/isnie01/-papers01/law. pdf），p. 12.

② Ilyse D. Barkan, Industry Invites Regulation：The Passage of the Pure Food and Drug Act of 1906, *American Journal of Public Health*, 1985（1），p. 22.

③ F. Leslie Hart, A History of the Adulteration of Food before 1906, *Food Drug Cosmetic Law Journal*, 1952（1），p. 17.

④ James Harvey Young, *Pure Food：Securing the Federal Food and Drugs Act of 1906*, Princeton University Press, 1989, pp. 31-32.

7%，紧邻城市周边的农牧场就能满足城市供奶需求。随着美国城市化进程的加快，大量农村人口和海外移民涌入各大城市，城市空间也愈加拥挤。1820 年至 1870 年间，美国城市人口数量增长迅猛。到 1870 年，城市人口已占总人口的 25%。[1] 城市人口的急剧增长导致原有奶源无法满足供应，像纽约这样的大城市不得不另寻他法。虽然铁路的兴起有助于远距离输送牛奶，但这一时期供应美国城市的大部分牛奶都是所谓"泔水奶"或"酒渣奶"——这其实是对奶牛饲料来源的形象说法。由于大量奶牛场就设在酿酒厂或精馏厂旁边，奶牛食用的是蒸馏后剩下的含有酒精成分的下脚料。1840 年，整个纽约大约有 60000 户家庭，其中有 25000 名 5 岁以下儿童以这种经过蒸馏后的牛奶作为他们的主要奶源。[2] 1853 年 1 月 22 日《纽约时报》中一则名为"壶中暗藏的危险"报道披露每年都有数千名儿童因食用这种"泔水奶"而死亡。[3]

　　与"物理掺假"相比，"化学掺假"则是在新的时代条件下，依托于此时迅速发展的化学工业，将部分化工产品运用于食品的生产、运输和销售过程中。由于"化学掺假"的高科技特性，消费者因此也更不易察觉，而它对消费者的生命健康却能造成直接乃至致命的危害。如果以南北战争为界，战前的食品掺假受制于技术条件，多为"物理掺假"，而战后的食品掺假则以"化学掺假"为主，且呈现愈演愈烈之势。这也是食品掺假之所以会在 19 世纪末、20 世纪初成为全国上下众矢之的，引起美国民众强烈愤慨，并呼吁政府尽早立法监管的一个重要原因。

　　从表现形式来看，"化学掺假"突出体现为各种食品添加剂的滥用。根据美国《食品化学》一书的解释，食品添加剂本身并不构成食品的必要组成部分，而只是"为了某些功能目的"，如"改

---

[1]　David R. Goldfield, The Stages of American Urbanization, *OAH Magazine of History*, 1990 (2), p. 27.

[2]　James Harvey Young, *Pure Food: Securing the Federal Food and Drugs Act of 1906*, Princeton University Press, 1989, p. 35

[3]　*New York Times*, 1853. 1. 22.

善贮藏质量、强化营养价值，改进和补充功能性质、方便加工和增强消费者的可接受性"，但"特别禁止使用添加剂来掩藏食品的败坏和损伤或欺骗消费者"①。该书这一界定非常符合当时美国掺假食品的状况，即在生产、运输和销售过程中大量使用化学物质或化工产品，达到使食品能够长期贮藏、保鲜、增色和调味的目的。总之，它以化学方法来满足人们对食品的良好愿望和预期。较之物理掺假，化学掺假的手段更为严密而难发现，普通民众基本无法识别，必须经过严格的实验室化验才能发现其中奥妙。

这方面的例子也不少，且多出现在日用食品领域。就拿茶叶来说，生产者经常掺入碳酸铜（Copper Carbonate）、铬酸铅（Lead Chromate）和靛蓝（Indigo）作为茶叶染色之用，从而使其色泽出众，提高销量。美国人每天都需食用的面包也是如此。为了使面包增白和表面白净光滑，面包烘焙师往往会加入白垩（Chalk）作为增白剂，另外也会使用明矾（Alum，其中含有铝）、硫酸铜（Copper Sulphate）、碱性碳酸盐（Alkaline Carbonate）和熟石膏（Plaster of Paris）等化学物质使面包不至于发酸变黏，从而烤出口感上佳的面包。②

除了茶叶和面包外，"化学掺假"的另一重灾区是罐头食品（The Canned Food），这主要涉及各类化学防腐剂的过度使用。19世纪上半叶，罐头食品的发展还较为缓慢。然而，1849年加州金矿的发现和其后南北战争的爆发则大大推动了罐头食品工业的发展。由于罐头食品方便易携，它也逐渐成为矿工们和战争前线双方士兵的主要食物来源，如罐装牛奶（Canned Milk）、牛肉罐头（Canned Beef）、蔬菜罐头（Canned Vegetable）和水果罐头（Canned Fruit）等。南北战争以后，上述这些罐头食品无一例外都被作为军需食品而被"美国大兵"随身携带。1870年，美国年产

① 欧文·芬内玛：《食品化学》，王璋等译，中国轻工业出版社2003年版，第639页。

② Lewis C. Beck, *Report on the Breadstuffs of the United States*, 30 Congress, 1 Session, House Exective Document 59（1848-1849），p.257.

3000万份罐头食品，此后30年，美国超越欧洲成为罐头食品生产的领头羊。① 《纽约时报》1886年的一篇评论认为，罐头工业的存在已经成为"世界所需"，"如果没有罐头食品的话，不论沙漠还是极地探险，人类都无法顺利完成"。② 更无需强调罐头食品对于那些普通人的生活来说意味着什么，因为如果没有这些廉价罐头食品，他们的生活将会变得更加艰难。

　　一方面，罐头食品被广泛食用，罐头食品工业欣欣向荣；另一方面，实际工业生产过程中却也面临着难题——即如何保证这些罐头食品经过长途运输到达使用者手上时，仍然能够新鲜如初。

　　由于东西方饮食结构之间的巨大差异，肉类食品在西方人的餐桌上占有重要地位，尤其是牛肉和猪肉。因此，怎样使牛肉和猪肉能够长时间保鲜而不变质便成为西方人长期以来欲意攻克的难题。在化学合成防腐出现之前，西方人很早就已经找到诸多食品保质的方法，如最常见者是用盐腌制、烟熏、将肉存放于地下和水中。近代早期英格兰人则通过"封装"（Potting）、"腌制"（Pickling）和"烟熏"（Smoke）这三种主要方法来储藏肉食。③ 随着人类生活水平的提升，人们对防腐的要求也越来越高，尤其是食品保质期的长短。与传统防腐方法相比，化学合成防腐的效果更加明显，时效也更长，辅以南北战争后形成的美国铁路网，罐头食品的长距离运输也成为可能。当时美国市场上使用较多的防腐剂主要有苯甲酸（Benzoic Acid，又名安息香酸）、石碳酸（Carbolic Acid）、硼酸（Boric Acid）、甲醛（Formaldehyde）、水杨酸（Salicylic Acid）和亚硫化酸钠（Sodium Sulfite）等化学物质。④ 防腐剂给人们的日常生活带来

---

① James Harvey Young, *Pure Food: Securing the Federal Food and Drugs Act of 1906*, Princeton University Press, 1989, p. 108.

② *New York Times*, 1886. 4. 14.

③ Joan Thirsk, *Food in Early Modern England: Phases, Fads, Fashions, 1500-1760*, Hambledon Continuum Press, 2007, pp. 244-246.

④ Harvey W. Wiley, Influence of Preservatives and Other Substances Added to Foods upon Health and Metabolism, *Proceedings of the American Philosophical Society*, 1908 (189), pp. 309-324.

了极大便利，但问题也随之而来。大量化学合成防腐剂的使用有助于延长食品的使用期限，但其本身的化学毒性对人体亦是一大危害。在此情形下，如果罐头食品的材质来源本就不佳，再经过防腐加工后，其卫生状况也就可想而知了。防腐食品由于极易受到细菌污染或腐烂变质，因而对人体有着巨大的潜在危害。①

第二节　药品掺假的表现形式

美国南北战争后的食品卫生状况无法令人满意，此时的药品行业同样也是乱象丛生、毫无章法，其核心乱源和主要表现形式即是各种专利药（Patent Medicine）的泛滥。在展开论述之前，有必要对人类和美国药品发展的早期历史作一说明，以明了产生专利药的社会背景和现实土壤。

现代科学的发展与理性精神的弘扬互为促进、可谓一体两面。作为现代科学重要分支的医学以其"专业化知识"、"严格的技能程序"和"执业规范"这三大特征成为最能体现这一理性精神的学科。② 一部人类历史或可被视为人类与疾病不断进行抗争的历史。在此过程中，随着人类科学技术手段的日新月异和认识能力的增强，诸多原先无法治愈的疾病也先后被人类所攻克。医学在不断造福人类，延长寿命和提高生活质量的同时，也使自身以及从事医学工作的医生具有了某种"权威"性乃至"神性"。因此，医学史就其之于人类的重要性而言理当作为人类历史的一个有机组成部分。自近代以来，建立在化学和生物学基础上的医学获得飞速发展，医生的职业形象也被视为经过专门训练后，掌握丰富医学知识，为人类医治病痛，直接与病患接触的"白衣天使"。总之，医

---

① Oscar E. Anderson, *Refrigeration in America*, Princeton University Press, 1953, pp. 31-36. Mary Yeager Kujovich, The Refrigerator Car and the Growth of the American Dressed Beef Industry, *The Business History Review*, 1970 (4), pp. 460-482.

② Paul Starr, *The Social Transformation of American Medicine*, Basic Books, Inc., Publishers, 1982, p. 3.

学的升级转型乃是科学进步和人类需要所推动的结果，医学史常常被以一种进步史观的方式来书写，但也不可否认的是，医学史同样涵盖了一连串新兴阶层和新生权贵就市场利益和对信仰风俗的垄断解释权而展开的激烈社会经济斗争。

从医学学科发展及医生职业的演变历程来看，一方面，人类早期历史中的医生角色不仅担负为病人医治疾病的任务，也扮演着极具宗教意味的"祭司"角色，此时的医生需要处理各种社会关系。与后世医生作为一种专业人员不同，"巫医给人的刻板印象是一名'万事通的专家'，他能处理人际关系，解决宗教问题，还能给人治疗疾病"①。相较而言，现代医生的工作范围显然无法涵盖如此之广的领域，他们更多只是应对人与自然之间的关系。另一方面，早期医生的社会政治地位也不高。古罗马时期，医生多由奴隶、自由民和外邦人来担任，医生职业也被认为是一种"贱业"。与西方类似，中国历史典籍中虽不乏扁鹊和华佗等神医事迹的记载，但在现实生活中，医生这一行当本身却长期受人轻视，未能得到与其功用相匹配的社会尊重。即便是到了14世纪的元朝时期，蒙古统治者在全国范围内推行职业贵贱之策，产生所谓"九流十丐"②的刻意划分，医生仍被置于僧、道之后，仅排第五位，就此也可见医生在中国历史上长期处于湮没不彰的地位。由于医生角色的多样性、医学水平的低下以及医学内部各专业分工的模糊，医生为病人所开之药也主要依赖于医生本人的实践经验和世代相传的各种"秘方"，这也使医生的诊治带有很强的局限性、经验性和神秘性，相对缺乏建立在现代病理学和药物学基础上的宏观性、科学性和稳定性，这也为专利药的产生提供了温床。

单就美国而论，医学学科和医生行业的发展也同样经历了一个漫长过程，其中既有与世界其他国家类似的一面，也有因美国本身

---

① 约翰·伯内姆：《什么是医学史》，颜宜葳译，北京大学出版社2010年版，第18页。
② 元代推行较为严格的职业等级规定，整个社会被分为十等，分别是一官、二吏、三僧、四道、五医、六工、七猎、八民、九儒、十丐。

历史发展特色而呈现出的独特性。就前者而言，所谓同质性体现为医学和医生在美国也逐渐从原始状态下的巫医神术中脱离出来，逐步朝着专业化和社团化的方向发展，并试图建立起行业规范和标准，以保证业内同仁的利益；而后者所说的独特性则主要就是通过专利药来体现。

与当今医生在美国普遍享有较为尊崇的社会威望和高收入相比，20世纪之前的美国医生在个人威望、影响力以及收入等方面都无法与之相提并论。由于深受母国影响，类似于同一时期的英国，18世纪北美殖民地内的行医人员也被分为三个等级：医师（Physician，特指内科）最高、其次为外科医师（Surgeon），最末才是药剂师（Apothecary）①，不同等级在社会地位和行医领域方面都存在严格区分。总体来说，整个美国社会在19世纪对医学和医生的看法没有太大改观。即使到了1869年，仍有一位作者在论文中对医学专业作出如下带有悲观性的评论："在美国所有的大学中，医学过去是，现在也仍然是最受人鄙夷的专业之一。"② 虽然如此，美国一些接受过良好教育的医生却从未放弃获得政府承认的努力。从18世纪60年代开始，医生们希望政府能够给予他们类似于英国同行所具有的专业性地位。这些医生通过组建医学院培养医学专门人才，创办医学专业期刊以便业内同仁能够进行交流讨论，互通有无，力求以此来扩大医学和医生行业在全社会的影响力，以及民众对他们的认同度。

医生与病患之间主要通过前者为后者开药这一行为建立起有机联系，每个国家一般也都会以《药典》（*Pharmacopoeia*）和《国家处方集》（*National Formulary*）的形式来对药物配制进行标准规定，药物一旦被列入其中即可视为得到了官方的许可和认证。美国直到1820年才颁布第一部官方性质的《国家处方集》作为药物配

---

① Paul Starr, *The Social Transformation of American Medicine*, Basic Books, Inc., Publishers, 1982, p. 37.

② George F. Shrady, American vs. European Medical Science, *The Medical Record*, 1869 (4), p. 133.

制的权威标准。在此之前的很长一段时间，美国医生给病人开药并没有一个统一的执行标准。可以想象，标准的付之阙如为专利药出现打开了缺口。

　　除此之外，也不可忽视美国独立革命与专利药这两者之间的微妙关系。如同美国著名食品药品史专家詹姆斯·哈维·杨所言："美国专利药的历史开始于英国。"① 事实也确实如此，这些销售于美国市场上的专利药生产于英国，包装于瓶罐之中，被贴上各种新奇独特的商标名称，如特林顿氏香脂（Turlington's Balsam of Life，亦称复方安息香酊）和霍伯氏女性药丸（Hooper's Female Pills）。运往美国后则通过邮局、印刷商和药剂师向医生和有需要的患者出售。连当时美国著名医生札布迪尔·博伊斯通（Zabdiel Boylston）和《独立宣言》起草人之一巴顿·格威纳特（Button Gwinnett）也都分别在各自所在的马萨诸塞州、佐治亚州出售从英国进口的各类专利药。但美国革命爆发打断了这一横跨大洋的专利药贸易，其结果则是美国经销商对于这些传统英国商标的大量本土仿冒。杨也认为"作为一种行业，专利药销售开始于美国革命后的 10 年"②，而由革命所激起的强烈民族主义情绪也导致美国专利药商人无法从英国进口专利药产品。为应付这一短缺局面，美国本土商人便开始自主模仿原有的英国专利药。他们的办法是保留那些虽新奇独特却已被患者所熟知的商标名称和药品包装不变，而将一些类似于药品的物质放入瓶中。待到药瓶告罄，再重新制造类似药瓶继续销售。虽仍被称作专利药，但"专利"一词所指的主要是药品配方的秘密性，而并非真正意义上的产品专利。连使用这些药品的医生或病人都不知其配方成分为何，只有那些专利药生产商清楚药瓶中到底装的是什么。即便如此，专利药商人仍能保证其销售

① James Harvey Young, *The Toadstool Millionaires*: *A Social History of Patent Medicines in America before Federal Regulation*, Princeton University Press, 1961, p. 3.

② James Harvey Young, American Medical Quackery in the Age of the Common Man, *The Mississippi Valley Historical Review*, 1961（4）, p. 579.

额，并获取巨额利润，而其关键不在于药品质量，而是完全取决于药瓶包装效果的好坏及其是否能够吸引消费者。因此，"专利药行业差不多从其一开始就是一场骗局"，那些专利药公司则根本就是"毒物托拉斯"①，专利药并不具备对于疾病的任何疗效。

　　明了之所以会产生专利药的背景后，也就不难知晓专利药的确切含义。"专利药的广泛使用名不副实，其生产商垄断了药品的秘密配方。对于专利药而言，更为准确的称呼应该是专有药（Proprietary Medicine）或秘制药（Nostrum Medicine）。在此语境下，专利药指那些使用已经存在的药品招牌为名而生产和销售的药品。"② 用泰明的话来说，19 世纪末的美国药品市场实际上存在两类药品，一类是之前提及的符合美国《国家药典》或《国家处方集》的官方认证药品，另一类就是这些专利药。③ 若以美国独立和南北战争为节点，专利药在美国的发展也历经了三个主要阶段，分别是北美殖民地时期、独立后至南北战争前（19 世纪初尤为专利药生产和销售的急速扩张期）、南北战争后直至 19 世纪末这一专利药历史上的黄金期。

　　一种产品的市场化程度往往有赖于生产者高效的销售手段。在广播、电视和网络尚未出现之前，能够使消费者在第一时间内接触到新产品信息的便只有通过各类广告。在宣传形式上，专利药广告也从殖民地时期的小册子（Pamphlet）发展至独立后利用分发招贴（Handbill），在岩石、墙壁等处书写专利药名称来提高知名度。19 世纪后，得益于美国报纸数量的激增（由 1800 年仅为 200 份报纸增至 1860 年的 4000 份④）和通俗杂志的流行，专利药商人开始利

---

　　① Louis Filler, *The Muckrakers*: *Crusaders for American Liberalism*, The Pennsylvania State University Press, 1976, pp. 142-144.

　　② Lorine Swainston Goodwin, *The Pure Food*, *Drink*, *and Drug Crusaders*, *1879-1914*, McFarland & Company, Inc., Publishers. 1999, p. 12.

　　③ Peter Temin, *Taking Your Medicine*: *Drug Regulation in the United States*, Harvard University Press, 1980, pp. 24-25.

　　④ James Harvey Young, Patent Medicines: An Early Example of Competitive Marketing, *The Journal of Economic History*, 1960（4）, p. 653.

用这些新兴媒体大打广告战以促进专利药的销售。在宣传力度方面，专利药商人也从最初的较为隐晦日渐夸大其辞，将专利药描述成包治百病的"神药"。举例来说，当时一种名为莉迪亚·平科汉姆的植物化合物（Lydia Pinkham's Vegetable Compound）在报纸广告中就宣称其对妇女疾病的治疗效果胜过其他任何药物。[①] 令人失望的是，这些专利药的实际药效却并非如广告中所宣传的那样神乎其神，究其原因，主要与构成这些专利药的成分有关。比如佩鲁呐（Peruna）和利库宗（Liquozone）这两种当时非常畅销的专利药都声称能够包治百病。前者涵盖了包括感冒、黏膜炎、结核、盲肠炎、流行性腮腺炎和各种女性疾病在内的多种疾病，后者也不甘示弱，宣称从头皮屑到痢疾样样都能治疗。但佩鲁纳的成分在本质上并没有什么灵丹仙方，其实只是酒精和水的混合物而已（酒精占28%），而利库宗也仅仅是水（99%）和牛磺酸（1%）的混合罢了。更为致命的是，部分专利药中含有吗啡、鸦片、可卡因和退热冰等高度致瘾物质，虽然这些物质对病人确实能够起到暂时止痛的作用，但在服用后将会对患者心脏造成无法弥补的损伤。

第三节　食品药品掺假的根源和危害

前文逐一分析了南北战争后美国食品药品掺假问题的具体表现形式，继之而来的便是这一时期为何会出现如此严重的食品药品掺假问题？其根源在哪？掺假食品药品对当时的美国社会产生了哪些危害？是否已经有人较早注意到了这一问题？

一、掺假问题的根源

细加追究，美国南北战争后的食品药品掺假问题并非仅是单一因素所致，而是多方面的综合产物。笔者认为，主要有以下几方面原因。

---

① Facts For Sick Women, ［Lydia E. Pinkham's Vegetable Compound.］, *The Breckenridge News*（Cloverport, Ky）, October 20, 1909, Page 6, Image 8, Col. 5.

首先，食品药品掺假问题的日益严峻与自南北战争前就已开始的食品生产方式转变有关，而这种变革又深深植根于美国社会经济的发展进程之中。交通运输工具的便利、城市人口的增加和工业革命这几大要素合力促成了美国食品生产方式的转变。

19 世纪上半叶美国的"市场革命"① 提高了产业的市场化和专业化程度，农业也是这一时代浪潮的受益者。"国内市场的扩大，与工业化进程和交通运输的发展有着密切关联"②，运河和铁路的修建对于开拓市场发挥了重要作用。据统计，1815 年的运河总里程还不到 100 公里，1840 年已达 3300 公里。③ 尤其是伊利运河的修建将东部哈德逊河与西部大湖区两大水道相连，贯通东西，大大提高了货物运输能力。1830 至 1860 年期间的铁路建设同样受人瞩目，美国铁路总里程从区区 100 公里增至 30000 公里，大幅提升了全国物流速度。④ "公路、运河和铁路网的形成使人口、物资和资本在各地区之间的流动成为可能，从而促进了西部和远西部地区的发展，引起了农业经济结构的重大改变。"⑤ 在这一趋势下，国内市场的扩大刺激了农民生产的积极性，使农业生产日益朝着商品化和专业化的方向发展。"南北战争前的 1815—1860 年，农民尽可能将其所生产的多余谷物、家畜和手工业产品在市场上进行销售"⑥，商品农业专区和高度专业化的农业生产带在 19 世纪 50 年

---

① John Lauritz Larson, *The Market Revolution in America: Liberty, Ambition, and the Eclipse of the Common Good*, Cambridge University Press, 2010, p. 1.

② 张友伦主编：《美国的独立和初步繁荣》，人民出版社 2002 年版，第 295 页。

③ Willard W. Cochrane, *The Development of American Agriculture: A Historical Analysis*, University of Minnesota Press, 1979, p. 65.

④ Willard W. Cochrane, *The Development of American Agriculture: A Historical Analysis*, University of Minnesota Press, 1979, p. 66.

⑤ 张友伦主编：《美国的独立和初步繁荣》，人民出版社 2002 年版，第 292 页。

⑥ R. Douglas Hurt, *American Agriculture: A Brief History*, Purdue University Press, 2002, p. 117.

代也已经出现。

城市数量增加和城市人口膨胀也是美国食品生产方式转变的又一要因。1776 年，全美 5000 人左右的城市还不到 12 个，但到 1850 年时已有 147 个。城市人口在总人口中所占比例也显著上升，1790 年，约有 5% 左右的人口居住于城市，30 年后的 1820 年，这一数字已缓慢增至 7%。① 1820 年至 1860 年的这 40 年间，城市人口增长将近 800%。1800 年还只有大约 6% 的人口居住于城市，到了 1860 年，不仅有 20% 的人口居住于城市，而且费城人口也已超过柏林，纽约则成为全世界第三大城市。②

按照供求关系所示，人口增长也将意味着需要更多食物才能满足人们的生活所需。相比于农村人口，城市人口由于已经脱离土地，其日常食品供应也只得更加依赖于市场购买。原先自然经济条件下自给自足的家庭小作坊式生产逐渐让位于机器大工业生产，得益于工业革命后的自动化生产和大规模劳动分工，食品工业逐渐取得主导地位，传统的家庭小作坊式生产渐趋没落。虽然这并不等于机器大工业生产完全取代了家庭小作坊式生产，但主要由前者来提供食品已然大势所趋，无法阻挡。在此情形下，消费者与生产者之间的距离日益疏远，其对食品生产流程也愈加陌生，这种分隔局面至南北战争后表现得更为明显，也为食品掺假埋下了伏笔。

其次，食品药品掺假问题的严峻与 19 世纪美国国内的市场一体化也有着密切关联。

根据斯密的古典经济学理论可知，分工有助于提高生产者的专业化程度，并进而整体提升劳动工艺和生产效率。"劳动生产力上最大的增进，以及运用劳动时所表现的更大的熟练、技巧和判断力，似乎都是分工的结果。"③ 为了证明分工所能带来的好处，斯

---

① David R. Goldfield, The Stages of American Urbanization, *OAH Magazine of History*, Vol. 5, No. 2, *Urban History*（Fall, 1990）, p. 27.

② Alexander B. Callow, Jr（ed.）, *American Urban History: An Interpretive Reader with Commentaries*, Oxford University Press, 1973, p. 105.

③ 亚当·斯密：《国民财富的性质和原因的研究》（上册），郭大力、王亚南译，商务印书馆 1972 年版，第 5 页。

密在其书中特以较为常见的扣针制造业为例来说明受分工和专业化刺激下生产者潜能的巨大跃升。① 然而，分工和专业化之所以能够充分发挥各自对生产的促进作用，斯密也指出这主要有赖于市场的广狭程度，"市场要是过小，那就不能鼓励人们终生专务一业"②。反之，市场的扩大和统一则能使生产更趋精细化和专门化。南北战争后的美国经济发展状况与斯密所言正相契合，地区性专业化生产在美国真正出现于 1860 年至 19 世纪末的 40 年内。不仅如此，全国性销售网络的成型也为生产者与消费者之间建立起更为紧密的联系。③ 对于美国经济来说，分工和专业化生产有利于发挥各地区比较优势，产生规模效应。④

但若从生产者和消费者这两者关系的角度来思考斯密分工和专业化理论则可发现：一方面，分工和专业化确实极有助于生产力的提高，另一方面，它也将造成生产者与消费者在产品信息共享上的极度不对称，分工越精细、生产愈专门，消费者对于生产细节的认知和掌握就越少，也就很有可能产生著名经济学家、2001 年诺贝尔经济学奖得主乔治·阿克劳夫所说的"柠檬"⑤ 困境——即卖方能向买方推销低质量商品等现象的存在是由市场双方各自所掌握的信息不对称所造成的，这导致市场对于某种产品的"逆向选择"——质量上乘的产品纷纷退出市场，而市场上所充斥的则全是一些质量低劣产品，其最坏结果则是整个市场运转的瘫痪，生产

① 亚当·斯密：《国民财富的性质和原因的研究》（上册），郭大力、王亚南译，商务印书馆 1972 年版，第 6 页。
② 亚当·斯密：《国民财富的性质和原因的研究》（上册），郭大力、王亚南译，商务印书馆 1972 年版，第 16 页。
③ Susan Strasser, *Satisfaction Guaranteed*：*The Market of The American Mass Market*, Pantheon Books, 1989, p. 58.
④ Sukkoo Kim, Expansion of Markets and the Geographic Distribution of Economic Activities：Trends in US Regional Manufacturing Structure, 1860-1987, *The Quarterly Journal of Economics*, 1995（4）, pp. 881-882.
⑤ George A. Akerlof, The Market for "Lemons"：Quality Uncertainty and the Market Mechanism, *The Quarterly Journal of Economics*, 1970（3）, p. 490. 在美国俚语中，"柠檬"有次品之意。

者和消费者都无法从中受益，最终导致双输结局。

这种现象的产生可从两个方面作进一步解释。其一，城市化进程的加快和食品生产的专业化使民众（尤其是城市居民）更加依赖于由市场来供给日用食品。其二，食品生产、储藏和运输技术的进步以及此时分析化学的发展促进了食品生产成本降低，但却增加了消费者个人甄别食品质量的难度。① 现代化食品大工业生产取代了之前的家庭式小作坊后，消费者对于食品生产流程全然不知，消费者仅仅是作为食品生产链条的终端存在，而之前的食品生产则可以说是"在所有人的眼皮底下"②。在一个自由竞争的市场环境下，消费者与生产者相比，前者无疑处于极为弱势的境地。

再者，也切不可忽视广告在掺假食品药品的促销过程中所起的推波助澜的作用。

美国学者杰克逊·李尔斯（Jackson Lears）在《丰裕的寓言：美国广告文化史》一书开篇写道："广告不仅可以激励人们去购物，也是某种幸福生活的象征，同时还可以推广某种生活方式。"③随着19世纪美国经济的发展，特别是南北战争后各地区专业化生产的逐步形成，生产者与消费者之间的关系已不再如之前家庭小作坊式生产下那般亲密，这对于消费者来说尤为如此，因为"专业化程度越高，消费者对于产品信息就越是知之甚少"④。在此局面下，不论生产者还是消费者，两边其实都迫切需要一种简便、快捷的方式使自身在第一时间内知晓产品信息，并能在瞬息万变的市场环境中把握主动权。正是在此时代背景下，广告的作用和价值也就

①　Melvin J. Hinlch and Richard Staelin, *Consumer Protection Legislation and the U. S. Food Industry*, Pergamon Press, 1980, p. 2.

②　Mark Sullivan, *Our Times：The United States, 1900-1925 II：America Finding Herself*, Charles Scribner's Sons, 1927, p. 484.

③　杰克逊·李尔斯：《丰裕的寓言：美国广告文化史》，任海龙译，上海人民出版社2005年版，前言第1页。

④　Zeynep Hansen and Marc T. Law, The Political Economy of "Truth-In-Advertising" Regulation during The Progressive Era, *The Journal of Law & Economics*, 2008（2），p. 255.

顺势凸显出来。

在美国工业化进程的带动下，美国媒体同样也于 19 世纪后半叶经历了一个重要转型，突出表现在报纸和杂志发行量的上升、价格下降和受众范围扩大这三个方面，内容则日趋通俗化乃至 "黄色化"（争相以色情、暴力和犯罪等内容来吸引读者眼球）。总体而言，此一时期美国报纸和杂志的政治说教色彩日益淡化，它们逐渐适应市场氛围并成为商业时代的 "喉舌"。作为自负盈亏的主体，一家报纸或杂志需要在激烈的竞争环境下生存，除了必须捕捉社会热点新闻以提升销量外，很大程度上得依赖于广告收入。一组数据也能很好说明广告和报纸、杂志之间的密切关系。广告收入在整个报纸行业收入中所占比重从 1880 年的 44% 径直蹿升至 1900 年的 55%。① 相比于其他行业，专利药商人捷足先登，最早以商业广告的形式来推销专利药，他们也成为报纸和杂志广告征订的主要客户。

对于报纸和杂志来说，与专利药商人的合作既然有利可图，因此也就不会揭露他们的骗局（事实上也没有这个必要），而那些专利药商人则借此摇身一变被捧为社会名流，"牢牢控制了媒体"②。不仅如此，专利药商人为了能够巩固与报纸、杂志之间的这种同盟关系，还制定了所谓 "红色条款" ——规定如果在广告刊登之州通过若干对专利药不利的法规，与该报纸或杂志签订的广告合同即时宣布无效。红色条款某种程度上相当于起到一个 "警戒线" 的示警作用。媒体自此不但不会轻易揭露专利药骗局，反而会通过刊发文章或通过游说议员的方式来为专利药商人辩护。

最后，美国传统价值观中的反智主义和有限政府理念也是导致食品药品掺假问题在这一时期极为严重，成为人们关注焦点的重要原因。

19 世纪 20 年代末至 40 年代中期在美国历史上被称作 "杰克

---

① George Juergens, Theodore Roosevelt and the Press, *Daedalus*, Vol. 111, No. 4, Print Culture and Video Culture (Fall, 1982), p. 116.

② Louis Filler, *The Muckrakers: Crusaders for American Liberalism*, The Pennsylvania State University Press, p. 145.

逊时代"，这一时期美国政治经济的总体特点可用"杰克逊民主"一语来简洁概括之。从内容来看，"杰克逊民主"涵盖三个方面的内容，其中与本书有关的是其第三方面——即杰克逊领导下的民主党政府"主张严格解释联邦宪法，限制中央政府的集权倾向，维护州权，反对经济垄断和政府干预经济，主张自由放任"①。19 世纪上半叶的美国联邦政府在处理政府—经济之间的关系时恪守有限政府理念——这并不是说政府庸碌无为、干劲不足，而是力求创造一个有利于经济发展的政治和法律环境，其政府权力运作呈现为"强而有限"② 的格局。同时，也需注意杰克逊当选总统这一事件本身所具有的标志性意义：即普通人也能通过努力实现"美国梦"，遇事时应充分调动个人潜能，尽量自主独立解决，而非依赖他人、社会与政府。在这种思潮影响下，每遇病痛，美国普通民众也都更加相信自己的判断能力，反倒对受过专业医学训练的医生持怀疑态度，有着较强的反智主义倾向，这也给专利药商人的投机取巧提供了温床。南北战争以后，这种对于有限政府理念的信守仍然主导着美国政府的对内施政，而美国社会此时却正历经着一场由农业社会向工业社会的转型，尤其是经济领域内发生的"根本性转变"③ 最为引人注目，观念与现实之间的落差可谓一目了然。

简言之，一方面是美国经济的高速发展和社会变革，另一方面却是美国政府治理观念的老旧和迟滞不前，尤其是对经济领域内的利益纷争缺乏有效的法律和行政监管措施，依然是"以地方和普通法为主的自我管理式政府，而非现代意义上的行政管理国家"④，这既是 19 世纪中后叶美国食品药品掺假问题日益尖锐的主要原因

①　张友伦主编：《美国的独立和初步繁荣》，人民出版社 2002 年版，第182 页。

②　Robert Higgs, *Crisis and Leviathan: Critical Episodes in the Growth of American Government*, Oxford University Press, 1987, p. 3.

③　Marc Allen Eisner, *The American Political Economy: Institutional Evolution of Market and State*, Routledge, 2011, p. 39.

④　William J. Novok, Law and the Social Control of American Capitalism, *Emory Law Journal*, 2010（2）, p. 377.

之一，而它本身反过来也加重了美国食品药品生产过程中的混乱和无序状态。

二、掺假带来的危害

依据科学常识判断和有关文献，大量掺假食品药品流入市场后对美国社会经济秩序和民众生活所造成的危害主要表现在以下几个方面。

第一，显著之处在于掺假食品药品的摄入会在或长或短时间内危及人体生命健康，损害个体机能的正常运转和生理功能。

相对来说，这一点其实较好理解。与动植物类似，人体作为一个生物体，其生理功能的正常运转同样需要各类营养物质和能量来支撑，各营养物质之间的比例也需维持在一个大体平衡状态。唯有如此，人体才能为各种日常活动提供所需的必备能量。"人是一社会性动物，从人类历史最早期开始，食品便在人类社会生活中扮演着最为重要的角色。"① 因此，摄取符合卫生要求的食品便成为人体补充能量的重要来源，其背后反映了食品卫生与消费者身体健康之间所存在的重要关联。然而，掺假食品所使用的各类化学物质虽然一定时期内能够有效保持食品的新鲜度，但这些物质在被吸收后会对人体生命健康形成潜在的，且有时是致命的危险，特别是其中防腐剂的使用更甚。"使用任何一种化学防腐剂都是最受人指摘的，不论其使用后会发生什么。"② 就拿维利所提及的应用范围最为广泛的三种防腐剂——硼砂（Borax）、硼酸和亚硫酸钠（Sulfite of Soda）来说，食物中的硼砂和硼酸轻则引起食欲减退、消化不良、抑制营养素的吸收，促进脂肪分解，使体重减轻，重则导致呕吐、腹泻、红斑、循环系统障碍、休克、昏迷等所谓硼酸症；亚硫酸钠则对皮肤、黏膜有

① Harvey W. Wiley, *Foods and Their Adulteration*, P. Blakiston's Son & Co., 1917, p. 5.

② Harvey W. Wiley, *Foods and Their Adulteration*, P. Blakiston's Son & Co., 1917, p. 37.

明显的刺激作用，可引起结膜、支气管炎等症状。

相比于掺假食品，专利药对人体的危害更大。现代制药工业所生产的药品虽然能够缓解病痛，但也有着不可忽视的副作用。正规途径下生产的药品尚且如此，更何况没有任何生产资质、纯粹以赚取利润为目的的专利药了。根据前述，专利药中普遍掺有大量酒精、吗啡等物质，这些物质的摄入不仅对人体无益，反而会使患者上瘾，进而破坏心血管系统、肠道系统、泌尿系统、神经系统和内分泌系统，危害极大！

第二，掺假食品药品以其在成本和价格上的"双低"优势严重扰乱了食品药品市场的正常交易秩序，也进而损害了美国出口产品的海外声誉，造成美国食品药品在国际市场竞争中居于劣势。

有如前述，市场一体化和食品生产专业化一定程度上催生了美国19世纪中后叶的大规模食品药品掺假。反向思之，食品药品掺假的出现和横行也打乱了市场中原有的食品药品正常交易秩序。从小处来说，市场秩序的紊乱既不利于行业本身的自律规范，又更加促使各州之间高筑贸易壁垒，以防本州在竞争中处于下风。由此之故，原有各州旨在为打击食品药品掺假而颁布的监管法律很有可能就会成为地方保护主义的"令牌"，其最终结果无外于加剧各州之间的贸易摩擦，而恶性竞争的结果必然也导致美国食品药品质量和国际竞争力的双重下滑。

国内市场尚且如此，国外市场亦不容乐观。以英、法、德为代表的欧洲诸国在食品药品立法监管方面远远走在美国前面。法国于1851年颁布全国性综合食品监管法律，德国于完成统一后的1879年颁布类似法律，英国的立法步骤则更为频密和细化，分别在1860年、1872年、1875年制定了《食品与饮料掺假法》、《食品与药品掺假法》和《食品与药品销售法》三部重要法律，而荷兰则早于1829年就已颁布法律，虽然该法仅仅是针对有毒添加物的限定。① 上述各国不仅将其法律应用于监管国内食品药品生产，而且

---

① F. Leslie Hart, A History of the Adulteration of Food before 1906, *Food Drug Cosmetic Law Journal*, 1952 (1), pp. 19-20.

也将使用范围延伸至国外贸易，由此而来的产品达标要求对美国食品药品出口构成极大威胁。最具典型的当属 19 世纪末美德之间由于德国对进口美国肉制品采取严格检验措施而爆发的严重外交事件。[①] 虽然从南北战争后至 19 世纪 70 年代，针对美国当时已经成为全球最大的肉制品生产和出口基地这一既成事实，英国、法国、希腊、土耳其、意大利、奥地利和德国等欧洲主要肉制品进口国出于经济方面的考虑就已对进口美国肉制品严加检验，而 19 世纪 90 年代美德之间的这起"美牛风波"则主要源于卫生和健康考虑，这对于美国肉制品行业来说不仅损害经济利益，而且也重创其国际信誉。

第三，食品药品掺假问题也削弱了美国政府的公共权威和在民众心目中的威信。在民众看来，切实保障食品药品安全是现代政府的应尽职责和不可推卸的义务。能否保障食品药品安全将被兼有选民和消费者双重身份的美国民众视为政府治理社会问题能力高低的重要标尺之一，并会影响政府在民众心目中的观感。美国南北战争后所出现的食品药品掺假问题不仅反映了美国联邦政府行政能力的羸弱，而且也严重伤及联邦政府本应具有的公共权威。

三、掺假问题的早期关注者

前文已经提及食品药品掺假问题在南北战争前就已出现，与此类似，虽然没有像后来维利那样如此全神贯注，但当时就已经有人开始注意到掺假食品药品对人体健康和公共卫生的危害，这其中尤以莱缪尔·夏塔克（Lemuel Shattuck）最为典型。

在夏塔克之前，第一位以现代科学方法从事反食品掺假的著名德裔英国化学家弗雷德里克·阿库姆（Frederick Accum）于 1820 年出版了《论食品掺假和厨房毒物》一书，该书不仅在英国和欧洲大陆引起巨大轰动，而且也在美国得到积极响应。在阿库姆科学打假精神的影响下，时任纽约奥尔巴尼医学院教授的路易斯·贝克

---

① James H. Cassedy, Applied Microscopy and American Pork Diplomacy: Charles Wardell Stiles in Germany, 1898-1899, *Isis*, 1971（1），pp. 4-6.

（Lewis C. Beck）于1848年出版了美国首部关于食品药品掺假的学术著作。与贝克著作具有同等重要地位的是夏塔克于1850年就如何改善马萨诸塞州城市公共卫生状况所写的《为改善公共卫生和个人卫生的总体规划报告》（以下简称《报告》），该报告被认为是"改善美国公共卫生事业的里程碑"①。

夏塔克于1850年经过调研后，撰写并出版了《报告》一书。②在《报告》中，夏塔克就如何改善马萨诸塞州的公共卫生提出了多达50条建议。如建立州—市—镇三级卫生委员会；完善人口登记制度；新增居民点建设时应将公共卫生因素考虑在内；地方卫生委员会应定期入户上门检查室内卫生状况，及时对婴幼儿进行疫苗接种，增强机体免疫能力等。③《报告》也呼吁全社会各阶层人士投入到公共卫生事业中来，形成合力，共同构建惠及全民的公共卫生体系。他建议各地方卫生委员会应采取行动禁止销售和食用掺假食品药品，特别提到专利药和秘制药对人体健康所造成的危害。《报告》认为生产者利用报纸、广告吹嘘这些药品的神奇功效，但揭开面纱后却发现包治百病的灵丹神药只是多种不同成分的机械混合。

① Walter F. Willcox, Lemuel Shattuck, Statist Founder of the American Statistical Association, *The American Statistician*, 1947（1），p. 13.

② 该《报告》被视为美国第一部公共卫生报告，从结构来看，整篇报告分为五部分，厚达321页。调查委员会虽由三人共同组成，但《报告》的执笔工作却由夏塔克一人独立完成。《报告》开篇是一则简短导言，夏塔克借此说明了调查目的以及公共卫生品质好坏将会对个人和整个社会所产生的影响，着重指出了具备专业医学知识的医生对预防疾病和改善公共卫生的重要性。在其后的章节中，夏塔克概述了欧洲自古希腊以来公共卫生的发展和演变状况，特别是近代英、法、德三国公共卫生事业所取得的成就和仍然存在的不足，也回顾了美国在此之前制定和颁布的公共卫生政策或法令，并就如何改善马萨诸塞州的公共卫生提出了系统建议和措施。参见 Walter F. Willcox, Lemuel Shattuck, Statist Founder of the American Statistical Association, *The American Statistician*, 1947（1），p. 13.

③ Lemuel Shattuck, *Report of A General Plan for the Promotion of Public and Personal Health*, Dutton & Wentworth, State Printers, 1850, pp. 127-153.

夏塔克的呼吁和宣传一定程度上唤起了美国普通民众对食品药品掺假问题的关注。他的贡献和影响虽然较之维利无法与其相提并论。但在美国食品药品监管的历史进程中,夏塔克却是不折不扣的"先驱者"①。

第四节 典型个案:"防腐牛肉丑闻"事件

历史发展有时得益于一些发生在特定地点的偶然性事件(其内在逻辑则又有必然性),美西战争期间发生于古巴战场上的"防腐牛肉丑闻"事件就具备这样的特性。它对促成美国政府和民众关注食品药品掺假问题起到了重要的推动作用,并在日后成为美国总统的罗斯福(时值正以海军部助理部长的身份督师古巴前线)脑中留下了深刻印象。

相比于整场战争而言,"防腐牛肉丑闻"事件虽在一定程度上并不是很显眼,甚至容易被人所忽视,但却不可小觑其影响,"这种使用有毒化学物质作为防腐剂的灌装牛肉要为古巴战场上美军士兵的大量病痛和死亡负责"②。由于美、西两国此时在综合实力上的悬殊差距,美军士兵在整个战争中的阵亡代价相当之小。但即便如此,也仍有 2630 名美军士兵死于包括疾病在内的各种非战斗性因素,真正死于前线战斗的只有区区 280 人,而由于食用劣质防腐牛肉后所导致的各类疾病则是其中一个重要原因。③ 该起事件也成为此后美国军需食品卫生改革的导火索,影响深远。本节将以"防腐牛肉丑闻"事件作为典型个案来进一步说明 19 世纪末美国食品药品掺假的混乱状况,即使是本来要求极其严格,绝对安全的军需食品也因掺假而遭"沦陷",可见当时美国的食品药品掺假已

① L. F. Kebler, A Pioneer in Pure Foods and Drugs, Industrial and Engineering Chemistry, *Industrial and Engineering Chemistry*, 1924 (9), p. 968.

② Henry. W. Derstine, *Military Food Inspection*: *Its History and Its Effect*, Usanc Miliyary Studies Paper, U. S. Army War College, 1991, p. 12.

③ Carl Sandburg, *Always the Young Strangers*, Harcourt, Brace, 1952, p. 417.

经到了何等猖獗而普遍的程度。

一、罐头食品应运而生

回顾人类战争史，决定战争最后胜负的绝不仅仅是直接的武力较量，而是多方因素的综合作用，前方将领临阵的指挥、国家经济实力的强弱、士兵的军事素养和英勇顽强程度，等等，且战争持续愈久，这些因素就愈明显。换言之，现代战争已非简单的好勇斗狠，它实为交战双方国力的比拼。历史发展愈趋近代，战争组织形式和动员规模就越是朝着"总体战"的方向发展，全民动员、举国一致就是这种战略思想的突出体现，两次世界大战即是最佳范例。

在"总体战"这一大战略之下，军需食品供应在其中扮演着重要角色。试问一支不能为士兵科学、合理而高效地补充营养和能量的军队又怎会具有如猛虎下山般的战斗力？所谓"兵马未动、粮草先行"，"是故军无辎重则亡，无粮食则亡，无委积则亡"。[①] 军需食品供应能否做到足额足质且符合卫生标准将会极大地影响士兵的身体状况及其战斗能力。尤其是当战场所在地天气或气候条件本就不佳时（酷热或严寒）。士兵的日用食品一旦无法得到正常供应，两方面不利因素的叠加将极有可能导致军中疾疫的爆发和流行，轻则士兵身体虚弱，重则导致大量死亡，无形中大大削弱军队的应有战斗力。已有学者注意到当军队处于恶劣天气下作战时，由于军需食品质量欠佳所引发的各类疾病对士兵健康乃至战争成败都会有不小影响，有人将此称作"营地疾病"[②]（Camp Diseases）。霍乱（Cholera）、疟疾（Malaria）、天花（Smallpox）、伤寒（Typhoid）、副伤寒（Paratyphoid Fever）、斑疹伤寒（Typhus

---

① 《中国军事》编写组编：《武经七书注译》，解放军出版社 1991 年版，第 31 页。

② Matthew Smallman-Raynor and Andrew D. Cliff, Epidemic Diffusion Processes in a System of U. S. Military Camps: Transfer Diffusion and the Spread of Typhoid Fever in the Spanish-American War, 1898, *Annals of the Association of American Geographers*, 2001（1）, p. 72.

Fever）和黄热病（Yellow Fever）等，都属于此类范畴。据统计，在与美西战争几乎同时发生的布尔战争中，约有英军总数（208326）的25%（57884）身患疟疾，高达8022人死亡。① 如何切实有效地保障军需食品供应，确保食品在长期艰苦的战斗环境下不变质便成为食品工业急需解决的难题。

自古以来，人类就已开始尝试运用各种方法来储存和保鲜食品，如前文中已经提到的用盐腌制、烟熏、存放于地下和水中等。有学者指出："这些方法建立在观察和偶然因素之上，虽然也能取得相同效果，但却缺乏现代科学基础。"② 18世纪末，法国糕点商尼古拉斯·阿佩尔（Nicholas Appert）首创使用玻璃瓶罐藏食品的方法，此为后来罐头食品（Canned Food）的鼻祖。③ 英国的彼得·杜兰德（Peter Durand）则于1810年发明镀锡薄板金属罐，这也就是我们汉语中常说的"听"（Tin），罐头食品自此才得以大批量投入生产。从词源来看，英文中的"罐头"（Can）其实是美国人对英语"Canister"一词的简写，来自于"Kanastron"这一希腊语单词。④ 两相比较，英国人较多使用"Tinned Food"，而美国人则更倾向于使用"Canned Food"。

美国生产商业性罐头始于1819年，威廉·安德伍德（William Underwood）和托马斯·肯塞特（Thomas Kensett）分别于波士顿、纽约两地制造水果罐头和海产罐头。⑤ 随后数十年内，罐头食品开始出现在美国各地，如1840年于巴尔的摩，1841年于缅因州的伊

① H. L. C, Typhoid in the British Army, *The North American Review*, 1915 (717), p. 298.

② Socrates A. Kaloyereas, On the History of Food Preservation, *The Scientific Monthly*, 1950 (6), p. 422.

③ Harry E. Goresline, Sanitation in New Ways of Processing Food, *Public Health Reports* (*1896-1970*), 1963 (9), p. 737.

④ Jane Busch, An Introduction to the Tin Can, *Historical Archaeology*, 1981 (1), p. 95.

⑤ Ernest S. Hedges, *Tin in Social and Economic History*, Arnolod, 1964, p. 157.

斯特波特（Eastport）。① 但总体来说，美国罐头食品工业在 19 世纪上半叶发展较为缓慢。加州金矿的开采和南北战争的爆发为美国罐头食品工业的发展提供了天赐良机，工业化和城市化则更加速了罐头食品工业的繁荣。罐头食品工业的崛起某种程度上也得益于南北战争和美国自身经济社会的发展。② 19 世纪末最后一年的统计数据表明，美国全年制造业总产值为 11406927 美元，而罐头食品工业已有年产 73970 美元的规模。③

二、“防腐牛肉丑闻”事件的发生

19 世纪下半叶，美国罐头食品工业的发展不仅领先于世界上其他各国，而且也极大地方便和丰富了人们的日常生活。特别是对于那些居住在城市，仅靠工资维持基本生活的普通民众来说，罐头食品的简便和廉价极具吸引力。但罐头食品也好比一把“双刃剑”，在提供便利的同时，问题也随之而来。与其他任何食品一样，罐头食品也面临着如何防腐的难题。如果罐头食品的原始材质本身就不符合卫生标准，生产环境又污秽不堪，再加之气候条件等因素，就极易导致罐头食品腐败变质，而消费者在食用这种罐头食品后也就容易出现症状反应，从而影响身体机能的正常运转。食品质量未达标和气候恶劣是发生“防腐牛肉丑闻”事件的主要原因，就此很有必要对美西战争期间古巴战场上的气候状况和地形条件作一说明。

摊开世界地图就可看到，古巴位于加勒比海西北部，系加勒比海中最大的岛国，地表大部分是平坦或略呈波状的平原，其间分布

① Arvill Wayne Bitting and Katherine Golden Bitting, *Canning and How to Use Canned Foods*, National Canners Association, 1916, p. 14.

② James Harvey Young, *Pure Food: Securing the Federal Food and Drugs Act of 1906*, Princeton University Press, 1989, p. 108.

③ J. E. Fitzgerald, The Export Market for United States Canned Foods, *Annals of the American Academy of Political and Social Science*, Vol. 127, Markets of the United States (Sep., 1926), p. 80.

着三大山脉，分别是西部罗萨里奥山脉、中部特里尼达山脉和东南部马埃斯特腊山脉。古巴大部分地区属于热带雨林气候，雨水非常充足。一年分为较为明显的雨、旱两季（每年5至10月为雨季），而且湿度很大（雨季平均湿度高达82%），即使是旱季，湿度仍有77%。根据常识就能判断，古巴所在地的这种自然环境对士兵身体素质和军需食品供应较之其他地区有着更高的要求。也可想见，美国陆军于1898年6月14日登陆古巴后的首要任务应是如何克服和适应当地的自然环境，尤其是闷热潮湿的雨林气候，而后才谈得上怎样充分发挥美军战斗力的问题。

战场所在地的自然环境作为一个不可抗拒的客观因素往往会对战争进程施加它难以估量的影响。这种影响具体表现在古巴战场上美国陆军宿营地卫生条件的极为恶劣，以及天气作用下士兵所食牛肉罐头的腐败变质对身体和心理所造成的双重打击。罗斯福后来在回忆录中追忆古巴"是一个多山国家，分布着浓密雨林"，"周边遍布雨林，我担心无法与每个士兵取得联系以及行军方向的错误"。① 忧心忡忡的罗斯福其后更是坦言"部队的健康状况并不好，并呈现愈来愈坏之势"②。对于那些由国内所供应的牛肉罐头，士兵们难以下咽，一开始迷惑不解甚至还以为士兵太过娇气的罗斯福在亲自尝试后也深感这些牛肉罐头肉质"黏滑、坚韧、粗糙，像一堆纤维"③。透过当事人罗斯福的回忆，不难想象美军士兵在古巴战场上的切身处境：他们既需要面对外在自然条件的恶劣，又要克服由于日常食品供应不佳所带来的身体和心理上的种种不满、怨愤乃至丧气。

走笔至此，需要进一步追问的是：士兵们所食用的牛肉罐头都

---

① Theodore Roosevelt, *The Autobiography of Theodore Roosevelt*, Octagon Books, 1958, pp. 128-130.

② Theodore Roosevelt, *The Autobiography of Theodore Roosevelt*, Octagon Books, 1958, p. 138.

③ 菲利普·希尔茨：《保护公众健康——美国食品药品百年监管历程》，姚明威译，中国水利水电出版社2006年版，第39页。

产自哪里？为何会出现令罗斯福印象如此深刻的上述场景？这其中有何缘由？

对此问题的回答则需要从美国肉制品行业本身的发展历史，尤其是从以芝加哥为代表的中西部肉类加工业城市的崛起中去寻找答案。

美国人素以"牛仔"形象示人，并引以为豪，得益于北美大陆优越的自然气候和地理条件，畜牧业和以此为基础的肉类加工业因此也成为美国经济结构中的两大支柱产业。19 世纪下半叶，活牛出口贸易就在美国对外贸易中占有重要份额。① 美国成为世界范围内在肉类生产、加工和出口方面具有举足轻重地位的重要基地。随着美国中西部城市的崛起和新工业中心的形成，美国原有的制造业地理布局发生了改变：东北部所占比重逐步下降，中西部的地位日益上升。在中西部诸多城市中，芝加哥尤为令人瞩目，而其最具代表性的产业便是肉类加工业。

早在 1837 年，芝加哥当地的威拉德·迈里克（Willard F. Myrick）就在紧靠其自家房屋的南墙外修建了一个栅栏地，以便于他所圈养的猪、牛在被屠宰之前能够吃到干草（Hay）。虽然条件简陋，迈里克所建立的这种简易栅栏地却成为日后芝加哥"联合屠场"（The Union Stock Yards）的雏形。1853 年，芝加哥通过铁路与东部城市相连。② 1863 年，芝加哥取代辛辛那提成为全美肉类加工中心。1870 年，斯威夫特（Gustavus Swift）发明的冷藏新技术方便了肉类储备和长距离运输，芝加哥作为全国肉类加工业中心的地位也更加巩固。③ 有数据显示，在 1851—1865 年这 15 年间，芝加哥全市屠场中牛的总头数从 21806 头上升至 92450 头，猪

---

① Wm. David Zimmerman, Live Cattle Export Trade between United States and Great Britain, 1868-1885, *Agricultural History*, 1962（1），p. 46.

② Charles T. Leavitt, Some Economic Aspects of the Western Meat-Packing Industry, 1830-1860, *The Journal of Business of the University of Chicago*, 1931（1），p. 87.

③ 参见王旭：《美国城市史》，中国社会科学出版社 2000 年版，第 58页。

的数量也有显著增加,从 22036 头攀升至 760514 头。① 随着铁路兴建和芝加哥得天独厚的区位优势(位于全国地理区位的中心),加上这一时期工业化所催生的企业兼并风潮,芝加哥涌现了以六大"牛肉托拉斯"为首的大型肉类加工企业。②

事情总有正反两面。一方面,芝加哥的肉类加工业兴旺发达,向全国和欧洲供应着包括牛肉罐头在内的各种肉制食品;另一方面,肉制品出厂时的检验却多流于表面,敷衍了事,政府检验人员并未能起到其应有的防微杜渐作用。③ 更别提工厂内的脏乱环境和工人操作时因缺乏必要卫生防护措施而使肉制品在生产环节中即遭受严重污染。"猪的内脏都运送到了这里,刮洗干净之后就作香肠的肠衣之用;这里的男男女女都在令人作呕的臭气中工作,参观者一闻到这臭气,都喘不过气来,急忙往前走去。"④ 此外,生产商为了保证牛肉罐头的新鲜,常在其中加入某些化学防腐剂,而未能正确食用牛肉罐头也加剧了美军士兵在古巴战场上的大面积非战斗性减员。"在热带国家,牛肉罐头中含有的盐分将使食用者更易口渴,食用牛肉罐头最好应搭配蔬菜"⑤,但由于受到交通和技术等条件的诸多制约,美军后勤保障并未能及时供应蔬菜和调味品。

综合上述,"防腐牛肉丑闻"事件是一系列因素相互作用的综合产物,天时与地利欠佳不可忽略,但更为主要的还是人为原因——也就是政府监管对牛肉罐头的生产是否合乎卫生标准失之体

---

① Joseph G. Knapp, A Review of Chicago Stock Yards History, *The University Journal of Business*, 1924 (3), p. 332.

② Francis Walker, The "Beef Trust" and the United States Government, *The Economic Journal*, 1906 (64), p. 494. 这六大"牛肉托拉斯"分别是阿穆尔、斯威夫特和莫里斯(Philip Morris)各自创建的肉类加工企业以及全国装运公司、史瓦尔兹齐德和舒尔茨贝格公司、卡达希装运公司。

③ William Cronon, *Nature's Metropolis: Chicago and the Great West*, W. W. Norton, 1992, p. 209.

④ 厄普顿·辛克莱:《屠场》,肖乾等译,人民文学出版社 1979 年版,第 51 页。

⑤ R. A. Alger, The Food of the Army during the Spanish War, *The North American Review*, 1901 (530), p. 47.

察，造成这一疏失的后果则是直接影响到了美军士兵的情绪、体能和战斗力，它也说明了当时美军的军需供应能力较之以往并未有太大改观。

三、"防腐牛肉丑闻"事件的震荡

历史纵向发展往往具有一定的稳定性和连续性。日后历史的形态和走向一定程度上受制于前一阶段历史之演变，后者以前者为基础，而前者则在不同的层面为后者提供铺垫和准备要件。相较而言，历史横向发展充满着跨越时空界限的联系性，一桩历史事件从其发生直至最终结束都非孤立，甚至可以说，它其实也是某一更大历史场景中的"案例"或曰"单元"。透过它所呈现的表层"涟漪"，研究者或可见诸隐藏于其背后之历史深意及其深远影响。此处所要探讨的"防腐牛肉丑闻"事件就基本符合这一特性，一定程度上可将其视作观照19世纪末美国社会的一面镜子。

"防腐牛肉丑闻"事件的发生除了有天气因素等客观原因外，芝加哥肉类加工企业在从引进原料到最终成品出厂这一整个环节中，对于严格执行卫生检验标准的缺失也应对该起事件负一定责任。政府派驻的检验人员在实际操作过程中不仅敷衍了事，未能针对肉制品生产中存在的一些卫生问题作出快速反应，而且也缺乏有效惩戒机制和相应处罚措施。这些都表明当时的美国政府在社会管理方面的严重缺位，政府自身已然成为社会前进的绊脚石。

"防腐牛肉丑闻"事件影响深远，它促成美国军方对原有军需食品供应体制的改革，被认为是美国军需食品检验史上具有"里程碑"意义的事件。①

美国立国时间虽然不长，但华盛顿（George Washington）于独立革命时便高度重视军需食品卫生这一事关军队战斗力的重要问题，他要求后勤部门保证为其部队所提供的军需食品务必符合卫生

---

① Henry W. Derstine, *Military Food Inspection：Its History and Its Effect on Readiness*, U. S. Army War College, 1991, p. 12.

标准。① 至于罐装食品在美国军队中的使用则始自南北战争，当时还并非士兵的标准配给。直至 1878 年才开始正式作为美军行军口粮之一。到了 1898 年的美西战争，罐装食品已被广泛使用，成为美军士兵的基本口粮供应，尤其是在长距离投送兵力和野外作战时，罐装食品的优势体现得非常明显。②

美西战争期间实际上就已经有人开始批评这种经过防腐处理后的罐装牛肉。一位来自芝加哥的士兵母亲向时任总统麦金莱写信反映："我们将最好的兵员送至部队，但那些强盗企业却给他们提供最差的饮食。"③ 战争结束后，有关士兵生活环境和日常饮食的新闻也被大量曝光于媒体和公众视野，"咖啡犹如碱液，牛肉罐头腐败变质而无法食用"④，就连"防腐牛肉丑闻"一词也都来自媒体报道。

为了尽量避免"防腐牛肉丑闻"事件所产生的负面影响会殃及总统大选，麦金莱任命了以格伦维尔·道奇（Grenville M. Dodge）将军为首的委员会负责调查此事。同时，维利也介入其中，对"防腐牛肉"进行实验室化验，科学证明了肉质中确实含有硼酸等化学防腐剂。维利实验结果的公布在民众中引起轩然大波，引起普通美国民众内心深处的震惊和愤怒，而这股民意基础也成为推动食品药品纯净运动的助燃剂。

本章所述或在任何一个国家的转型期间都能碰到。通常来说，科学技术本身并无善恶之分，而新兴科技手段的发明及其运用也确曾在历史的关键节点上引领人类未来的前进方向，这已得到历史证

① J. F. Smithoors, *The Veterinarian in America*, *1625-1975*, American Veterinary Publications, Inc., 1975, p.141.

② Edward F. Keuchel, Chemicals and Meat: The Embalmed Beef Scandal of the Spanish-American War, *Bulletin of the History of Medicine*, 1974 (2), p.250.

③ Edward F. Keuchel, Chemicals and Meat: The Embalmed Beef Scandal of the Spanish-American War, *Bulletin of the History of Medicine*, 1974 (2), p.251.

④ Sean Patrick Adams, Hardack, Canned Beef, and Imperial Misery: Rae Weaver's Journal of the Spanish-AmericanWar, *The Wisconsin Magazine of History*, 1998 (4), p.254.

明而无需赘述，问题的关键在于如何最大限度地防止新技术运用后可能给人类所带来的潜在危害。南北战争后激起大多数民众义愤的掺假食品药品即是当时无序使用各类防腐剂和添加剂后的恶果，其冲击面甚至已经波及军需食品的供应。当一个社会出现此类脱序行为，而转型期的新道德价值观又有待重整之时，很难去仅仅依靠个人（不论是生产者还是消费者）自身的道德自觉和自律意识。因此，政府及其主要领导人在这个时候就需要展现他们的领导能力、行事魄力和对历史大势的判断，勇于承担政府所应负的责任，积极有为、顺势而行，推动社会改革，保护民众的合法权益，使民众感受到社会的公平和正义底线并未丧失。

然而，令人非常遗憾的是，当掺假食品药品横行于美国 19 世纪下半叶，对人们的生命财产安全和社会经济秩序的良好运转已经造成重大危害之时，孱弱的美国政府此时却因袭传统观念而未能及时采取有效行动，这不仅加剧了食品药品掺假状况的恶化，也驱使包括社会大众、监管机构官僚、媒体和妇女改革团体先政府一步挺身而出，运用多重社会资源，唤醒社会大众对于食品药品掺假问题的关注，呼吁尽速颁布联邦层面的食品药品监管法律。

第二章　来自媒体、监管机构和社会团体的努力

　　面对美国南北战争后极为严峻的食品药品掺假形势，各方人士从自身专业背景出发，对其进行追踪、调查、报道，并向社会大众揭露了这一骇人黑幕，这里面既有像化学家出身的监管机构官僚代表维利，又有极具时代特色、利用新兴媒体营造公众舆论的辛克莱和亚当斯等新闻工作者，这些人可以说都是揭开食品药品掺假黑幕的"功臣"。若将此置于权力与权利这一美国宪政框架中的核心主题来看，他们的揭发行动无不代表了民众在受到侵犯后对自身健康权利的坚定捍卫，而由进步时代所形塑的要求除弊、改革的舆论环境和社会氛围也成为推动国会最终颁布《联邦食品与药品法》和《联邦肉类检查法》的重要因素。即便是站在风口浪尖的食品药品业界其实也要在应对社会声讨和谴责，尽量避免经济利益受损之余思考如何捍卫自身业界的利益，而这与民众权利之间在本质上并不冲突，实有相互重叠之处，并非完全绝缘。因此，不论是谁，在捍卫公众权利这一点上可说是具有高度共识的。

第一节　进步时代的到来

　　进步主义运动在 1906 年至 1912 年这六年间达到最高潮，这也是美国政府针对各行业颁行监管措施最为频繁的时期。《联邦食品与药品法》和《联邦肉类检查法》同于 1906 年颁布，被有些学者

认为是进步主义运动的早期战果。① 就食品药品纯净运动与进步主义运动两者之间的关联来看，食品药品纯净运动属于进步主义运动这一更大范围内社会改革运动的一个侧面，它是进步主义运动时期发生在食品药品这一特定领域内的改革行动，对食品药品纯净运动的考察因而也就理应被置于进步主义运动这一总体框架之下。② 作为食品药品纯净运动的重要一环——揭开食品药品掺假黑幕其实也是全体大众在进步主义运动期间要求将社会阴暗面大白于天下这一"阳光行动"的组成部分，进步主义运动的主基调就在于扫荡黑暗、迈向光明。

任何社会运动的发生既不可能瞬间突然爆发，也非空穴来风，其与外部社会环境之间必定存在某种关联。正如美国著名政治学家萨拜因（George Holland Sabine）在论及政治理论和社会环境这两者关系时所说："各种政治理论所指涉的并不是一种外在的现实情势，而是作为社会环境中一个正常的部分被生产出来的——所谓政治环境，在这里是指政治本身也存在于其间的那种环境。"③ 萨拜因此番论述一定程度上可被相应扩展开来而适用于对食品药品纯净运动与进步主义运动两者之间关系的描述。

曾经有学者将进步时代喻为美国"通往现代之桥"④，这表明了进步时代在美国历史上所扮演的承前启后角色，是美国社会发展的转捩点。诚如斯言，通常论及进步时代，一般都会指明其作为社会转型期在美国历史传承中的重要性。人们可以从多个方面来理解此

---

① Jack High and Clayton A. Coppin, Wiley and the Whiskey Industry: Strategic Behavior in the Passage of the Pure Food Act, *The Business History Review*, 1988 (2), p. 288.

② 关于进步时代的时段范围，国内外学者有多种不同划分方法，各说之间的出入并不大，本书将其范围大致限定于1890年至一战前。

③ 乔治·萨拜因：《政治学说史》（上卷），托马斯·索尔森修订，邓正来译，上海人民出版社2008年版，第5页。

④ Price Fishback, The Progressive Era, in Price Fishback (ed.), *Government and the American Economy: A New History*, The University of Chicago Press, 2007, p. 288.

处所言"社会转型期"的意义：一是经济结构的根本性变化，农业和工业在美国产业结构中的原有比例易位，工业取代农业成为美国经济的主导产业，石化、汽车、钢铁和电力这四大行业在第二次科技革命的哺育下迅速发展。在此过程中，涌现出一批大公司和大企业，美国经济的整体实力于19世纪末已经超越英、法这两大老牌资本主义强国而成为世界经济列车的"火车头"；另外则是美国社会面貌的巨大改观，在南北战争后的城市化进程中，城市人口激增和城市经济高速发展而使城市在美国社会生活中的地位显得日益重要，祥和静谧的乡村时代已一去不复返，多数时候只能作为"它者"而存在于梭罗（Henry David Thoreau）略带感伤的自然主义"乡愁"中。相较于物质生活层面，城乡之间的精神距离和价值分歧虽较难直观显现，却是最大分歧所在，"城市和乡村之间的文化鸿沟越来越大"①，城市化进程也正在创造属于自己的独有价值②。美国作为"城市国家"开始成型，纽约已不仅是美国第一大城市，而且也跻身于世界性大都市行列。③ 工业化和城市化推动着美国实现脱胎换骨，一个现代化的美国屹立于20世纪初的北美大陆。

然而，进步时代也存在着黑暗龌龊的一面，"进步时代起初所呈现给我们的是困惑"④。美国的现代化进程所产生的一系列社会问题也在此时集中爆发，诸如城市居民住房拥挤⑤、贫富分化严

---

① Robert H. Wiebe, *The Search For Order*：*1877-1920*, Hill and Wang, 1967, p. 14.

② 德国著名社会学家和经济学家桑巴特（Werner Sombart）在其名著《为什么美国没有社会主义》一书中也曾高度肯定城市化对美国资本主义发展和形塑民众生活方式的作用。参见维尔纳·桑巴特：《为什么美国没有社会主义》（典藏版），赖海榕译，社会科学文献出版社2014年版，第9~11页。

③ James L. Bahret, Growth of New York and Suburbs Since 1790, *The Scientific Monthly*, 1920（5）, pp. 413-416.

④ Otis Pease, Introduction, in Otis Pease（ed.）, *The Progressive Years*：*The Spirit and Achievement of American Reform*, George Braziller, 1962, p. 2.

⑤ 参见米亚鹏《美国进步时代的住房问题及其启示》一文（载马骏、刘亚平主编：《美国进步时代的政府改革及其对中国的启示》，上海人民出版社2010年版，第239~252页）。

重、交通混乱、街道污秽、疫病流行、市政腐败、刑事犯罪和城市贫民窟的膨胀……它们好似"毒瘤"，阻碍着美国社会的正常前进和发展。"总而言之，19 世纪中期以来，美国经济获得发展，但这些发展也带来新问题。"① 这也刚好印证了著名社会学家艾森斯塔德（S. N. Eisenstadt）的判断："现代化必然使社会各领域不断经历变迁，这个事实本身就意味混乱脱序不可避免。"②

　　换言之，美国的现代化进程也出现了当今许多国家都正面临的"转型陷阱"问题，而进步主义运动则是社会各界人士针对如何顺利克服这一"阵痛"，从而能够更好地前行而发起的一场社会改革运动，它涵盖了"破旧"和"立新"这两个方面。"破旧"指美国人破除头脑中旧有思维意识的惯性，逐渐走出对传统自由主义的迷思（不等于彻底放弃其精髓），不再一味地强调个人自由和选择自主，因为"自由依于秩序的 18 世纪文雅理想，换成了 19 世纪的不受惯例习俗束缚的自由"③，而是重新将个人回置于社会之中，在新时代下反思社会与个人之间的二元关系。"立新"指的则是美国人逐渐接受并相信个人境遇好坏与社会环境两者之间有着相辅相成的关系，人们可以通过集体努力来改良社会，而社会环境的优劣反过来也会影响个人境况。用克罗利的话来说，"美国生活的希望不仅充满最大程度的经济自由，而且也有一定程度的规训（Discipline）；不仅是个人意愿的自我满足，而且也有一定程度的从属和克己"④。进步主义首先表现为一种对待工业主义的态度，

---

　　① 马骏、刘亚平：《导语：为什么研究美国进步时代改革?》，载马骏、刘亚平主编：《美国进步时代的政府改革及其对中国的启示》，上海人民出版社 2010 年版，第 2 页。

　　② 乔伊斯·阿普尔比、林恩·亨特：《历史的真相》，刘北成、薛绚译，上海人民出版社 1998 年版，第 74 页。

　　③ 乔伊斯·阿普尔比、林恩·亨特：《历史的真相》，刘北成、薛绚译，上海人民出版社 1998 年版，第 94 页。

　　④ Herbert Croly, A Philosophy for Reform, in David M. Kennedy（ed.），*Progressivism：The Critical Issues*，Little, Brown and Company, 1971, p. 32.

其次则是人们对通过持续不断的努力能够改善自身处境的乐观态
度。① 更重要的还在于民众已经认识到政府理应发挥其整合社会资
源和调节经济活动的作用，保障民众权益不受侵犯，而增进全民社
会福利水平才是政府之所以成立和存在下去的最大理由。"进步主
义者追求的是启用和发挥联邦政府（尤其是总统部门）的能动性，
敦促联邦和州政府在改善社会环境、促进公共福利、组织生产、在
干预和管理与人民生活关系重大的经济问题上发挥主要的和积极的
作用。"② 经过这番洗礼，传统的严格教条被打破，人们试图寻求
建设性的变革。③ 当然，作为一种时代思潮，进步主义既受到来自
前述美国内部因素的影响，也不乏同一时期欧陆思想的冲击。④ 就
如 18 世纪蓬勃于大西洋两岸的革命运动，"19 世纪末的新大西洋
经济将鼓励大西洋范围的新政治"⑤。

　　20 世纪法国著名哲学家阿隆（Raymond Aron）将历史解释称
为"后知之明"（Retrospective Meditation）。或许当时的人们一时
还很难清楚地意识到这一点，但今天来看，进步主义运动"是在
资本主义已取得的巨大物质进步的基础上，推动社会的全面改善，
创造出与物质繁荣相应的精神文化条件，重建遭到工业文明摧毁和

---

① Richard L. McCormick, *The Party Period and Public Policy*：*American Politics From the Age of Jackson to the Progressive Era*, Oxford University Press, 1986, pp. 269-272.

② 王希：《原则与妥协：美国宪法的精神与实践》（增订版），北京大学出版社 2014 年版，第 360 页。

③ Stanley P. Caine, The Origins of Progressivism, in Lewis L. Gould (ed.), *The Progressive Era*, Syracuse University Press, 1974, p. 11.

④ Melvyn Stokes, American Progressives and the European Left, *Journal of American Studies*, 1983（1）, pp. 5-28. Arthur Mann, British Social Thought and American Reformers of the Progressive Era, *The Mississippi Valley Historical Review*, 1956（4）, pp. 672-692. Axel R. Schafer, W. E. B. Du Bois, German Social Thought, and the Racial Divide in American Progressivism, 1892-1909, *The Journal of American History*, 2001（3）, pp. 925-949.

⑤ 丹尼尔·T. 罗杰斯：《大西洋的跨越：进步时代的社会政治》，吴万伟译，译林出版社 2011 年版，第 47 页。

破坏的社会价值体系，从而推动资本主义的顺利发展"①。参考尼采所说的"重新估定一切价值"，进步主义运动也是对美国资本主义社会原有盛行价值的一番重新审视。意在调整国家—社会—个人这三者之间关系的不平衡，重塑社会公正和公平。② 进步主义运动的属性不是彻底颠覆式的革命，而是一场社会改革，"他们明确了'进步'的方向，那就是基于关怀人民普遍生活条件的社会改良"③。食品药品纯净运动的目的之一也正是要捍卫和保障美国民众的饮食用药安全，这在本质上符合进步主义运动的初衷和要旨，反映了美国社会各界对旧有食品药品安全监管机制的不满、反省和对建立、健全新制度的迫切呼吁。

第二节　黑幕揭发者的助推

"黑幕揭发者"的英文原文为"Muckraker"，直译为"扒粪者"，看似两者之间并无关联的"扒粪者"能成为新闻记者代名词，主要还得归功于罗斯福总统的"一名之立"。1906 年 4 月 14 日在美国众议院办公大楼奠基典礼的讲话中，罗斯福借用了 17 世纪英国著名作家和布道家约翰·班扬（John Bunyan）《天路历程》一书中一个手拿粪耙，目不斜视，一门心思收拾地上的秽物，连天国王冠也不稀罕的怪人形象，以略带嘲讽的口吻，将那些专门揭丑的记者称之为"扒粪者"（Muckrakers）。④ 对此称谓，记者们不仅不以为耻，反而感到是一种荣耀与责任的体现，也就顺势将此"高帽"笑纳。黑幕揭发者通过撰写批评性文章揭露社会黑幕，以代言人身份自居，为民众争取平等权利，渴望一个更为民主的社

---

① 李剑鸣：《大转折的年代——美国进步主义运动研究》，天津教育出版社 1992 年版，第 3 页。

② Alan Dawley, *Struggles for Justice：Social Responsibility and the Liberal State*，Belknap Press，1991，p. 1，98.

③ 资中筠：《20 世纪的美国》，三联书店 2007 年版，第 54 页。

④ Herbert Shapiro（ed.），*The Muckrakers and American Society*，Heath and Company，1968，p. 3.

会。其笔端已经触及美国社会和资本主义制度的内核，他们的作品对于推动美国社会朝着更为公平的方向转进可谓功莫大焉！

具体到美国食品药品纯净运动，维利的主要功劳在于他通过科学试验论证掺假食品药品确实会对人体产生危害，但黑幕揭发者也有着他们不可忽视的助推之功——主要在于事实调查、营造舆论、渲染氛围、引起讨论，吸引人们的注意力，而这又离不开新闻业自身的转型与公众舆论形成这两大要件。费勒教授就曾这样高度评价黑幕揭发者的贡献，"在纯净食品运动和专利药改革背后的坚实力量是维利医生，不是'黑幕揭发者'，而推动这一改革取得成功的却是'黑幕揭发者'，而不是维利医生"①。

一、公众舆论和媒体转型

黑幕揭发者之所以会涌现于进步时代，除了与南北战争后美国工业化进程中所出现的各种社会问题有关外，公众舆论与新闻业自身的转型也是促成黑幕揭发者活跃于历史舞台上不可或缺的重要因素。

"从建国至20世纪初，美国新闻事业如社会发展一样，经历了一个从传统到现代，从单元到多元的发展演变过程。"② 美国如今虽以新闻自由而著称，新闻媒体甚至号称"无冕之王"，但这种地位的取得同样也经历了一个漫长的过程，并非一蹴而就。在独立建国至南北战争前的这段时间内，美国新闻业其实有着很强的党派色彩，某种程度上这也是建国之初以汉密尔顿（Alexander Hamilton）为首的"联邦党人"和以杰斐逊（Thomas Jefferson）为首的"反联邦党人"之间的激烈政治斗争在新闻领域的投射与反映。③ 美国新闻业在这一时期的主导形态是所谓"政党报刊"

---

① Louis Filler, *The Muckrakers*, *Crusaders for American Liberalism*, The Pennsylvania State University Press, 1976, p. 145.

② 肖华锋：《舆论监督与社会进步：美国黑幕揭发运动研究》，三联书店2007年版，第64页。

③ Carol Sue Humphrey, *The Press of the Young Republic*, *1783-1833*, Greenwood Press, 1996, pp. 41-42.

（Party Press），报纸更多承担的责任是为各自党派进行政治宣传和政策辩护。"编辑们不仅不相信政治学中的中立呼吁，政党属性甚而被视为荣誉和忠诚的象征。"① 不少编辑本人就是某一政党的积极分子，他们在办报之余也参与和组织所属政党的政治活动。加之技术条件欠缺和民众文化水平较为低下，报纸因此在美国建国后的相当长一段时期内都是"社会精英的一个工具"，"这种报纸的发行量相对较少，而且报纸主要由与发行人相似的个人购买和阅读"②。

南北战争后，美国新闻业发生巨大变化。首先是报纸数量的显著增长。1870—1900 年，报纸数量增加三倍，销售量也增加近六倍，尤其是世纪末的最后 10 年更是飞速增长。③ "1890 年代也是美国新旧新闻事业的分水岭，民主化市场社会孕育出发达的新闻事业。"④ 日报由 19 世纪 80 年代的 909 种增加到 1900 年的 2190 种。⑤ 其次是报纸内容由原先以政治性新闻为主而更加多元化，形式上也力求在确保信息准确和取悦读者这两者之间求得某种平衡，"新闻独立"和新闻大众化成为新闻业同仁的奋斗共识和美国新闻史演变进程中不可阻挡的趋势。记者职业日趋规范和专业，编辑也开始重新定位报纸与党派之间的关系，独立倾向愈加明显。⑥

真正为新闻业带来革命性变化的当属约瑟夫·普利策（Joseph

---

① Gerald J. Baldasty, The Nineteenth-Century Origins of Modern American Journalism, in John B. Hench (ed.), *Three Hundred Years of the American Newspaper*, American Antiquarian Society, 1991, pp. 408-409.

② 罗伯特·G. 皮卡德、杰弗里·H. 布罗迪：《美国报纸产业》，周黎明译，中国人民大学出版社 2004 年版，第 73 页。

③ 张允若、高宁远：《外国新闻事业史新编》，四川人民出版社 1996 年版，第 147~148 页。

④ 展江：《译序：惊天动地的改革呐喊》，载林肯·斯蒂芬斯：《新闻与揭丑 I：美国黑幕揭发报道经典作品集》，展江、万胜主译，海南出版社 2000 年版，第 3 页。

⑤ 张允若、高宁远：《外国新闻事业史新编》，四川人民出版社 1996 年版，第 154 页。

⑥ Michael E. McGerr, *The Decline of Popular Politics：The American North, 1865-1928*, Oxford University Press, 1986, pp. 109-113.

Joe Pulitzer）、威廉·伦道夫·赫斯特（William Randolph Hearst）和爱德华·斯克里普斯（Edward W. Scripps）这三位时代新闻巨子。他们所经营的报纸不再是以居高临下的姿态"教育"读者，而是将关注重点聚焦于新闻本身，致力于"熔新闻的信息性和娱乐性于一炉"①。他们的新闻创作手法是"走遍城市的大街小巷，搜罗最新的趣闻事件，并用市井粗俗的手法一蹴而就，以使其适合于大嗓门报道在喧嚣的街角吆喝售买"②。为了获取新闻和吸引读者，记者们不仅开展实际调查，而且也通过各种煽情手法博得读者"眼球"，以便在激烈的新闻市场竞争中占得先机，这是产生"黄色新闻"（Yellow Journalism）的土壤，"其特点是利用读者的猎奇心理，用极度夸张甚至捏造情节的手法来渲染时事新闻的报道，进而达到耸人听闻、夸大报纸发行量的目的"③。

与报纸相比，杂志也在 19 世纪末进入繁荣期。由于杂志面向全国发行的广泛性以及它与社会改革、社会精英之间的密切关系，杂志在揭露社会弊端方面较之报纸有着更大的能量。《哈泼斯》（Harper's）、《斯克里布纳》（Scribner's）、《世纪》（The Century）、《大西洋月刊》（The Atlantic Monthly）、本杰明·奥伦治·弗劳尔（Benjamin Orange Flower）1889 年创办的《竞技场》（Arena）、弗兰克·安德鲁·芒西（Frank Andrew Munsey）的《芒西》（Munsey's）、约翰·布里斯本·沃克（John Brisben Walker）的《世界主义者》（Cosmopolitan）、萨缪尔·西德尼·麦克卢尔（Samuel Sidney McClure）的《麦克卢尔杂志》（McClure's Magazine）等都成为黑幕揭发运动中的主力军，特别是《麦克卢尔杂志》贡献尤大。《柯里尔》（Collier's）、《人人》（Everybody's）、《独立》（The Independent）、《汉普顿》（Hampton's）、《皮尔逊》（Pearson's）、《成功》（Success）、

---

① George H. Douglas, *The Golden Age of the Newspaper*, Greenwood Press, 1999, p. 97.
② 大卫·斯隆编著：《美国传媒史》，刘琛等译，上海人民出版社 2010 年版，第 337 页。
③ 李颜伟：《知识分子与改革：美国进步主义运动新论》，中国社会科学出版社 2010 年版，第 171 页。

《美国杂志》(*American Magazine*)和《诉诸理性》(*Appeal to Reason*)等杂志也都是黑幕揭发运动的重要参与者。以这些通俗杂志为平台，包括艾达·塔贝尔(Ida Tarbell)、林肯·斯蒂芬斯(Lincoln Steffens)、雷·斯坦纳德·贝克(Ray Stannard Baker)、大卫·菲利浦斯·格拉汉姆(David Graham Fhillips)、辛克莱和亚当斯在内的一大批黑幕揭发者迅速崛起，成为一时知名之士。黑幕揭发者虽各有所长，但他们主要集中关注三个方面的议题：政治腐败，托拉斯企业生产中的不端行为，对老人、妇女、童工等社会弱势群体的压榨和欺凌。[1] 正如有学者所论，"19世纪90年代的记者在某种程度上视自己为科学家，比前人更大胆，更准确，更'现实地'发觉工业社会的经济和政治真相"[2]。黑幕揭发者发表了大约2000篇文章，而美国当时的常住人口也就八九千万人。[3] 由此可见，辛克莱与亚当斯对掺假食品药品的揭发能够取得成功与黑幕揭发运动的整体氛围和雄厚的群众基础分不开。

作为"人民的斗士"[4]，黑幕揭发者的贡献远不止于发表几篇文章以唤起民众和吸引社会注意这么简单。若以德国著名哲学家哈贝马斯(Jürgen Habermas)的"公共领域"概念作为思考进路，笔者认为，黑幕揭发运动的最重要意义在于形成基于社会批判立场，且有不同阶层民众共同参与的"公共领域"。"公共领域最突出的特征，是在阅读日报或周刊、月刊评论的私人当中，形成一个松散但开放和弹性的交际网络。"[5] 毕竟作为一个过程而存在的信

---

[1] Anthony R. Fellow and John Tebbel, *American Media History*, Wadsworth Cengage Learning, 2005, p. 182.

[2] 迈克尔·舒德森：《发掘新闻：美国报业的社会史》，陈昌凤、常江译，北京大学出版社2009年版，第62页。

[3] Robert Miraldi, *Muckraking and Objectivity*, Greenwood Press, 1990, p. 28.

[4] 迈克尔·埃默里、埃德温·埃默里、南希·L·罗伯茨：《美国新闻史》，展江译，中国人民大学出版社2004年版，第280页。

[5] 哈贝马斯：《关于公共领域问题的答问》，梁光严译，载《社会学研究》1999年第3期，第35页。

息传播需要考虑来自不同读者的需求，并切实做到与社会现状有机结合，唯有如此，黑幕揭发者的诸多改革理念才有可能得到来自民众的回应，形成自下而上推动政府改革的巨大推力。传播学史上具有重要影响的学者李普曼（Walter Lippmann）在他那本经典著作《公众舆论》中谈到读者与新闻之间的关系时说："读者希望读到与自己有关的东西"，"所有与精神状态有关的新闻都有这种特点，它们触及的是性格、心意、欲望、动机、意图、大众情绪、民族情感、公众舆论、外国政府的政策等等"。①

"公共领域"的形成进一步推动了进步时代美国社会"公众舆论"的兴盛。哈贝马斯认为"公众舆论"是市民社会批判意识觉醒的产物，"如果我们留心一下混杂人群（不仅有学者智者，也有商人和女人）的对话过程，我们就会发现，除了讲故事和说笑话之外，他们还有另外一种休闲活动，这就是批判"②。处于美国社会转型时期的进步时代能够最终实现较为平稳的过渡，舆论开放是其中的重要原因。一个成熟的市民社会中各种观点的争鸣、激辩不仅不会导致社会撕裂，反而有助于社会的整体稳定、和谐与团结，表面上的吵嚷哄闹却促成了美国社会的实质整合。③

给予食品药品纯净运动有力助推的并非他人，而正是辛克莱与亚当斯这两位黑幕揭发者，由他们两人分别撰写的《屠场》和《美国大骗局》，不仅揭露了美国食品药品行业中的诸多黑幕，而

① 沃尔特·李普曼：《公众舆论》，阎克文、江红译，上海人民出版社2006年版，第237、246页。

② 哈贝马斯：《公共领域的结构转型》，曹卫东等译，学林出版社1999年版，第124页。有关"公众舆论"概念生成和流变的探讨参见哈贝马斯此书第108、113、116页的相关内容。

③ 由黑幕揭发运动也使笔者联想到"百花齐放、百家争鸣"的口号。不可否认，美国进步时代"公众舆论"的形成有赖于1787年联邦宪法和《权利法案》对个人言论自由最大程度的宪法保障。依逻辑关系而言，后者乃前者出现之因，没有后者的保障，前者即使出现也将会被压制。抚今追昔，历史的惨痛教训犹如昨夜梦魇，而对于世界历史的学习也将有助于今天国人更好的前行，这或许也印证了克罗齐（Benedetto Croce）那句"一切历史都是当代史"的不朽名言！

且更是成为进步时代美国知识分子秉持良心与正义，推动社会进步的象征。

二、辛克莱与他的《屠场》

相较于维利有计划、有步骤地科学实证工作，辛克莱之所以会和食品药品纯净运动扯上瓜葛，并在运动中暴得大名、一夕之间成为全国性知名人物很大程度上是历史机缘巧合的结果，甚至说它是意外之举也一点都不为过。这首先就涉及辛克莱撰写《屠场》一书的真正本意，然后才谈得上该书为何会有如此大的魅力将大家的目光移至食品药品纯净运动。

（一）辛克莱的写作本意

要了解辛克莱撰写《屠场》一书的用意，必须知晓作者本人的身份不仅仅是一位作家，其内心思想深处还潜藏着非常坚定的社会主义信仰，而通过小说创作伸张正义、揭露美国资本主义的黑暗与罪恶恰恰是辛克莱在这一政治信念支配下的自然表达和小说创作的本意，这其中就包括《屠场》一书在内。

就少时家庭环境而言，辛克莱与其父亲的关系长期不睦，而已经适应，并习惯按照宗教戒律生活的母亲也试图将其信仰施加于辛克莱身上。然而，对于母亲的"好意"，辛克莱并不"领情"，反倒是采取拒斥态度，这也使得母子之间的关系随着辛克莱年岁增长而渐生鸿沟。在此期间，物质生活虽然贫乏，但辛克莱通过阅读母亲私人藏书培养起自己对阅读的浓厚兴趣，"书籍和梦想成了他生命中的主要慰藉"①。

1888 年，10 岁的辛克莱偕同父母从巴尔的摩迁往纽约皇后区居住。由于生活拮据，进入纽约市立大学学习的辛克莱，常靠给小报和通俗杂志撰写一些幽默故事以及历史上的英雄人物事迹来赚取

---

① Robert Morss Lovett, Upton Sinclair, *The English Journal*, 1928（9），p. 708.

学费和生活费用。① 虽然这些作品的文学性普遍不高，却在满足辛克莱生计需求的同时，也使他适应了每天高达 8000 字定额的写作速度。② 1897 年自纽约市立大学毕业后，辛克莱进入了哥伦比亚大学学习，虽然选择法律作为修习专业，但辛克莱最为感兴趣的仍然是写作。③ 在校期间，辛克莱就写有一本以南北战争中马纳萨斯之战为背景的同名著作——《马纳萨斯》，这似乎预示了辛克莱日后对社会历史题材的高度关注。当时有些评论家就将辛克莱归为"历史小说家"一类，认为其写作领域主要在"现当代历史"④。

要讨论一个作家的个人成长，显然无法离开其所处的时代环境，因为作家必须依靠语言（母语或是写作语言）来表达自我，而语言所包含的丰富信息则堪称时代行进的日志。

辛克莱人生中的头 20 年正值南北战争后美国社会在第二次工业革命推动下的高速工业化时期。工业"巨龙"以其在钢铁、通信、交通、电力和化学等领域所掀起的巨浪从本质上改变了美国社会的原有面貌。南北战争后的美国文学潮流也涌动着从此前着重反映个人和自然的浪漫主义向深度反映社会的现实主义转变的趋势。马克·吐温（Mark Twain）等人的作品直面社会现实，敢于正视黑暗与不公，他们的作品反映了美国工业化及受其影响下的社会和个人。这一文学思潮的流布加之辛克莱与社会主义者的交往都使辛克莱的思想进一步倾向于社会主义。

---

① Louis Filler, *The Muckrakers*, *Crusaders for American Liberalism*, The Pennsylvania State University Press, 1976, p. 122. Louise Carroll Wade, The Problem with Classroom Use of Upton Sinclair's The Jungle, *American Studies*, 1991 (2), p. 81.

② Robert Morss Lovett, Upton Sinclair, *The English Journal*, 1928 (9), p. 708.

③ Richard B. Fisher, *The Last Muckraker*, *The Social Orientation of the Thought of Upton Sinclair*, Ph. D. diss., Yale University, New Haven, 1953, pp. 1-10.

④ Granville Hicks, The Survival of Upton Sinclair, *College English*, 1943 (4), p. 116.

1902 年秋，作为《文学文摘》杂志美术编辑的社会主义者伦纳德·阿博特（Leonard Abbott）给了辛克莱一些关于社会主义的小册子。这是辛克莱与社会主义接触之始，也有学者调侃辛克莱在 1902 年"发现"了社会主义。① 总之，接触社会主义为辛克莱打开了另一扇窗户。乔治·赫伦（George Davis Herron）和亨利·盖洛德·威尔夏（Henry Gaylord Wilshire）这两位社会主义者也非常欢迎辛克莱加入他们的行列，后者更是在其主办的《威尔夏杂志》（*Wilshire's Magazine*）中为辛克莱发表画作，并介绍他以未来小说家的身份参与到社会主义组织的活动中来。受此影响，辛克莱犹如迷途航船一般找到灯塔，开始如饥似渴地阅读马克思（Karl Marx）、考茨基（Karl Johann Kautsky）、克鲁泡特金（Piotr Alekseevich Kropotkin）、贝拉密（Edward Bellamy）②、杰克·伦敦（Jack London）、马卡姆（Edwin Markham，美国著名诗人，19 世纪末美国传统诗歌向现代诗歌过渡时期的重要诗人）和凡勃伦（Thorstein B. Veblen）等人的作品以及《诉诸理性》、《国际社会主义评论》（*International Socialist Review*）这两份带有明显社会主义倾向的杂志。读书的效果也非常明显，辛克莱坦承自己的思想不到六个月便发生了改变。③

思想转变之外尚有物质上的接济和来自伯乐的赏识。赫伦答应每个月给予辛克莱 30 美元作为创作补助，而《诉诸理性》杂志主编沃伦（Fred D. Warren）读完辛克莱的《马纳萨斯》一书后便对

---

① Arlene Finger Kantor, Upton Sinclair and the Pure Food and Drugs Act of 1906, *American Journal of Public Health*, 1976（12），p. 1203.

② 美国 19 世纪末的著名乌托邦社会主义者，1886 年出版《回顾》一书，旨在批判当时美国的工业资本主义，并以浪漫手法描绘了一个美好的乌托邦社会景象。1889 年写过一本颇为畅销的科幻小说，描写一名波士顿医生从 1887 年长眠至 2000 年，一觉醒来发现世界已经完全改变。书中形容的那个物质富足、没有商品竞争、充满快乐的波士顿很大程度上即是作者心目中美好乌托邦的写照。

③ Louise Carroll Wade, The Problem with Classroom Use of Upton Sinclair's The Jungle, *American Studies*, 1991（2），p. 82.

其能力和才华表示认可，邀请辛克莱加入美国社会党（Socialist Party of America），并建议他将写作重心转至有别于古典奴隶制（Chattel slavery）的资本主义工资奴隶制（Wage Slavery）。辛克莱接受了这个建议，在得到一笔来自赫伦的 500 美元资助后，辛克莱决定放弃原先的故事写作，选取刚刚发生罢工斗争的芝加哥联合屠场作为调查对象，并在此基础上展开写作。① 必须指出的是，此时的辛克莱已经是一位笃定社会主义理想和价值的忠贞信奉者，这也使辛克莱的脑中在未写之前就已先入为主，而后世对《屠场》一书的不同评价也印证了这一点。

（二）《屠场》内容简述

辛克莱在其日后《自传》中回忆，"1904 年 10 月，我前往芝加哥，对牛肉托拉斯中的工资奴隶制展开为期七周的调查。晚上，我在工人家里，他们之中既有外来移民，也有本土美国人，工人们一个接一个地将他们的故事告诉我，而我则记下他们说的一切。白天，我在屠场内转悠，与律师、医生、护士、警察、政客和房地产经纪人交谈"②。辛克莱的这段话大致反映了写作《屠场》一书时的主要资料来源，他在 1906 年接受采访时也承认只对屠场作了三次实地考察，书中的大量描写更多地来自于工人们的转述。③ 当然，芝加哥联合屠场内的卫生状况和工人的生活确实非常糟糕，这

---

① James Boylan, The Long and the Short of The Jungle, *Journalism History*, 2008（3），p. 165.

② Upton Sinclair, *The Autobiography of Upton Sinclair*, Harcourt Brace & World, 1962, p. 109.

③ Lawrence W. Reed, On Upton Sinclair's the Jungle: How a Food Safety Myth Became a Legend, *Consumers' Research Magazine*, 1995（2），p. 23. Louise Carroll Wade, The Problem with Classroom Use of Upton Sinclair's The Jungle, *American Studies*, 1991（2），pp. 82-83. Christine Scriabine, Upton Sinclair and the Writing of The Jungle, *Chicago History*, 1981（10），pp. 27-30. 阿道夫·史密斯（Adolphe Smith）、艾吉·西蒙斯（Algie M. Simons）和欧内斯特·普尔（Ernest Poole）这三人的调查对辛克莱写作有着重要帮助。史密斯作为（转下页）

是不争的事实，也在早先受到了当时国外人士的关注。①

　　调查结束后，辛克莱返回自己的新泽西家中对有关细节作进一步整理，直至 1904 年圣诞当天开始动笔写作。由于此前准备工作充分，《屠场》的整个写作过程也较为顺当。对辛克莱而言，虽然全书主要关注的对象是屠场工人，但他其实是在写自己的生活，"这实质上是我的家庭故事"，只不过他笔下的主人公换成了一群说着立陶宛语的移民，"除了所说语言有所变化之外，其他都一样"②。从 1905 年春开始，这部最终名为《屠场》的小说开始在《诉诸理性》杂志上连载，读者反响强烈，辛克莱也因此收到许多读者来信。1905 年 9 月初，辛克莱完成全部写作。书成后，辛克莱将终稿寄送麦克米兰公司负责人普拉特·布雷特（Platt Brett），希望能够在该公司出版。布雷特也在第一时间内将稿件送交汤森德（R. D. Townsend）和卡彭特（George Rice Carpenter）这两位匿名审稿人，结果一正一反，前者建议出版，而卡彭特则对《屠场》

（接上页注）英国社会主义者和国际肉品贸易专家于 1904 年秋参加在圣路易斯举办的肺结核学术会议，期间曾前往芝加哥考察肉类生产情况，他将所见所闻在著名医学期刊《柳叶刀》（*Lancet*）上发表，并就相关情况以及欧洲肉类检疫发展水平与辛克莱进行了通信交流。西蒙斯为美国社会主义者和《国际社会主义评论》编辑，他则以其之前在屠场内的工作经历为辛克莱写作《屠场》尽可能提供有用素材。普尔是一名律师，曾受《展望》（*Outlook*）杂志之派前来芝加哥报道 1904 年的工人罢工，而他在后续文章中曾经写过一个关于立陶宛移民工人的故事，内中同样涉及工资奴隶制。

　　① Carl William Thompson, Labor in the Packing Industry, *Journal of Political Economy*, 1907（2）, pp. 88-108. Molly C. Davis, *Jungle Redux*：*Meat Industry Reform in the Progressive Era and Contemporary Applications*, Bachelor Degree, diss., Ohio Uinversity, Athens, 2010, p. 33. Leslie A. Levin, One Man's Meat is Another Man's Poison：Imagery of Wholesomeness in the Discourse of Meatpacking from 1900-1910, *Journal of American and Comparative Cultures*, 2001（1）, p. 9.

　　② Upton Sinclair, *The Autobiography of Upton Sinclair*, Harcourt Brace & World, 1962, p. 112.

持有异议。经过权衡，布雷特于 9 月 21 日写信告知辛克莱书稿无法在麦克米兰公司出版。①

辛克莱并未就此放弃出版《屠场》的希望，但他联系的另外五家出版社也都拒绝出版。即将绝望之际，纽约的双日出版社（Doubleday，Page and Company）表示愿意出版。为了说服出版社相信书中有关情节的真实性和可靠性，辛克莱甚至建议出版社可以亲自前往芝加哥展开实地调查。

单从文本来看，《屠场》的故事情节并不复杂。该书以立陶宛移民约吉斯·路德库斯（Jurgis Rudkus）为主人公，主要描写芝加哥联合屠场内的工人生活，约吉斯及其家人成为辛克莱借以窥探联合屠场内部生态的"孔道"。

根据《屠场》的描述，约吉斯一家人满怀希望移民美国，来到芝加哥这座城市，指望着有朝一日能实现"美国梦"，过上好日子。然而，当他们来到联合屠场寻找工作时，首先看到的景象却令他们悲从中来，难以欢颜。"天空越来越暗，地上的草仿佛失去了青色。电车越往前进，一切东西的颜色也变得越污黑。田野都呈焦黄色，景色荒芜凄凉，毫不悦目。"② 与外在环境相比，接待他们的美国新家——约克宁寡妇出租的一间公寓房更是让人不堪忍受：房内空荡荡的，一切设施都需自备，房东仅仅只是提供了一块供人躺下的地板。当约吉斯一干人等纷纷进入联合屠场内各工厂工作后，美国工人糟糕的工作环境在他们面前展露无疑，先前的美好期许更是一一梦碎，剩下的只有每天工作的艰辛和品尝人世间苦难后的落寞无助。"向这个房间一眼望去，只看见长达一百码的一溜悬挂着的猪在慢慢爬行；而每隔一码，就有个人在拼命工作，仿佛有个魔鬼在后面驱使他似的。"③ 屠场工人们每天就是在这样一个高度紧张，一刻也不得停歇的状态下工作，其疲累程度可想而知。约

① James Boylan, The Long and the Short of The Jungle, *Journalism History*, 2008（3），p. 166.
② 厄普顿·辛克莱：《屠场》，肖乾等译，人学出版社 1979 年版，第 53 页。
③ 厄普顿·辛克莱：《屠场》，肖乾等译，人学出版社 1979 年版，第 50 页。

吉斯第一天上班时便看到"车间里到处是冒着蒸汽的热血——牛在地板上趟着血走路，那股臭气简直无法忍受"①。那些在烹调车间干活的工人们则要忍受"房里满是蒸汽和令人呕吐的味道"②，冷藏间的工人常患风湿病，最倒霉的还要数制造肥料和在烹调车间干活的工人，他们的臭味足以使人百码开外就感晕眩。

一旦入冬，严寒使约吉斯一家人立刻感受到死亡的恐怖在逼近。"寒冷是残酷的，而且铁一般的无情。一旦落入它的掌中，人们就一小时比一小时萎缩，越来越孤单。"③夏季的酷暑也使工人们感到窒息，"牲畜的热血整天滔滔不绝地流着，加上当头的炎日，又没有一丝儿风，蒸发出的膻臭气足可以把任何人熏倒在地"④。总之，众多像约吉斯这样的普通工人一年四季就生活和工作在这样的环境之下，既没有任何劳动保障，更谈不上人文关怀，人在这里真正成了奴隶和工具，毫无价值可言，印证了马克思所说的"人的异化"。⑤

约吉斯们之所以如此拼命工作，端赖于资本家所实行的工资制度。在来美国之前，约吉斯曾听人说一个美国男工人每天能挣三卢布，而他第一天上班一直工作到晚上七点仅得一块半，平均每小时一角七分五。为了能够最大限度地压低工人的实际工资，即使在活牛未到之前，屠场老板也要求工人必须站在屠宰台前待命等候，否

---

① 厄普顿·辛克莱：《屠场》，肖乾等译，人学出版社 1979 年版，第 57 页。

② 厄普顿·辛克莱：《屠场》，肖乾等译，人学出版社 1979 年版，第 132 页。

③ 厄普顿·辛克莱：《屠场》，肖乾等译，人学出版社 1979 年版，第 111 页。

④ 厄普顿·辛克莱：《屠场》，肖乾等译，人学出版社 1979 年版，第 135 页。

⑤ 1900 年，美国工业成人劳动力总人数已达 500 万，其中的 1/5 为妇女，1/3 的受雇妇女年龄在 14~24 岁之间。美国童工的人数在这一年也已达到 300 万，其中 20% 的童工年龄在 5~15 岁之间。据调查所知，1907—1908 年，匹兹堡一地工作的妇女中即有 60% 的人的周工资在 7 美元以下。参见 Leslie Woodcock Tentler, *Wage-Earning Women: Industrial Work and Family Life in the United States*, *1900-1930*, Oxford University Press, 1979.

则立马换人。约吉斯的妻子奥娜为此在怀孕后仍然坚持每天上工以保住职位和每月30美元的收入。翻检全书,辛克莱笔下屠场工人们的生活充满辛酸,整日劳作便是为了那一个月几十美元的微薄收入,但这也无法给他们带来幸福和快乐,因为工人们必须用这些钱来支付房费、购买生活必需品,若是出现疾病或死亡等意外情况,全家无疑将陷入灾难之中。

辛克莱的社会批判并未停留于制度层面,而是深入社会内部,力求揭示造成此种社会病症的文化根源。在《屠场》一书中,辛克莱多次提及约吉斯一家购买的牛奶、火腿、黄油以及生病时所服用的药物都系掺假食品药品。如熏肠的颜色"是用化学剂染的,熏味儿也是用化学剂配制的,而且肠子里灌的尽是马铃薯粉!所谓'马铃薯粉'是提过淀粉和酒精的马铃薯渣滓,它的营养价值并不比木头的高"[1]。在所购买的一包杀虫粉中竟然"含有百分之九十五的生石膏,那是值大约两分钱的不疼不痒的粉末"[2]。或许人们会讶异于美国百多年前混乱的食品药品卫生状况,但这些不仅是历史事实,而且也反映了当时美国政府遵循的传统"有限政府理念"滞后于经济社会发展而导致的管理缺位。"有限政府理念"背后所彰显的则是美国社会文化中几近根深蒂固的以自由放任和个人权利为基础的自由主义伦理道德。这种极具古典色彩的"原子个人主义"在面对垄断资本主义下的美国大公司时显得那么力不从心。个人微弱渺小,无力抗衡,更无从谈起消费者的合法权益、工人劳动条件和工资福利的保障,因为政府长期以来认为这些问题的解决主要仰靠于劳动者和企业之间达成的协议,政府不应加以干涉。对于企业内部的生产行为,政府也任由企业主自行安排,因而也就无法阻止上述那些掺假食品药品流入市场,贻害荼毒。辛克莱在书中

---

① 厄普顿·辛克莱:《屠场》,肖乾等译,人学出版社1979年版,第131页。

② 厄普顿·辛克莱:《屠场》,肖乾等译,人学出版社1979年版,第104页。

数次描写政府派驻屠场的卫生检查员人浮于事，不仅没有起到监督警戒的作用，反而与屠场"合谋"，视眼前发生的一切于不顾。"殊不知这一百六十三名稽查都是应屠场主的要求派来的，这些人的薪俸由美国政府支付，其职责只在于证明一切病畜的肉并未运出州外。他们的权威仅只于此。"①

综观全书，辛克莱准确地把握了美国社会变迁的本质。能有如此敏锐的眼光，一方面有赖于辛克莱本人的天赋，另一方面则来自于辛克莱的社会主义情结，即他的批判源于其对社会主义理想的崇尚，这使《屠场》一书兼具现实批判和宣传社会主义这两种功能，体现了辛克莱作家身份背后的思想深度和政治维度。作为一个有着独立思考能力的作家，辛克莱不仅忠实记录了社会转型时期美国社会中的人和事，而且还将自身的思考融入作品，表现了独具辛克莱特色的创作手法以及作家本人的思想偏好。

（三）《屠场》引发的轰动效应

《屠场》这一被后人称之为"新闻体小说"②的作品在出版后产生了巨大反响，销量也很可观。前六周即售完 25000 册，辛克莱自己也注意到六月份每天就能卖出 7000 册，而在七、八两月已经荣登全国畅销书榜单，九月突破 10 万册大关。③ 从 1905 年春开始连载至其 1906 年出版，共有超过 100 万读者阅读过此书的内容。④ 美国著名作家杰克·伦敦盛赞道："亲爱的同志们，我们等待此书

---

① 厄普顿·辛克莱：《屠场》，肖乾等译，人学出版社 1979 年版，第128 页。

② 肖华锋：《〈屠场〉与美国纯净食品运动》，载《江西财经大学学报》2003 年第 1 期，第 96 页。

③ James Harvey Young, *Pure Food：Securing the Federal Food and Drugs Act of 1906*, Princeton University Press, 1989, p.230.

④ Molly C. Davis, *Jungle Redux：Meat Industry Reform in the Progressive Era and Contemporary Applications*, Bachelor Degree, diss., Ohio Uinversity, Athens, 2010, p.35.

已有多年……它描绘了我们国家的真实面貌，充斥着压迫与不公正。"① 辛克莱也在一夜之间迅速成名，从一个普通作家跃升为全国知名作家。不仅国内如此，《屠场》也在国际热销，被译为 17 种语言出版。仅就该书英国版，丘吉尔（Winston Churchill）、韦尔斯（H. G. Wells，《世界史纲》作者）和萧伯纳（George Bernard Shaw）这三位英伦名宿就曾亲笔撰文评介。

虽然辛克莱自忖"含泪完成此书写作，书中所写的是一个悲惨故事"②，但读者的反应却大大出乎辛克莱意料。对于书中着力表达的宏大叙事以及作者本人明显的政治好恶，普通读者并不感冒，更未因此而倾向乃至信仰社会主义，反倒是书中有关芝加哥肉类加工业中食品卫生状况的寥寥数笔震惊了包括罗斯福总统在内的所有人。辛克莱也不无揶揄道："我瞄准公众的心，但却意外击中了人们的胃。"③《屠场》一书在全美所引起的轰动效应对于当时的食品药品纯净运动来说真乃"临门一脚"，它加速了美国食品药品监管的改革进程，加快了国会立法的脚步。

辛克莱身处美国社会转型期，时代剧变呼唤时代文学，《屠场》一书以现实主义笔法将美国社会的黑暗面摊于公众眼前。就此而言，辛克莱在美国文学史中的地位得益于时代所赐。可以大胆预计，如果辛克莱稍早或延后出现，时代舞台将无法为其提供挥洒才情的"布景"。但也应看到辛克莱在与时代保持适度距离这方面不免有让人诟病之处，作家主体意识的过度凸显，个人政治理念的先入为主，这些都导致《屠场》一书成为一本不折不扣的"时代小说"，其艺术价值明显因此而遭贬低。《展望》和《独立》这两

---

① Mark Sullivan, *Our Times：The United States，1900-1925 II：America Finding Herself*, Charles Scribner's Sons, 1927, p. 472.

② James Harvey Young, *Pure Food：Securing the Federal Food and Drugs Act of 1906*, Princeton University Press, 1989, p. 224.

③ Robert M. Crunden, *Ministers of Reform：The Progressives'Achievement in American Civilization，1889-1920*, Basic Books, Inc., Publishers, 1982, p. 174.

份以中产阶级读者为主的杂志起初就拒斥辛克莱的社会主义宣传，认为他的小说编造情节、语词贫乏、过度煽情，人物形象几同玩偶。① 这不得不说是辛克莱个人创作的败笔，但若将其置于美国社会转型这一大背景下来考量，则应对其有"同情之了解"。如同《展望》杂志所评论的那样，"尽管情节有误，但如果能有助于导向更为严格的政府监管，这或许就是该书有价值之处"②。

《屠场》一书出版后就有来自文学和历史两方面的评价，也都是褒中有贬，各执一词，且时有交错。在文学领域，有学者将《屠场》与左拉（Emile Zola）的《萌芽》、奥威尔（George Orwell）的《动物农场》两书相比较，认为前两者的风格和用意都有颇多相似之处，特别是他们对资本主义制度所作的严厉批判，而奥威尔则对辛克莱的乌托邦幻想进行了回应，认为其不切实际。③ 也有学者将《屠场》列入"教诲小说"，其书中的表达方式和政治隐喻则被认为是由于辛克莱本人思想所致而无法避免的宣传（Propaganda）。④ 在历史领域，美国图书馆之友协会在其为辛克莱所立的文学纪念碑上刻有如下文字："1906 年，厄普顿·辛克莱的长篇小说《屠场》揭示了这一大门后面劳动条件的可怕状况。书中所描述的立陶宛移民约吉斯·路德库斯一家人为人类尊严所作的斗争震动了这个国家，促进了劳工运动，并导致通过《联邦食品

---

① James Harvey Young, *Pure Food：Securing the Federal Food and Drugs Act of 1906*, Princeton University Press, 1989, p. 230.

② James Harvey Young, *Pure Food：Securing the Federal Food and Drugs Act of 1906*, Princeton University Press, 1989, p. 230.

③ Mouhamedoul A. Niang, *A Comparative Analysis of Upton Sinclair's The Jungle and Emile Zola's Germinal*, Master Degree. diss., East Tennessee State University, Johnson City, 2001. Timothly Cook, Upton Sinclair's The Jungle and Orwell's Animal Farm：A Relationship Explored, *Modern Fiction Studies*, 1984 (4), pp. 697.

④ Christopher Jeremy Taylor, *Inescapably Propaganda：Upton Sinclair and the Structure of Didactic Fiction*, Master Degree diss., University of Regina, Saskatchewan, 2006, pp. 11-35. Jan Whitt, From The Jungle to Food Lion：The History Lessons of Investigate Journalism, *Journalism History*, 2008 (3), p. 171.

与药品法》。"① 研究者们充分肯定辛克莱所揭露的芝加哥联合屠
场内肉类生产过程中的污秽以及工人们所遭受的奴役、压迫，但也
明确指出，辛克莱此书过于明显的社会主义痕迹导致他写作时存在
将问题刻意放大的嫌疑。②

客观来看，作家并非生活于真空状态，来自生活的磨练能为其
日后创作提供现实素材。不论就物质条件还是文化氛围，辛克莱的
成长环境都异常艰辛，这也造成其成年后心理上带着强烈的怀疑和
质问倾向来看待美国社会发生的剧烈变迁。读者能够明显感到其笔
端所落之处的一丝脆弱和敏感，作品中的苦难和悲凄浓缩了生活在
那个时代之下普通民众的愁肠寸断和怅惘迷失。这种心绪直接表现
在创作中，催生了《屠场》这部反映美国转型期社会场景的重要
作品，形成了别具一格的辛克莱特色，代表了辛克莱对美国社会的
思考、批判和建构。

三、亚当斯及其《美国大骗局》

辛克莱《屠场》中关于芝加哥食品生产卫生状况的有限描写
激起了人们对于食品安全问题的忧思，而亚当斯所写的《美国大
骗局》系列报道则将专利药骗局公之于众。

---

① 陈安：《美国的知识分子：影响美国社会发展的思想家》，当代中国
出版社 2010 年版，第 54 页。
② Thomas Connery, Fiction/Nonfiction and Sinclair's The Jungle,
Journalism History, 2008（3），p. 167. Hugh J. Dawson, Winston Churchill and
Upton Sinclair: An Early Review of "The Jungle", *American Literary Realism*,
1870-1910, 1991（1），pp. 72-78. Robert W. McChesney and Ben Scott, Upton
Sinclair and the Contradictions of Capitalist Journalism, *Monthly Review*, 2002
（1），p. 2. James Harvey Young, The Pig That Fell into the Privy: Upton Sinclair's
"The Jungle" and the Meat Inspection Amendments of 1906, *Bulletin of the History
of Medicine*, 1985（4），p. 467. William Bloodworth, From The Jungle to The
Fasting Cure: Upton Sinclair on American Food, *Journal of American Culture*,
1979（3），p. 467.

(一) 亚当斯的人生轨迹

亚当斯于 1871 年 1 月 26 日出生于纽约敦刻尔克市
(Dunkirk)，其父麦伦·亚当斯 (Myron Adams) 是一位长老派牧
师，母亲为赫斯特·罗斯·亚当斯 (Hearst Rose Adams)。① 在求
学经历方面，亚当斯的履历要比辛克莱 "寒酸" 得多。他先是进
入纽约罗切斯特市自由学院 (Free Academy)，后在联合学院
(Union College) 读了一个学期，最后于 1891 年在纽约克林顿县的
汉密尔顿学院 (Hamilton College) 获得文学士学位。② 虽然没有辛
克莱 "哥伦比亚大学毕业生" 这一名校头衔，但亚当斯却更早地
进入了新闻界从事实务工作。

在众多黑幕揭发者中，能够与辛克莱揭露芝加哥屠场黑幕所引
发的轰动效应相媲美的，便是亚当斯的《美国大骗局》一文对专利
药行业种种不端行为的曝光。《美国大骗局》也成为媒体投向专利药
的一把锋利匕首，它不仅有助于普通百姓认清专利药的罪恶本质，
而且所揭露的真相对于食品药品纯净运动来说也是重要证据。与辛
克莱一样，亚当斯凭借此文成为黑幕揭发运动中一颗耀眼的明星。

大学毕业后，亚当斯即以记者身份开始了在《纽约太阳报》
(*New York Sun*) 长达九年的工作。③ 作为新人，亚当斯在《纽约

① John A. Garraty, *Dictionary of American Biography*: *Supplement Six*,
1956-1960, Charles Scribner's Sons, 1980, p. 6.

② John A. Garraty, *Dictionary of American Biography*: *Supplement Six*,
1956-1960, Charles Scribner's Sons, 1980, p. 6. Robert W. Coren, Samuel Hopkins
Adams, his Novel, Revelry, and the Reputation of Warren G. Harding, *The
Courier*, 1974 (2), p. 3.

③ 有关亚当斯的个人经历可参看如下四个网站：http：//en.
wikisource. org/wiki/The_Encyclopedia_Americana_ (1920) /Adams,_Samuel
_Hopkins, http：//www. spartacus. schoolnet. co. uk/USAadamsS. htm, http：//en.
wikisource. org/wiki/The_Encyclopedia_Americana_ (1920) /Adams,_Samuel_
Hopkins, http：//en. wikisource. org/wiki/Collier% 27s_New_Encyclopedia_
(1921) /Adams,_Samuel_Hopkins. 相比于辛克莱，中文世界有关亚当斯的传
记资料则要少得多。

太阳报》期间受到较好的新闻训练，业务也渐趋熟练。1900 年，亚当斯开始受雇于麦克卢尔，为其杂志工作。1903—1905 年，亚当斯在黑幕揭发运动最高潮时正式加盟《麦克卢尔杂志》，后者此时已经集结了塔贝尔和斯蒂芬斯这两位重量级的黑幕揭发者。亚当斯的到来可谓躬逢其盛，不仅加强了杂志的力量，而且也使自己登上了一个更大的发展平台。

综观亚当斯一生的写作生涯，虽然他涉猎过所有文体形式，生前生后共计出版过多达 39 部作品。① 但从 1903 年起到 1914 年结束，亚当斯的写作重点却一直集中于广义上的医药领域，作品内容既包括对专利药的揭发，也有关于疾病防疫和公共卫生问题等。② 亚当斯在调查和写作过程中逐步熟悉和摸清了医药行业内部的潜规则，这些工作中积累的宝贵经验使他具备条件展开针对专利药的专项调查。

（二）《美国大骗局》的出炉及其影响

牛顿曾说自己之所以成功是因为站在巨人肩膀上。其实，人类历史上任何一位闪耀的明星在文明夜空中能够永放光芒又何尝不是如此？③

《美国大骗局》其实是亚当斯在此前就已致力于反对专利药的新闻人多方努力基础上的最终成果，他的成功在某种程度上也是站

---

①　"Samuel Adams" 词条，维基百科，2013 年 5 月 21 日（https：// en. wikipedia. org/wiki/Samuel_Adams）。

②　James H. Cassedy, Muckraking and Medicine：Samuel Hopkins Adams, *American Quarterly*, 1964（1），pp. 88-92. 亚当斯 1905 年在《麦克卢尔杂志》上发表了两篇分别关于结核病和伤寒的文章，在此基础上进一步将触角拓展至一般性感冒疾病和消化类疾病。1907—1908 年，亚当斯的关注重点转至城市牛奶供应及其卫生问题。一战后，亚当斯再次将兴趣移至酒精以及药物依赖问题。总之，非科班出身的亚当斯却以其职业敏感对 20 世纪初美国医药领域存在的问题给予揭露，并参与到改革洪流中，他的努力推动了医药领域朝着更为规范化和法制化的方向发展。

③　此处借用奥地利著名作家茨威格《人类群星闪耀时》（高宗美、潘子立译，译林出版社 2011 年版）一书书名。

在前人肩膀上顺势所得。① 亚当斯很好地把握了历史机遇，而没有让它从身边滑过，这也从一个侧面说明英雄与时势之间的互动关系。

"使得食品药品纯净运动受到众人瞩目的杂志并非《麦克卢尔杂志》，也不是《人人》杂志，而是爱德华·博克（Edward Bok）创办的女性杂志——《妇女家庭杂志》（The Ladies' Home Journal）。"②费勒此番赞语中所提到的博克就是那个走在亚当斯前面的人，他最先以媒体人的身份开始关注专利药问题。

博克祖籍荷兰，7 岁时便随父母移民新大陆，全家定居于纽约布鲁克林，父亲在美国当时著名的西方联合电报公司（Western Union Telegraph Company）担任译员。博克 13 岁便离开学校进入西方联合电报公司干起了勤杂工，虽然周薪仅有 6.25 美元，但博克省吃俭用，通过向诸多社会名流求取真迹和寻求建议的方式与之建立起联系，美国著名作家爱默生便是他心目中的英雄。③ 与母亲希望他能成为一名牧师的愿望相悖，博克决定进入新闻业成为一名记者。经过不懈努力，26 岁的博克于 1889 年担任《妇女家庭杂志》主编职务，直至 1919 年退休。博克时代也是《妇女家庭杂志》最为重要的一段发展期，该杂志目前也仍然是美国社会主流的女性杂志。

由于《妇女家庭杂志》主要面向女性读者，其所刊登的内容也以两性、婚姻和女性卫生等女性日常生活中非常关心的话题为主，而女性又是专利药的主要顾客和受害者。因此，博克较为自然地注意到专利药问题。为了获得更多有关专利药的信息，博克不仅向基督教妇女禁酒联合会写信求助。还聘请已是律师的萨利

---

① J. Howard McGerath, A Fundamental Law of the Land, *Food Drug Cosmetic Law Journal*, 1946（3），p. 365.

② Louis Filler, *The Muckrakers, Crusaders for American Liberalism*, The Pennsylvania State University Press, 1976, p. 148.

③ Lorine Swainston Goodwin, *The Pure Food, Drink, and Drug Crusaders, 1879-1914*, McFarland & Company, Inc., Publishers, 1999, p. 214.

文（后来也成为优秀的黑幕揭发者和作家）对专利药展开专门调
查，并将调查结果连载于1904年9月至1905年1月的《妇女家
庭杂志》上，以期能够引起社会关注。① 根据萨利文的调查材
料，博克也在《妇女家庭杂志》上接连发表了《专利药为何危
险?》和《恶魔：专利药的故事》这两篇文章，痛陈专利药危
害。与此同时，博克、萨利文在《妇女家庭杂志》上发表的文章
受到另一家杂志《柯里尔》的注意，其主编诺曼·哈普古德
（Norman Hapgood）决定调整杂志方向，将《柯里尔》的报道重
心也转至专利药问题。

这时，已为《麦克卢尔杂志》写有若干医药文章的亚当斯受到
哈普古德注意，后者认为亚当斯正是《柯里尔》报道专利药问题所
要寻找的最佳人选，亚当斯也希望能有一个更好的平台主攻专利药
问题。受此鼓励，亚当斯随后便开始进行针对专利药问题的调查和
取证工作。在此期间，《柯里尔》杂志则继续以各种形式发动舆论宣
传，如在1905年6月3日这期就登载了著名漫画家肯布尔（Edward
Windsor Kemble，此人于1903—1907年定期为《柯里尔》杂志提供
政治性漫画作品）一幅名为"死亡实验室"的漫画——阴森可怖的
头盖骨下摆着专利药瓶和宣传专利药疗效的虚假广告。同年6月24
日，《柯里尔》杂志发表了一首华莱士·欧文（Wallace Irwin）创作
的诗歌，诗中痛陈专利药对人们所造成的伤害。接着，哈普古德亲
自操刀于1905年7月8日发表了一篇题为"欺诈和毒物犯罪联盟"
的长篇社论，此文也在社会上引起广泛关注，而亚当斯《美国大骗
局》的发表则将这一针对专利药的声讨推向高潮。

1905年10月7日，经过数个月的艰苦工作，《美国大骗局》

① 萨利文在调查过程中发现前文第二章中曾经提及的一种名为莉迪
亚·平科汉姆的专利药纯属一场骗局。莉迪亚·平科汉姆公司催促女性患者
们直接向平科汉姆女士本人写信咨询专业建议，但萨利文经过一番调查后得
知平科汉姆1883年就已去世，关于该药物疗效的宣传广告也基本失实。萨
利文还访问了美国专利药协会主席切尼（F. J. Cheney），从中得知专利药公
司与报社之间存在某种交易，后者为了保证广告收入而大肆刊登宣传专利药
的各类虚假广告。

终于在《柯里尔》杂志上开始与广大读者见面，全文一共包含六篇专题文章，直至 1906 年 2 月方才结束全部连载。亚当斯在文中以确凿证据和翔实史料向社会公众完整呈现了专利药的来龙去脉，并对专利药商人的行销体系、市场策略作了细致分析。亚当斯还购买了大量专利药广告，运用自己在汉密尔顿学院所学到的化学方法，针对专利药进行化学分析，检测其药品成分，以验证广告语中的宣传是否可信。① 在实地查访过程中，他要求病人记下服药后的感受，尤其注意专利药中所含有的鸦片等高度致瘾物质对患者的危害。② 坚实的数据分析和重点突出的个案研究使亚当斯《美国大骗局》一时"洛阳纸贵"，成为刺向专利药的一把锋利"投枪"，对美国食品药品纯净运动起到重要推动作用。虽然不是第一个专利药揭发者，但《美国大骗局》所引发的后续效应却使亚当斯相比于前述几位作者有着更为持久性的影响。③

第三节　维利的科学实证之功

"少有化学家对公共卫生的影响能够超过哈维·华盛顿·维利"④，人们就这一观点或许有不同看法，但不论有何分歧，只要一提到维利，势必会将他与 1906 年《联邦食品与药品法》和《联邦肉类检查法》相联系，并进而想到其所享有的"纯净食品和药品法之父"这一美誉。实际情形也确是如此，维利与美国食品药品纯净运动之间的关联已被视作"连环一体"，前者已然成为食品药品纯净运动的象征性人物。或者说，食品药品纯净运动

---

① James Harvey Young, *Pure Food：Securing the Federal Food and Drugs Act of 1906*, Princeton University Press, 1989, p. 230.

② Samuel Hopkins Adams, The Great American Fraud, http：//www. museumofquackery. com/ephemera/oct7-01. htm, 2013. 5. 22.

③ James H. Cassedy, Muckraking and Medicine：Samuel Hopkins Adams, *American Quarterly*, 1964（1）, p. 90.

④ Gary R. List, Giants of the Past：Harvey W. Wiley（1844-1930）, *Inform*, 2005（2）, p. 111.

成就了维利的历史地位，而维利也成功地使食品药品纯净运动得到当时以及后世的高度关注。去世后，维利任职化学局局长期间的首任助理比格罗（W. D. Bigelow）在所写讣文中盛赞维利是一个"人类天性的敏锐学生"，认为维利的离世不仅之于美国，而且也是一项"国际性损失"①。维利某种程度上堪称文艺复兴式的全才，他不仅是优秀的科学家和学者，而且也是一位出色的作家和演说家。②

上述比格罗的褒奖绝非虚辞，而是对维利一生捍卫公众健康和推动美国食品药品立法所作努力的中肯评价。对于美国食品药品纯净运动来说，维利始终是作为监管机构官僚的代表站在前沿第一线的中心人物。要了解整个运动，维利的考量、思虑和行动无疑是关键。深度理解维利在食品药品纯净运动中的言行也能廓清他与食品药品业界之间的往来瓜葛，有助于体认维利彼时的处境和业界自身的攻防。本节将以维利生平为主线，通过对维利成长和职业道路中几个关键节点的考察来探询哪些因素促成他全力投入到食品药品纯净运动中来，并将其视为一生无法推卸的责任和义务。

一、维利的成长与留德经历

奥斯卡·安德森在其所写传记中言及维利时，认为他"既非

---

① W. D. Bigelow, Obituary-Harvey Washington Wiley, *Science*, 1930 (1865), pp. 311-312.

② C. C. Regier, The Struggle for Federal Food and Drugs Legislation, *Law and Contemporary Problems*, Vol. 1, No. 1, The Protection of the Consumer of Food and Drugs: A Symposium (Dec., 1933), p. 6. 维利生前曾出版数部涉及化学学科内多个门类的专业学术著作，如，*The Sugar Industry of the United States* (1885); *Principles and Practice of Agricultural Analysis* (1894); *Foods and Their Adulterations* (1907); *Influence of Food Preservatives and Artificial Colors on Digestion and Health* (1904, with several collaborators); 1001 *Tests of Foods, Beverages, and Toilet Accessories, Good and Otherwise* (1914); *The Lure of the Land* (1915), and *Beverages and Their Adulteration* (1919).

政治家，也不是哲学家"①。此一评价或可商榷，但有一点则可以肯定：维利是他那个时代美国最为杰出的化学家之一，不仅在农业化学研究方面取得了一系列成就，而且还推动了化学学科在美国的专业化进程以及化学家群体的组织化、团体化。② 维利后来之所以能够任职化学局与他本人的专业出身也有着紧密关联。在化学局的工作使维利有机会在众多化学家中脱颖而出，而这种身份又使他在促成美国化学学会成为全国性组织的过程中起到了重要作用。③ 正是维利身上所具有的化学专业资质和科学素养使他有足够的底气走出实验室，投身社会改革运动。对维利而言，"他所受教育以及早年的专业经历为其日后反对掺假食品的斗争作好了准备"④，特别是留德期间的所见所学极大地拓展了他的视野，奠定了维利返美后的研究方向。

　　维利于 1844 年 10 月 18 日出生于印第安纳州杰斐逊县（Jefferson Country）肯特村（Kent Village）以北的一座农场中。⑤ 在他日后的回忆中，童年生活虽谈不上阔绰奢华，却也殷实纯朴。

---

① Oscar E. Anderson, *The Health of a Nation*：*Harvey W. Wiley and The Fight for Pure Food*, Textbook Publishers, 1958, p. vii.

② ACS President：Harvey W. Wiley（1844-1930），美国化学学会官方网站（http：//portal. acs. org/portal/acs/corg/content），2012 年 12 月 23 日。也可参见 Harvey W. Wiley, Address of Welcome to the World's Chemical Congress, *The Journal of the American Chemical Society*, 1893（6），pp. 301-305. 维利曾于 1893—1894 年间担任美国化学学会（American Chemical Society, ACS）会长，在其任内，美国化学学会的会员人数从 400 人增至 1000 多人。

③ Oscar E. Anderson, *The Health of a Nation*：*Harvey W. Wiley and The Fight for Pure Food*, Textbook Publishers, 1958, pp. 82-83.

④ Dale A. Stirling, Harvey W. Wiley, *Toxicological Sciences*, 2002（2），p. 157. Wong V and Tan S. Y, Harvey Washington Wiley（1844-1930）：Champion of the Pure Food and Drugs Act, *Sngapore Medical Journal*, 2009（3），p. 235.

⑤ Harvey W. Wiley, *An Autobiography*, The Bobbs Merrill-Company Publishers, 1930, p. 13. Anna Kelton Wiley, Its Great Founder Original Federal Food and Drugs Act of June 30, 1906, *Food Drug Cosmetic Law Quarterly*, 1946（3），p. 321.

父母双亲忙碌于农场劳作，家中的饮食和衣物也都收获自农场作物——由母亲带着他们以最天然的办法进行烹煮和编织。维利和兄弟姐妹们自小就在父母身边开始熟悉农场中的各种活计，这种生活使维利养成了勤劳的习惯，并让他切身感受到获取食品很大程度上得仰赖于大自然的赐予，而且应该以最符合自然本性的方式来生产和食用，人的劳动只不过是完成这中间的一个转化过程而已。对维利而言，早年生活环境无疑是最"自然"的，家中每天餐桌上的各类食品也最为"纯净"。切不可小视维利童少年时期的生活经历对其日后在食品是否纯净这一问题认知上所产生的潜移默化影响，维利后来在对待纯净食品问题上的看法一直有他早年生活经历的印迹，务使食品能够达到犹如家中所吃的"纯净"标准成为维利参与食品药品纯净运动后的主要工作目标。

每个人年少时期或都曾有过囫囵读书的记忆，长大后虽然并不一定会成为学者，却往往会给人留下深刻印象——从读书中感受快乐、汲取力量，进而相信知识能够改变个人命运，增进社群福祉，维利即是这样一个典型。家中浓厚的知识氛围让他在日后求学道路上时刻保持着上进心，使其从小便树立起知识能够用以改善普通美国人生活，提高生活品质的信念。其成为化学家之后，这种信念更升华为要以自己所学的化学知识为民众日常食品供应确定科学营养标准的雄心。除了重视学习之外，基督教在维利的家庭生活中也占有重要地位。在严父督促下，维利被要求记诵《圣经》，并于安息日参加"主日学校"（Sunday School）① 的学习和相关活动。父亲的严格训诫使"维利认识到人不仅要领受上帝的慷慨馈赠，更重要的还在于要履行你的职责和践行上帝所指派的工作"②，这种责任意识和人道义务始终伴随着维利，成为他一生恪守的箴言。

---

① 基督教新教所开设的星期日（主日）儿童宗教班，最初作为救济贫穷家庭帮助流浪儿童的慈善事业，后逐渐正式化，并扩展到成人，主要进行宗教教育，也讲授文化知识。

② Oscar E. Anderson, *The Health of a Nation*: *Harvey W. Wiley and The Fight for Pure Food*, Textbook Publishers, 1958, p. 4.

　　如果说家庭宗教熏陶给予维利的是对人性的洞察以及帮助塑造其思想世界，维利的求学之路则将他一步步引向艰深而美妙的化学世界，为他日后的工作作好了知识准备。更为难得的还在于维利不仅接受了当时美国本土最好的科学训练，而且还能有机会远渡重洋亲赴第二次工业革命的中心德国拜访名师，进行实地考察和学习，这两者结合大大拓展了维利的知识面，使其逐渐熟稔化学领域内的各项最新技术方法，也更增强了他对运用科学知识服务人类、造福美国社会这一理念的信心。①

　　相比于欧洲，当时的美国科学界基本还处在"学生"阶段，如美国第一位诺贝尔化学奖得主西奥多·威廉·理查兹（Theodore William Richards）就曾在德国进修，学习有机物分子量的测定。②对于那些有志于科学探索和学术研究的美国青年来说，他们往往会通过前往欧洲各著名大学深造来提升自己（包括学历和学力两方面），维利也不例外。事后证明，维利留欧之旅也确实有助于其专业能力的提高。

　　维利于1878年10月抵达德国，进入柏林大学学习。此时的德国不仅在政治上已经完成统一，而且经过之前两个阶段（1835—1850年和1850—1873年）③长达30多年的快速工业化进程，包括化学工业在内的德国经济各部门呈现强劲上升势头。辅以19世纪上半叶在著名教育家洪堡领导下的现代化大学改革，德国化学不论

----

　　①　维利起先就读于印第安纳州的汉诺威学院，在该校获得文学学士学位和硕士学位，1871年在印第安纳医学院获得医学博士学位，其后于1873年在哈佛大学劳伦斯科技学院获得理学学士学位。这些履历说明维利在留德之前就已具备良好的知识储备，前往德国很大程度上是要为了能够在彼邦学习美国所没有的新东西，开阔视野、拓宽眼界。

　　②　即便是像历史学这样的人文学科，美国学者也多以德国史学为楷模。被誉为"美国史学奠基人"和"美国第一代最有影响的国史大师"的班克拉夫特就是德国哥廷根大学培养的优秀学生，班氏在此留学并最终获得博士学位。参见杨生茂：《论乔治·班克拉夫特史学——兼释"鉴别吸收"和"学以致用"》，载《历史研究》1999年第2期，第132页。

　　③　参见李工真：《德意志道路——现代化进程研究》，武汉大学出版社2005年版，第87~88页。

是基础理论还是工业生产，都走在世界前列，成为名副其实的世界化学中心，尤其是在有机化学领域，德国更是当之无愧的公认领袖。① 维利此时负笈留德可谓正当其时。

维利在柏林大学期间虽然也选听了生理学和病理学这两门医学课程，但他还是把更多时间用在了其他非医学科目上，如亥姆霍兹（Helmholtz，亥姆霍兹定律的提出者）和基尔霍夫（Kirchhoff，基尔霍夫定理的提出者）的物理学课程、霍夫曼（Hoffmann，霍夫曼反应的提出者）开设的化学课、维特马克（Wittmack）关于食品掺假的课程。② 在诸多老师中，执掌当时柏林大学化学系并创建德国化学学会，有着"德国化学学会之父"③ 美誉的霍夫曼对于这位来自美国的年轻人非常满意。他不仅言传身教，而且还将维利吸纳为学会荣誉会员。除了听课外，维利还在德国友人陪同下参观了帝国食品实验室（The Imperial Food Laboratory）这一由德国政府主办，旨在对食品进行检测以确定其是否含有掺假物质的实验机构。维利在此学习了偏光镜和光谱仪等先进仪器的使用方法，首次了解到可以运用化学检测方法来测定食品纯度。维利将其在德国的全部所学带回美国，并于普渡大学实验室内开始了他对纯净食品的早期研究。

二、任教普渡大学后的初步工作

来到普渡大学后，维利日益感到科学之于人类的重要性，坚信科学将不再被人们所忽视。根据他个人的学习体会，形成科学思想有赖于历代优秀精神文化的传承和对古典语言、数学和文学等经典

---

① A. S. 特拉威斯：《奥古斯特·威廉·霍夫曼（1818—1892）》，蔡黎宏译，载《世界科学》1993 年第 6 期，第 59 页。

② Oscar E. Anderson, *The Health of a Nation：Harvey W. Wiley and The Fight for Pure Food*, Textbook Publishers, 1958, p. 20.

③ Charles Loring Jackson, August Wilhelm Von Hofmann, *Proceedings of the American Academy of Arts and Sciences*, 1892-1893（28），pp. 413-414. Rainer Rilling, The Structure of the Gesellschaft Deutscher Chemiker（Society of German Chemists），*Social Studies of Science*, 1986（2），p. 237.

科目的学习。维利在普渡大学的研究工作最初开始于他在实验室内以土壤、木材、牛奶、矿石、水和化妆品作为材料所进行的各项初步试验。"从一开始，维利就对方法和仪器深感兴趣"①，在各门学科中，维利尤为钟情化学，认为化学是物理学和农业生产的基础。

从德国学习回来后，维利开始借鉴德国同行的经验，运用带回的偏光镜对枫树样本进行分析。他在 1881 年向美国科学协进会（American Association for the Advancement of Science，AAAS）所提交的一份报告中就着重强调保护消费者权益的重要性，而次年则在印第安纳州呼吁立法以应对大规模食品药品掺假。到 1883 年，维利已成为美国最顶尖的糖化学家之一，他的出色工作也为他在科学家中赢得了广泛赞誉。这一时期的维利不仅在专业研究中有所斩获，而且也作为普渡大学的第一位板球教练积极参加体育活动，这一点也可证明维利课余生活是非常丰富和精彩的。

作为一名专业化学家，维利非常享受化学教研给他带来的快乐。他致力于将化学与人类生活相结合，使其为人类服务，但维利发现年轻的普渡大学并不能让他大展宏图。这其中的矛盾主要来自三个方面：第一，大学主要捐赠者普渡试图全盘掌控校务，这与维利心目中理想的德国式大学"教授治校"理念仍有一定差距；第二，来自于校内人事的纷扰——既有教师内部分歧，也有教师与时任校长亚伯拉罕·肖特吉（Abraham C. Shortridge，1874—1875 年在任）之间的嫌隙，这让维利感到校园人际关系的错综复杂；第三，维利的单身状态以及不时由于年轻所导致的率性而为都让校方颇感疑虑，本被考虑将作为肖特吉辞职后校长继任人选的维利也因此被董事会否决。

维利因此而与普渡大学渐行渐远。1882 年 12 月，密西西比河谷甘蔗种植者协会（Mississippi Valley Cane Growers' Association）在圣路易斯市集会。维利在会上结识了美国农业部部长乔治·洛林（George B. Loring，1881—1885 年在任），虽为初次见面，但两人

①　Oscar E. Anderson, *The Health of a Nation*: *Harvey W. Wiley and The Fight for Pure Food*, Textbook Publishers, 1958, p. 19.

在诸多问题上的观点十分接近。洛林邀请维利出任农业部化学局首席化学家（Chief Chemist）一职以接替彼得·考利尔（Peter Collier）所留下的空缺。对此契机，维利不愿放弃，非常爽快地欣然接受，于1883年春季抵达华盛顿，开始他人生旅途的下一站。

三、入主农业部化学局

"当哈维·维利博士于1883年被任命为美国农业部首席化学家时，他也将成为联邦食品监管的有力推动者。"[1] 1883年1月中旬，维利来到华盛顿。[2] 此后30年，维利先是作为化学局首席化学家，后担任局长，化学局在维利领导下也从起初农业部下辖的一个办公室发展成为具有全国性影响的食品药品监管机构。本节也将视线从维利个人转至化学局这一机构，讨论维利初上任时所面临的化学局现状以及维利对化学局未来发展方向的设想，这本身就是化学局由一个较为纯粹的科研实验机构向职能监管部门的自我定位移转，而后者也正好是维利在食品药品纯净运动中所要积极推动的目标之一。

当维利来到华盛顿就任首席化学家时，他所面临的化学局工作环境令人非常沮丧。农业部此时尚未有如今天一般的大楼，其化学实验室也只有一间房，且蛰居于专利局楼内的地下室。[3] 此一窘况直至1890年才有所改观——建起一座三层砖楼专供化学局使用，这才使维利于二楼拥有了属于自己的办公室和个人实验室，但化学局公共实验室的惨淡状况则依旧如故，"阴暗、肮脏且通风不

---

① Amy Lavine, Monosodium Glutamate（MSG）and Food Labeling Regulations, *Food and Drug Law Journal*, 2007（2），p. 351.

② Harvey W. Wiley, *An Autobiography*, The Bobbs Merrill-Company Publishers, 1930, p. 162.

③ Wyndham D. Miles and Louis Kuslan, Washington's First Consulting Chemist, Henri Erni, *Records of the Columbia Historical Society*, Washington, D. C. , Vol. 66/68, The 46th separately bound book（1966/1968），p. 156.

良"①。化学局不仅设施简陋，而且规模也一直很小。整个 19 世纪
80 年代，化学局通常情况下只有 10 名专业职员、一两名速记员和
1 名黑人役工。② 1883 年维利刚上任时，化学局全年预算还不足
50000 美元。③ 上任后，为了维持原有工作的连续性和机构的稳定
性，维利并未"另起炉灶"，而是保留了前任所留下的工作人员，
这其中包括克里福德·里查德松（Clifford Richardson）和埃德加·
里查德斯（Edgar Richards）这两位非常能干的化学家，他们日后
在食品药品纯净运动中将成为维利的得力干将。为了便于工作，维
利特将任教普渡大学时的两名学生查尔斯·克兰普顿（Charles
A. Crumpton）和吉尔福·斯宾塞（Guilford L. Spencer）带至化学局
从旁协助。

　　总之，不论是硬件设施还是软件配备，维利初上任时所面临的
化学局现状都十分堪忧，难以令人满意，显然无法与当今作为世界
顶级食品药品安全监管机构的美国食品药品管理局相提并论，但维
利并未退缩，他很清楚必须尽快开展工作，扭转不利局面，为化学
局的未来发展赢得契机。

　　由于维利之前一直在普渡大学从事教学与科研工作，来到化学
局之后，他有意识地把化学局的工作与作为一名学者的学术研究相
衔接，多以学术标准和科学要求而非行政导向来审视化学局的功
用，维利将化学局视为有别于其他政府机构的一个学术部门，而非
通常意义上的行政科层组织。在维利的通盘计划中，化学局的人员
组成只能是以他为首的化学家群体。

　　作为领导人，维利虽然为化学局制定了严格的工作章程，但他

---

　　① Oscar E. Anderson, *The Health of a Nation：Harvey W. Wiley and The
Fight for Pure Food*, Textbook Publishers, 1958, p. 33.

　　② Oscar E. Anderson, *The Health of a Nation：Harvey W. Wiley and The
Fight for Pure Food*, Textbook Publishers, 1958, p. 33.

　　③ Clayton A. Coppin and Jack High, Entrepreneurship and Competition in
Bureaucracy：Harvey Washington Wiley's Bureau of Chemistry, 1883-1903, in
Jack High（ed）, *Regulation：Economic Theory and History*, The University of
Michigan Press, 1991, p. 95.

公私分明，整个团队气氛紧张而融洽。在工作中，化学家出身的维利高度重视实验环节，亲下实验室监督试验进展情况。为使化学家在实践中能够发挥更大的作用，经维利提议，1884年成立了由农业部资助的官方农业化学家协会（Association of Official Agricultural Chemists），维利于1886—1887年度更是亲任该会会长职务。① 维利以此试图强化化学家在化学局和农业部内的地位，他反复向农业部部长强调分析化学家对美国农业发展来说至关重要。

对于化学局未来的发展方向，维利设想将其打造为美国乃至全世界最权威的化学分析机构。"始终坚信他所主持下的化学局将扮演独特且必要的角色"②，并力主将化学局的工作重心放在自己最为感兴趣和最为熟悉的食品药品掺假领域——也就是对食品药品是否掺假进行鉴定和检测，同时也力争使化学局成为食品药品安全、配方和成分的标准制定者，而且是唯一法定机构。总之，"食品掺假、农业分析以及公众和分析化学家所共同关注的问题都是化学局职权所系"③。化学局在维利任内也确实取得了长足进步。当维利于1912年卸任时，化学局全年预算已经超过100000美元。④ 当然，化学局经费急剧增长也与此一时期农业部的迅速扩张分不开。1897年至1913年间，农业部所雇佣的职员人数和预算额从只有

---

① 1965年更名为官方分析化学家协会（Association of Official Analytical Chemists，AOAC），参见美国官方分析化学家协会网站（http://www.aoac.org/about/aoac.htm#history），2013年1月8日。AOAC的隶属关系也随着此后美国食品药品管理局的建立而转至其名下，有关AOAC的具体情况还可参见"AOAC中国网"。

② Oscar E. Anderson, *The Health of a Nation：Harvey W. Wiley and The Fight for Pure Food*, Textbook Publishers, 1958, p. 67.

③ Oscar E. Anderson, *The Health of a Nation：Harvey W. Wiley and The Fight for Pure Food*, Textbook Publishers, 1958, p. 69.

④ Clayton A. Coppin and Jack High, Entrepreneurship and Competition in Bureaucracy：Harvey Washington Wiley's Bureau of Chemistry, 1883-1903, in Jack High（ed）, *Regulation：Economic Theory and History*, The University of Michigan Press, 1991, p. 95.

113

2400 人、360 万美元分别增至 13800 人、2100 万美元。①

　　因此，不论是基于公益角度还是单就化学局而言，维利都认定自己介入食品药品纯净运动对这两者利大于弊，不仅捍卫公众健康，而且也有助于化学局的未来发展。

四、为纯净食品而战

　　后人在谈到美国食品药品纯净运动时，大多会把维利作为整个运动当之无愧的"领袖"② 和"主要人物"③，也认为他在运动过程中所展现的无私"奉献"精神和极高"热情"是运动最终能够取得胜利的重要个人资质。科尔克甚至认为，"纯净食品运动的历史就是哈维·维利的历史"④。维利一生的脉络与食品药品纯净运动密切相关，虽然获得来自各方的种种赞誉，其最为珍视的两项荣誉却都与食品药品立法相关———一是直接推动了1906 年美国《联邦食品与药品法》的颁布，另外则是因帮助法国起草 1909 年反对酒类掺假的法律而获得法国荣誉军团骑士勋章。⑤ 作为维利的妻子，安娜的回忆或可印证前文所提及的维利人生信仰。"食品药品纯净运动需要领袖，不论是专业、地位还是脾性，维利都——具备"⑥，而维利介入食品药品纯净运动是

---

　　① Clayton A. Coppin and Jack High, Entrepreneurship and Competition in Bureaucracy: Harvey Washington Wiley's Bureau of Chemistry, 1883-1903, in Jack High (ed), *Regulation: Economic Theory and History*, The University of Michigan Press, 1991, p. 95.

　　② Watson B. Miller, Introduction Original Federal Food and Drugs Act of June 30, 1906, *Food Drug Cosmetic Law Quarterly*, 1946 (3), p. 292.

　　③ Paul B. Dunbar, Its Administrative Progress Original Federal Food and Drugs Act of June 30, 1906, *Food Drug Cosmetic Law Quarterly*, 1946 (3), p. 336.

　　④ Gabriel Kolko, *The Triumph of Conservatism: A Reinterpretation of American History, 1900-1916*, Quadrangle Books, 1967, p. 108.

　　⑤ Anna Kelton Wiley, Its Great Founder Original Federal Food and Drugs Act of June 30, 1906, *Food Drug Cosmetic Law Quarterly*, 1946 (3), p. 321.

　　⑥ Oscar E. Anderson, *The Health of a Nation: Harvey W. Wiley and The Fight for Pure Food*, Textbook Publishers, 1958, p. 196.

从一场有关糖生产的争论开始的。

（一）围绕糖生产所展开的争论

糖研究以及围绕此一议题的争论既是当时美国政治经济发展现况的反映，也能说明维利身处时代旋涡中的选择性偏好——即使是食品药品掺假问题，维利也有着他的先后考虑。相比之下，维利最为关注的是食品掺假问题，而对于以专利药为代表的药品掺假则关注较少，且对后者的聚焦也主要是服从于食品药品纯净运动这一大局。此间差异也能从最后成型的 1906 年《联邦食品与药品法》涉及食品与药品的条文数量对比中见出分晓。① 此外，糖研究也颇能反映科学与政治之间的微妙关系，身处其中的维利等人此时已无法完全遵照科学原则行事，它已远远超出单纯的技术范畴，而是一个牵涉多方利益的社会问题。这也进一步说明了食品药品纯净运动的复杂性。

依原料不同，制糖业可分为甜菜（Beet）制糖和甘蔗（Cane）制糖这两种类型。② 前者出产甜菜糖（Beet Sugar）③，后者则是甘蔗糖（Cane Sugar）。19 世纪最后 15 年，在美国国内糖业制造商中盛行的是以民族主义为主导的理念：即美国不应再依赖从国外进口糖，而应该发展自己的糖产业以满足国内需求，业者希望政府对国

---

① Clayton A. Coppin and Jack High, Entrepreneurship and Competition in Bureaucracy: Harvey Washington Wiley's Bureau of Chemistry, 1883-1903, in Jack High（ed）, *Regulation*: *Economic Theory and History*, The University of Michigan Press, 1991, p. 105.

② 司凯德：《美国甜菜制糖工业简介》，徐德昌译，载《中国甜菜糖业》2007 年第 4 期，第 49 页。

③ 人类很早便发现糖用甜菜并对其进行培育，古希腊历史学家希罗多德（Herodotus）在其《历史》一书中就曾记载建造埃及金字塔的民工以甜菜作为滋养品，但人类真正以工业方法从甜菜中提取糖则由德国药剂师马格雷夫（Margrave）发明。有关情况可参见 Charles S. Griffin, The Sugar Industry and Legislation in Europe, *The Quarterly Journal of Economics*, 1902（1）, pp. 1-4.

内制糖业采取关税保护政策。①

对此问题，维利不仅不陌生，而且也有着他自己的看法。自从德国留学回来后，维利便在普渡大学开始了有关食品的检测试验，他首先拿来作检测的就是市面上销售的糖（Sugar）和糖浆（Syrup），看它们是否掺假。② 维利发现这两者已经成为一项利润丰厚的可观产业，但其生产过程却存在掺假现象，严重威胁消费者的生命健康。对于当时美国国内有关制糖自主化的呼吁，维利也表示赞同，他同样认为美国必须要有自己的制糖工业，并认可国家应当采取保护性关税政策以使美国农民免受来自热带地区国家进口糖的冲击。但维利与考利尔之间也存在分歧，他并不认同后者一味固执于将制糖原料寄托于高粱的单方面意见，认为这无疑将会增加实际生产中的难度和降低美国糖制品在国际市场上的竞争力，维利希望能将甘蔗和甜菜这两种作物都纳入制糖原料的供应范围。

继洛林之后，民主党总统克里夫兰（Stephen Grover Cleveland）任命因在密苏里州农业委员会有着优异表现的诺曼·杰伊·科勒曼（Norman Jay Coleman）为新任农业部部长。③ 维利虽遭受质疑，但科勒曼仍给予维利完全信任，维利得以继续他对糖所作的试验和研究。科勒曼之后的继任者杰里迈亚·腊斯克（Jeremiah Rusk）也同样和维利合作得很愉快，维利动情地回忆道："我不能忘记与他之间的友情。"④ 腊斯克任内也是化学局乃至整个农业部发展最快的时期。然而，好景不长，默顿（Julius Sterling Morton）的上台使维利的试验陷入困顿之中。由于默顿信守有限政府理念，他要求维利

---

① William Lloyd Fox, Harvey W. Wiley's Search for American Sugar Self-Sufficiency, *Agricultural History*, 1980（4），p. 516.

② Harvey W. Wiley, *An Autobiography*, The Bobbs Merrill-Company Publishers, 1930, p. 150.

③ Lawrence O. Christensen, William E. Foley, Gary R. Kremer and Kenneth H. Winn（eds.），*Dictionary of Missouri Biography*, University of Missouri Press, 1999, p. 200.

④ Harvey W. Wiley, *An Autobiography*, The Bobbs Merrill-Company Publishers, 1930, p. 182.

废弃所有已经建立起来的糖试验基地，包括内布拉斯加州的甜菜种子培育基地、堪萨斯州的高粱试验站，佛罗里达和路易斯安那两州的蔗糖试验工厂。

对维利的职业生涯来说，糖试验非常重要，其重要性并非来自试验结果，而是维利在试验过程中通过与各方人物的接触逐渐熟知华府政治生态，了解到要在华盛顿官场内部生存必须具备一定的政治技巧。但即便有此感悟，维利的实际行政能力和处世经验仍显不足，这也是最终使他在与新任农业部部长威尔逊相处过程中磕绊丛生的重要个人原因。① 这些因素事实上都预示着维利最后被迫离开化学局局长的岗位。

（二）与农业部部长威尔逊之间的分歧

1896 年，共和党候选人麦金莱击败民主党候选人威廉·布莱恩（William Jennings Bryan）当选美国第 25 任总统。为了回馈艾奥瓦州共和党人在总统竞选中的支持和帮助，麦金莱任命来自该州的威尔逊接替默顿出任农业部新部长。② 对于威尔逊来说，农业部部长职务也并非仅靠竞选获胜后的同党"分赃"所得，他本人的职业履历和自身素养也足以堪当大任。

威尔逊既是一位成功的农场主，也是农业新闻报刊的主编和专栏撰稿人，曾经担任艾奥瓦州农学院（Iowa Agricultural College）农学教授，不仅是农业资深专家，而且在国会内的艾奥瓦州议员中享有较高威望。③ 正是基于这两方面的原因，威尔逊成为麦金莱新政府中农业部部长的合适人选，他所领导下的农业部在其任内进一

---

① Oscar E. Anderson, *The Health of a Nation*: *Harvey W. Wiley and The Fight for Pure Food*, Textbook Publishers, 1958, p. 196..

② Clayton Coppin, James Wilson and Harvey Wiley: The Dilemma of Bureaucratic Entrepreneurship, *Agricultural History*, 1990（2）, p. 167.

③ Margaret Leech, *In the Days of McKinley*, Harper & Brothers, 1959, p. 106. Russell Lord, *The Wallaces of Iowa*, Da Capo Press, 1972, pp. 133-134.

步提升了专业水准、扩充了职能范围，并将更多的时间和精力用于研究中。① 维利也认为威尔逊作为部长所应具备的工作能力、政治敏锐乃至办事老练都没问题。

维利将这场政府变更视作一大契机，他希望借助威尔逊能使化学局重新赢回在农业部内各部门中居于中心的科研地位，也以此试图更为方便地掌控食品药品纯净运动的进展方向。为此，维利频频向威尔逊暗示两人都属共和党，属同一"战壕"，多次声明自己乃农业部内众多科研部门领导人中最为忠诚的共和党人。此外，维利主张不应分割化学局的实验权力，甚至认为所有化学实验都应统合于其所领导下的化学局。但事与愿违，威尔逊最为反感的也就是维利的这种"霸道"。而且"本能地反对联邦监管"，维利则"积极提倡针对食品掺假的政府监管"②，两者虽然有着相同的政党属性，他们的基本理念却并不一致。在威尔逊看来，维利此举的目的无异于以捍卫公众健康之名来为自身机构谋取私利。为了在一定程度上能够有所遏制和平衡，威尔逊不仅没有听从维利的建议，反而将化学局原有职能进一步分解至其他部门，尤其是实验权。

从农业部内各局预算比较中也能看出威尔逊的态度转变及其与维利之间的矛盾。化学局在 1900 年至 1906 年《联邦食品与药品法》颁布期间的预算从 42500 美元骤降至 15500 美元，而其他局 1906 年一年的经费预算对化学局来说就已如天文数字（植物工业局 776880 美元，林业局 875140 美元，畜牧局 1545000 美元）。③ 经费大幅缩减实则反映了维利意欲扩充化学局的这一宏图遭受重

---

① Michael Kazin, Rebecca Edwards and Adam Rothman (eds), *The Princeton Encyclopedia of American Political History*, Princeton University Press, 2010, p. 87.

② Anthony Gaughan, Harvey Wiley, Theodore Roosevelt, and the Federal Regulation of Food and Drugs, http: //leda. law. harvard. edu/leda/data/654/ Gaughan. pdf, 2013. 3. 10, p. 6.

③ Oscar E. Anderson, *The Health of a Nation*: *Harvey W. Wiley and The Fight for Pure Food*, Textbook Publishers, 1958, p. 114.

挫，或者说在同一时期内，农业部其他各局获得了飞速发展，而化学局的职权却不断萎缩。

必须要指出的是，虽然维利与威尔逊之间存在分歧，但也不乏共同点。威尔逊鼓励和赞赏维利在食品掺假领域的研究，这既是基于保护消费者的考虑，也是为了维护美国产品的海外声誉。① 说到底，维利和威尔逊在反对掺假食品药品上有着相同的目标和底线，否则完全可以在上任不久后另选高明负责化学局的事务，威尔逊只是不认同维利所表现出的"勃勃野心"。

（三）"试毒班"的组建及其轰动性影响

维利就任之初对化学局未来本有非常宏大的愿景，但在各方掣肘下，他也显得无可奈何，这也使维利不得不将其主要精力退而求其次地用在对食品掺假的研究上，试欲借此树立起化学局及其本人的威望。自 1887 年起，维利陆续出版了系列食品检测报告：日用品报告（*Dairy Products*，1887）、香料与调味品报告（*Spices and Condiments*，1887）、发酵类酒精饮品报告（*Fermented Alcoholic Beverages*，1887）、猪油报告（*Lard and Lard Adulateration*，1889）、烘焙粉报告（*Baking Powders*，1889）、糖类报告（*Sugar，Molasses and Sirup，Confection，Honey and Beeswax*，1892）、茶叶、咖啡和可可饮品报告（*Tea，Coffee，and Cocoa Preparations*，1892）、蔬菜罐头报告（*Canned Vegetables*，1893）等。② 除此之外，组建"试毒班"（Poison Squad）③ 也是这一意图的反映。相比于这些专业性较强的检测报告，"试毒班"的试验过程和结果在全美引起了更大的社会反响。

---

① Willard Lee Hoing, James Wilson as Secretary of Agriculture, 1897-1913, Ph. D. diss, University of Wiscosin, Madison, 1964, p. 60.

② Oscar E. Anderson, *The Health of a Nation：Harvey W. Wiley and The Fight for Pure Food*, Textbook Publishers, 1958, pp. 72-74.

③ 也有学者将其译为"防毒小组"。

　　前文第二章中已经阐明导致 19 世纪末美国食品掺假的一大要因即是新型防腐剂和添加剂的应用。这些物质虽能延长食品的保质期，在色、香、味等方面使食品更为诱人，有助于提升销量，但被食用后也同样会对人体产生危害。维利素来强调食品生产加工过程中原料纯正与天然的重要性，极为反感和厌恶将有害人体健康的这些化学物质加入其中。为了验证这些新型食品防腐剂和添加剂对人体到底会有怎样的副作用以及多少剂量乃人体承受之上限，维利决定通过人体试验来获得准确数据以确认"它们与消化、健康之间的关系，并制定使用这些物质时的指导原则"①。维利也希望试验结果能引起公众和政府对此问题的高度关切，这就是维利组建"试毒班"的主要目的。"试毒班"的试验旨在坚持原则前提下促成人们科学使用防腐剂、添加剂以及推动政府的有效监管。维利以人体作为实验"标本"的这一大胆举动以及令人好奇的试验过程，经过媒体记者报道后在更大范围内被人所知，"试毒班"余波所至也远远超出了专业范围，产生了巨大的轰动效应。

　　为了保证试验能够顺利进行，国会专门拨付 5000 美元以资助建立"试毒班"。维利招募了 12 名年轻力壮的男性作为试验对象。② 这些人全都来自农业部内的工作人员，他希望借此来证明掺假食品对人体的普遍危害——"我的信仰建立在'给狗做实验'的基础上"③。维利认为如果连这些"小白鼠"都无法招架掺假食品中的新型防腐剂或添加剂，老弱妇孺在食用含有这些物质的食品后将会更加脆弱，其结果不言而喻。

　　1902 年 12 月，"试毒班"的试验开始于农业部地下室内由一

---

①　Harvey W. Wiley, *An Autobiography*, The Bobbs Merrill-Company Publishers, 1930, p. 216.

②　Carol Lewis, The "Poison Squad" and the Advent of Food and Drug Regulation, *FDA Consumer Magazine*（November-December 2002）, p. 1.

③　Harvey W. Wiley, *An Autobiography*, The Bobbs Merrill-Company Publishers, 1930, p. 215.

间邮发室改建而成的食堂中。① 维利雇佣了一名厨师负责所有志愿者的饮食，他自己也偶尔下厨以增强试验者的信心和活跃试验氛围。为了更好地进行结果比较，维利将 12 个人分成两组，其中 6 人吃的是健康食品，而另外 6 人吃的则是含有新型防腐剂和添加剂的食品，维利意在比对两组人的不同反应。为了确保试验结果可信，志愿者需严格遵守维利所制定的用餐和生活准则，维利每天也都会对志愿者餐前餐后的体重、体温、脉搏进行称量和记录，且每周都会对志愿者进行例行的全面身体状况检查，以时时观测实验进展和试验者的身体症状。一旦发现消化系统受损，维利将给予该志愿者假期，以便他能获得充分的休息，并继续进行下一阶段的试验。总之，确保不会危及志愿者的生命健康是维利"试毒班"试验所遵循的基本原则。

在试验初始阶段，维利首先选择将硼砂作为试验对象，这主要是因为硼砂乃当时使用范围最为广泛的新型防腐剂。头 10 天内，维利并未在实验者食物中加入硼砂。此后，维利每天在食物中加入 0.5 克硼砂以观后效，试验者一开始对此并未有明显反应。维利又继续加大试验者的硼砂摄入量，当每天增至 2~3 克时，试验者的食欲开始明显下降，并伴随有肚胀、不舒服和胃痛等反应。② 当剂量增加到每天 4 克时，志愿者出现了严重头疼和腹痛等症状，而且浑身乏力。虽然在整个试验过程中并未出现死亡案例，但维利事后也承认部分志愿者的肠胃系统受到了永久性损坏。在此可以通过 1902 年试验者所食用的圣诞大餐菜谱来一探究竟：

---

① Gladys L. Baker, The Face of the Bureaucrat: A Profile of USDA Leadership, in Trudy Huskamp Peterson (ed.), *Farmers*, *Bureaucrats*, *and Middlemen*: *Historical Perspectives on American Agriculture*, Howard University Press, 1980, p. 70.

② James Harvey Young, *Pure Food*: *Securing the Federal Food and Drugs Act of 1906*, Princeton University Press, 1989, p. 155.

苹果沙司

硼砂

汤

硼砂　　火鸡　　硼砂

硼砂

青豆罐头

甘薯　　　　　　马铃薯

芜菁

薄片牛肉　　　　奶油肉汤

酸果曼沙司　　　腌芹菜

米饭布丁

牛奶　　面包和黄油　　茶　　咖啡

一点硼砂①

　　继硼砂之后，维利相继对水杨酸、亚硫酸和亚硫酸盐、苯甲酸、苯甲酸钠和甲醛等化学物质做了试验，并将试验结果公开结集出版。由于之前从未有过这样的试验，维利的"试毒班"试验遂引起外界的浓厚兴趣，这其中就包括乔治·布朗（George Rothwell Brown）这位年轻的《华盛顿邮报》记者。布朗不仅对"试毒班"的整个过程跟踪报道，撰文评述，而且"试毒班"这一名号就是由其首创的。除了布朗外，当时社会上还流传着反映"试毒班"的歌曲。吉莉安（S. W. Gillilan）《威士忌酒小组之歌》（*Song of the Pizen Squad*）就是其中较为著名的一首，它也因此被维利抄录于《自传》中。"我们是试毒班，早晨吃氨基酸，中午吃吗啡炖菜，晚餐吃火柴头清炖肉汤、喝碳酸啤酒。所有的致命毒物我们都敢尝试，不怕被掩埋于黄土之下，我们是不死族，我们骄傲。"②

　　"试毒班"试验的意义非常重大，不仅澄清了维利本人关于新

---

① *The Washington Post*, 1902. 12. 26.

② Harvey W. Wiley, *An Autobiography*, The Bobbs Merrill-Company Publishers, 1930, pp. 217-218.

型防腐剂和添加剂的观点——"他并不认为应绝对禁止使用防腐剂，而是应将新型防腐剂限定在绝对必要的用量范围内"①，还唤醒了公众和政府对食品掺假问题的注意，使他们获得了对于新型防腐剂和添加剂的更多认识和了解，从而形成了有利于推动全国性食品药品监管立法的舆论氛围和良好的外部环境。

（四）开始关注专利药问题

维利并非一开始就注意到专利药问题，而是存在先食品后药品的这样一个先后关注次序。

彼得·泰明认为，联邦食品监管是食品药品纯净运动试图要达成的主要目标，而"药品监管则系食品监管的事后考虑"②，有学者甚至将1906年《联邦食品与药品法》称之为《纯净食品法》。对食品药品两者关注度的多寡也反映在维利自己身上，如他在《自传》中就鲜有关于专利药的记载。这样的差异其实并不稀奇，从维利在德国留学时所学的主要内容、执教普渡大学后开展的试验项目以及入主化学局后便开始着手于掺假食品的检测工作都可看出其中端倪。这虽然并不表明他对专利药问题无动于衷，但其对专利药的关注相比于食品掺假则确实要晚得多，而在开始关注专利药后，维利对专利药问题又持何种态度？

食品掺假问题是维利最感兴趣的，他将主要精力放在食品掺假领域也属正常。③维利的研究和演讲虽主要围绕食品掺假来进行，但他也同样极为憎恶专利药，因为专利药对患者坑蒙拐骗，不符合维利所信守的为人之道。④在1903年发表的一篇文章中，维利公

---

① Oscar E. Anderson, *The Health of a Nation: Harvey W. Wiley and The Fight for Pure Food*, Textbook Publishers, 1958, p. 152.

② Peter Temin, Government Actions in Times of Crisis: Lessons from the History of Drug Regulation, *Journal of Social History*, 1985 (3), p. 433.

③ Stephen J. Ceccoli, *Pill Politics: Drugs and the FDA*, Lynne Rienner Publishers, 2004, p. 60.

④ James Harvey Young, *The Medical Messiahs: A Social History of Health Quackery in Twentieth-Century America*, Princeton University Press, 1967, p. 33.

开声明在未来将要通过的联邦监管法律中会把药品列入监管范围，尤其要对专利药施加严格监管。① 同年，维利在化学局内设立了专门的药品实验室，以期对专利药进行更好的专业分析。自此以后直至 1906 年颁布《联邦食品与药品法》，维利在专利药问题上倾注了较之以往更多的时间和精力，这也表明专利药问题对于联邦监管法律的通过来说也是不可或缺的重要一环，彼时致力于揭发专利药黑幕的媒体和记者也得到了维利的强有力支持。维利与黑幕揭发者在食品药品纯净运动中的工作存在某种程度上的角色分工，维利以食品掺假为工作重心，对专利药问题的揭露则主要应归功于黑幕揭发者，维利更多的则是作为支持者和后盾而出现的。

第四节　妇女改革团体的介入

女性在现代社会中所具有的举足轻重地位已无需在此过多赘述，事实上也很难想象没有女性参与的社会运动能够涵盖整体社会诉求。对于美国女性来说，进步主义运动即是她们强有力介入社会政治，面对社会发出真正属于自己声音的开始。一批经历了工业化洗礼的"新女性"② 在运动中登上历史舞台，她们通过各种形式积极争取原本就该享有的合法权益，实开"二战"后美国女权运动之先河。"有组织的女性是社会、政治和经济改革中最具活力的成员。"③ 作为进步主义运动的一个剖面，妇女改革团体也积极参与到食品药品纯净运动中来，对《联邦食品与药品法》和《联邦肉类检查法》的最终颁布起到了重要的推动作用。本节重点选取基督教妇女禁酒联合会、妇女俱乐部总会和全国消费者联盟这三大进步时代的妇女改革团体作为对象，考察她们与食品药品纯净运动

---

① Harvey W. Wiley, Drugs and Their Adulterations and the Laws Relating Thereto, *Washington Medical Annals*, 1903（2），p. 205.

② Alan Dawley, *Struggles for Justice: Social Responsibility and the Liberal State*, Belknap Press of Harvard University Press, 1991, p. 85.

③ Lorine Swainston Goodwin, *The Pure Food, Drink, and Drug Crusaders, 1879-1914*, McFarland & Company, Inc., Publishers, 1999, p. 291.

124

之间的互动情况。

一、妇女改革团体的兴起

要厘清妇女改革团体与食品药品纯净运动之间的关联，不得不先行探讨美国女性意识的觉醒和妇女改革团体的兴起。就其关系而言，后两者是条件、基础和前提。

由于传统思维惯性所致，相比于男性，女性长期以来被视为天生与劳作相连。"女性始终处于工作状态——虽然并不赚取工资。"① 不论中西方，勤俭都被认为是女性应该具备的优良美德。即使是到了 18 世纪启蒙时代，女性的工作范围也还是主要局限于家内，而且大部分为无偿劳动。② 19 世纪上半叶，随着美国经济社会的发展（尤其是以棉纺织业为代表的劳动密集型产业），妇女开始走出家庭，步入工厂，成为现代化大生产中的一员。南北战争后，在第二次工业革命推动下，美国工业化进程提速，化学、石油、钢铁以及交通通信等行业都呈现出一派欣欣向荣之势。高速城市化也是这一时期美国社会令人瞩目的现象，随着大量农村人口和外来移民的进入，一批大城市开始涌现。

南北战争后的工业化进程不仅改变了美国原有政治经济面貌，而且也深刻触动了美国民众的日常生活和一些脑中根深蒂固的价值观念——这其中就包括对传统女性观的修正，"工业社会的剧烈变动，必然会影响到各阶层妇女的命运沉浮"③。由于工业化对自由劳动力的大量需求，美国妇女由此得以更大规模地参与社会工作。"男主外、女主内"的家庭分工模式受到强烈冲击，职业妇女数量明显增加，妇女活动的范围不再仅仅局限于家庭和厨房，而是走出

① Maud Nathan, Women Who Work and Women Who Spend, *Annals of the American Academy of Political and Social Science*, Vol. 27, The Improvement of Labor Conditions in the United States (May, 1906), p. 184.

② Thomas Dublin, *Women at Work: The Transformation of Work and Community in Lowell, Massachusetts, 1826-1860*, Columbia University Press, 1979, p. 1.

③ 裔昭印等：《西方妇女史》，商务印书馆 2009 年版，第 325 页。

家庭从事某种专门性职业，成为现代职业妇女。有数据显示，1870
年至1900年间，美国妇女数量在总人口中的比例提高48.7%，而参
加工作的妇女人数则增加了64%。① 对于美国女性来说，工业化不
啻为一场利好革命——将她们从家庭繁重的劳务下解放出来，这使
妇女此后从自身视角出发表达对公共事物的看法成了可能（时间、
精力和眼界），"初步实现了从家庭走向社会的梦想是工业化给妇女
带来的最大变化和惠顾"②。除了工作之外，美国妇女受教育的人
数也明显增加，仍是1870年至1900年间，接受高等教育的妇女人
数从13000人增至56000人。③ 随着史密斯学院、蒙特霍利尤克学
院、布林莫尔学院、韦尔斯利学院、瓦萨学院等女子学院的建立，
从事教师、护理和图书馆等专业性工作的妇女人数也在增加。1890
年，妇女在全美劳动人口中所占比例为17%，其中的36%从事专
业性工作。④ 特别是对部分出身于中上家庭的妇女来说。教育为她
们能够在更大平台上展示才华提供了条件，也引起她们开始关注外
界事物的兴趣。进而言之，除了妇女原本就具有的情感细腻这一优
势外，受教育又使妇女获得了知识储备，这使她们能以更加积极的
姿态登上历史舞台，发挥比此前更大的作用。妇女自身意识的觉醒
也成为南北战争后美国社会转型期的一大亮点。正如有学者所言，
"19世纪下半期的美国妇女，已逐渐成为整个社会中不可忽视的一
支力量"⑤。19世纪90年代后则更是开启了被后人所称的"妇女
时代"，妇女在公共生活中扮演着越来越重要的角色。

　　时代变革往往意味着需要身处其间的人们全勤投入。与男性相

---

① Gleon E. Porter, *Encyclopedia of American Economic History*, Charles
Scribner's Sons, 1980, p. 991.

② 余志森主编：《崛起和扩张的年代》，人民出版社2002年版，第227页。

③ Thomas D. Snyder, Higher Education, in Thomas D. Snyder, 120 *Years
of American Education：A Statistical Portrait*, Diane Publishing, 1993, p. 75.

④ Nancy Woloch, *Women and the American Experience*, McGraw-Hill,
Inc. , 1994, p. 283.

⑤ 丁则民主编：《美国内战与镀金时代》，人民出版社2002年版，第
327页。

比，妇女原有社会地位的低下和工业化时代妇女意识的觉醒都促使美国妇女以更加团结的姿态面对世事、表达利益诉求，改善生存现状，她们选择和采取的方式则是组建妇女改革团体。"妇女性别意识的觉醒从参与社会活动开始，而妇女社团则是觉醒的摇篮。"①

　　实际上，在独立革命时期，美国妇女有时就作为先驱，试图通过选举之外的渠道来影响政府决策。② 19世纪早期，美国北部市镇中的部分妇女即已开始成立各种协会组织，如慈善协会（Charitable Societies）和福音传单协会（Tract Societies），其形成既有自愿因素，也有宗教背景——这主要是受到来自清教中福音派教义的影响。"福音新教强调自身的修为，以达到至善境界为目标，对于酗酒和放纵行为分外敏感。"③ 通过这些协会组织所举办的各类活动，妇女有了属于自己的空间和交际网络，内容既包括捐资助学、访贫问苦、救助鳏寡孤独、散发宗教出版物等慈善和宗教事务，也含有在协会内部培养和传授技能，特别是厨艺和看护儿童这样的家政技艺等内容。由于美国南北双方在经济社会发展上的巨大差异，北方妇女明显要比南方妇女更早觉醒并意识到妇女在公共领域中理应负有不可推卸的职责，而不仅是作为家庭主妇日夜劳作于厅堂厨房。

　　从19世纪30年代开始，妇女协会不再将她们的活动仅仅局限于慈善和宗教领域，而是扩展为对广大社会议题的关注——和平、禁酒、堕胎和道德改良等都成为这一时期妇女协会集中讨论的热门话题。她们的活动也激起了人们对妇女地位及其作用，特别是她们在社会公共生活中扮演何种角色这一问题的思考。但与前一阶段类似，妇女协会的发展也受制于当地社会风气和开放程度，城市化较

　　① 黄虚峰：《美国南方转型时期社会生活研究：1877—1920》，上海人民出版社2007年版，第96页。

　　② Paula Baker, The Domestication of Politics: Women and American Political Society, 1780-1920, *The American Historical Review*, 1984（3），p. 621.

　　③ 张友伦主编：《美国的独立和初步繁荣》，人民出版社2002年版，第429页。"福音派"源于希腊文新约中的"euangelion"一词，意位"可喜的信息"、"使人欢欣的好消息"。

高的东北部居于全国领先地位，西部次之，南部则仍然显得相对落后。

　　南北战争后，随着美国城市化进程的加快，妇女协会组织也呈现出繁荣之势。"城市化是协会组织成立的先决条件"①，在这一时期占据主导地位的是妇女俱乐部和禁酒协会。她们比早期妇女协会更为大规模地参与包括食品药品纯净运动在内的社会运动，这不仅对美国社会产生深远影响，而且提高了其自身地位。

　　大多数妇女俱乐部于南北战争结束后的19世纪70年代成立，主要集中在波士顿、芝加哥、纽约等大城市，成员也多为受过良好教育且有一定闲暇的城市中产阶级白人妇女，可以说她们都是当时的女界精英。俱乐部起初的主要功能是在这些白人妇女之间搭建一个文化交流平台，但其后则日渐发展为支持市政改革的重要组织。妇女俱乐部一开始对工作目标的设定还比较模糊。就拿1868年由简·克罗利（Jane Croly）成立于纽约的"妇女联谊会"（Sorosis）来说，它无非就是一个"女性之间互相帮助并积极行善的组织"，成立于同一年的"新英格兰妇女俱乐部"（The New England Woman's Club）则提出使自己成为"一个有组织的连接思想和行动的社会中心"②。

　　19世纪80年代和90年代是妇女俱乐部发展的黄金期，妇女俱乐部总会这一全国性组织也于1892年成立，其下涵盖500个俱乐部，成员超过10万之众。1898年，妇女俱乐部总会在全国30个州共计下辖2110个俱乐部，拥有132023名会员。③ 她们所组织的活动样式繁多，有每周会讲、讨论、读书报告，主题也是针对当

---

　　① Gerald Gamm and Robert D. Putnam, The Growth of Voluntary Associations in America, 1840-1940, *The Journal of Interdisciplinary History*, Vol. 29, No. 4, Patterns of Social Capital: Stability and Change in Comparative Perspective: Part II (Spring, 1999), p. 549.

　　② Nancy Woloch, *Women and the American Experience*, McGraw-Hill, Inc., 1994, p. 289.

　　③ Ellen M. Henrotin, The Attitude of Women's Clubs and Associations toward Social Economics, *Bulletin of the Department of Labor*, 1899 (23), p. 504.

时社会公众聚焦的一些热点问题，同时也开展义务植树和在市内筹建公共图书馆，很多妇女俱乐部成员也因此成为美国第一批图书馆专业工作人员。① 对于那些参与俱乐部活动的妇女会员来说，俱乐部"不仅意味着娱乐或抽象意义上的启蒙，而且也发挥着行业联络和互相鼓舞的作用"②。也可以说，俱乐部起到了类似德国著名社会学家滕尼斯（Ferdinand Tönnies）所说的"共同体"功能，它将部分有着共同价值追求和理想信念的白人妇女凝聚在一起，一道参与社会公共事务。

与此同时，妇女禁酒运动也在全国展开，以基督教妇女禁酒联合会为代表的妇女禁酒组织以禁酒为起点，将她们的触角扩展至其他社会改革领域，在进步主义运动中取得令人瞩目的成就，形成了基督教妇女禁酒联合会这一全国性妇女改革团体，并涌现出像威拉德（Frances Willard）这样的著名领导人。1879 年，威拉德担任基督教妇女禁酒联合会第二任主席。在她的领导下，基督教妇女禁酒联合会获得了快速发展，成为全美乃至世界范围内首个大型妇女组织。③ 基督教妇女禁酒联合会吸引了来自全社会不同阶层和年龄的妇女加入，规模也愈加壮大，1890 年已经达到 16 万人，1900 年增至 20 万人。④ 更为重要的是，相比于前任主席威顿米尔（Annie Wittenmyer），威拉德将基督教妇女禁酒联合会有机地融入如火如荼的时代改革运动中，以更加开放和主动的姿态积极贡献妇女的智慧和力量。她们不仅关注禁酒，而且对于其他与禁酒并不直接相关

---

① Paula D. Watson, Founding Mothers：The Contribution of Women's Organizations to Public Library, *The Library Quarterly*, 1994（3）, p. 236.

② Mari Jo Buhle, *Women and American Socialism，1870-1920*, University of Illinois Press, 1981, p. 57.

③ Ruth Bordin, *Frances Willard：A Biography*, The University of North Carolina Press, 1986, p. 7

④ Karen Berger Morello, *The Invisible Bar：The Woman Lawyer in America, 1638 to the Present*, Random House, 1986, p. 737.

的议题也抱以极大热情，如儿童救助、妇女教育、卫生和健康等。① 这种转变可从基督教妇女禁酒联合会的部门设置中一见端倪：1882年，其下属的20个部门中还只有3个同时从事禁酒活动和其他社会改革事业的部门；而到1896年则扩展至39个部门中的25个介入社会改革运动。② 有学者评价基督教妇女禁酒联合会："该组织已经不再是几位好心肠的妇女为使其同胞姐妹们免受丈夫虐待所做的一点善举，而是成长为了当时美国社会改革的一支重要力量。"③ 威拉德本人也作为那个时代美国杰出的妇女运动领袖而被誉为"圣弗朗西斯"和"世纪女性"④。

二、介入运动的原因

需要细究的是：妇女改革团体为何会如此积极介入食品药品纯净运动？与其他运动参与者相比，妇女改革团体在运动过程中起到了什么作用，效果又如何？有哪些特点值得注意？

哪些方面的历史动因推动这三大妇女改革团体开始关注，并努力推动食品药品纯净运动朝预期方向发展？笔者认为以下三个方面需要着重指出。

首先，南北战争后美国食品药品日益恶化的状况使三大妇女改革团体很难再袖手旁观。由于这一时期美国食品药品掺假横行，普通民众已经无法信赖日常生活中的饮食用药安全，这是理解妇女改革团体为何会对食品药品掺假问题如此敏感的基本历史背景。举例来说，面粉中掺杂有米粉、细石子、沙粒；辣椒则以红铅、米粉、盐等物质混合调制；将芜菁掺入山葵；作为饮品的咖啡中则混有菊苣、豌豆、橡子、坚果壳和焦糖等多种物质；烟草中含有鸦片；水

① Ruth Bordin, *Woman and Temperance：The Quest for Power and Liberty*, *1873-1900*, Temple University Press, 1981, pp. 97-98.
② 裔昭印等：《西方妇女史》，商务印书馆2009年版，第373页。
③ 李颜伟：《知识分子与改革：美国进步主义运动新论》，社会科学文献出版社2010年版，第373页。
④ Mari Jo Buhle, *Women and American Socialism*, *1870-1920*, University of Illinois Press, 1981, p. 62.

杨酸、鞣酸、甘油、苦木、葡萄糖则被用于啤酒装运和储存。① 与此相似，以各种名目出现的专利药充斥市场，这些药不仅在疗效上无法与真正意义上具备生产专利的药品相比，而且还因其配方中含有吗啡、鸦片、酒精等致瘾物质，而极易导致患者使用后产生嗜睡、神经系统紊乱等症状，严重者甚至会死亡。根据 1900 年美国联邦统计局调查，专利药年销售额高达 1000 万美元以上。若按此比例分摊，每一个美国人年均消费 1.25 美元用于购买专利药。② 如果因蒙蔽而服用专利药产品（特别是长期服用），会导致患者对药物产生依赖甚至发展为药物滥用，而这又为滋生偷盗、卖淫等社会问题提供了温床，不利于社会整体和谐。有调查显示，每一千位服用专利药的病人中，65% 为女性，白人妇女则占到其中的 95%，南方妇女的比例又要高于北方。③ 专利药对社会所产生的危害及其欺骗性是促使妇女改革团体举起反抗大旗，呼吁政府对其严加监管的两大主因。

其次，男女工作场所和时间上的差异也是妇女更为积极地参与食品药品纯净运动的另一要因。尽管美国妇女因受益于工业化而获得了较大程度的解放，而且部分妇女确已开始走出家庭，但这并不意味着她们将家庭弃置不顾。实际情形则需要妇女同时兼顾两边：一是家内责任，她仍要担负诸如照看子女、采买衣食等本就属于妇女的分内之事；二要顾及工作，与男性经常一整天忙碌于工作中有所不同，妇女在从事家务劳动时能享有较大的自由度和宽松度，而妇女行事的细腻、周全则使其家务劳动也显得更具计划性，这些都有助于妇女抽出更多时间去关注日常生活中的食品药品安全问题，并在一定程度上将其视为职责所系。或者说，妇女改革团体参与食

---

① Lorine Swainston Goodwin, *The Pure Food, Drink, and Drug Crusaders, 1879-1914*, McFarland & Company, Inc., Publishers, 1999, pp. 42-44.

② U. S. Bureau of the Census, *Thirteenth Census of the United States, Vol. VIII, Manufacturers, 1909*: *General Report and Analysis*, Government Printing Office, 1913, p. 40.

③ David T. Cartwright, *Dark Paradise*, Harvard University Press, 1982, pp. 38-41.

品药品纯净运动蕴含了美国妇女试图弥合家内劳动与家外工作之间的鸿沟，依据理想意识来建构公共生活的努力。① 在她们的思维潜意识中，家庭与社会须臾不可分离，"家庭与工作是一个稳定整体"②。妇女工作范围固然已不局限于家内，但维护家人身体健康、保持家庭和睦仍是妇女母性意识的自然流露。对妇女来说，工作与否取决于它是否能够调和"家庭角色和个人发展，如果工作与以家庭为中心这一目标相冲突，她也将拒绝考虑外出工作抑或会表现出很强的犹豫情绪"③。在这方面，世纪之交的美国妇女不同于男性。外出工作虽然能够彰显他们的独立自主，但妇女也能感受到保持家中环境和抚育子女等家内事务的重要性。

再者，美国家庭中的传统分工也为我们对此问题的分析提供了一些线索。长期以来，妇女就被认为更适合担任护理工作。在医学尚未昌明之前，妇女被赋予"家庭医生"的角色。预防疾病、照料病患便成为妇女分内之事，妇女也以生命"创造者"和"保护者"④ 的双重形象出现。也正是由于妇女具备这种双重角色，妇女改革团体极为自然地将其目光从禁酒运动拓展至食品药品纯净运动。在她们眼中，不论是酒精还是掺假食品药品，都会对家人身体乃至社会秩序造成危害，必须予以坚决抵制和矫正。从人与社会之间的关系来看，人总是生活在某种特定环境之下，妇女改革团体的行为方式势必受到当时整个社会期待的影响，这也说明妇女形象一

---

① Eileen Boris, Reconstructing the "Family": Women, Progressive Reform, and the Problem of Social Control, in Noralee Frankel and Nancy S. Dye (eds.), *Gender, Class, Race, and Reform in the Progressive Era*, The University Press of Kentucky, 1991, p. 73.

② Regina Markell Morantz, Making Women Modern: Middle Class Women and Health Reform in 19th Century America, *Journal of Social History*, 1977 (4), p. 491.

③ David M. Katzman, *Seven Days a Week: Women and Domestic Service in Industrializing America*, University of Illinois Press, 1981, p. 267.

④ Lorine Swainston Goodwin, *The Pure Food, Drink, and Drug Crusaders, 1879-1914*, McFarland & Company, Inc., Publishers, 1999, p. 59.

定程度上是社会化的产物。

三、在运动中的作用

作为进步运动期间发生在食品药品领域内的社会改革运动，食品药品纯净运动的参与者涵盖了来自社会各界的力量，妇女改革团体只是其中一分子。与其他参与者相比，妇女改革团体在食品药品纯净运动中具体起到了哪些作用以及效果如何也就成为必须要回答的问题。

大体说来，妇女改革团体在食品药品纯净运动中发挥的作用可归纳为以下三个方面。

第一，妇女改革团体较好扮演了宣教者角色。顾名思义，所谓宣教也就是妇女改革团体向社会各界民众作了大量有关掺假食品药品危害的宣传和教育。如果说维利的"试毒班"试验相对来说是一次科学验证，还比较专业的话，妇女改革团体的宣教活动走的则是"群众路线"——从保护家庭的完整、和谐与儿童健康入手，将心比心，尽可能以通俗易懂的方式说明道理、讲清问题，使民众更为切身地感受到纯净食品药品的利好。为了实现既定目标，达成所愿，妇女改革团体通过散发传单、出版通俗小册子、召开集会演讲、组织请愿和举办实物展览等多种方式深入基层，宣传食品药品掺假的危害，鼓动人们团结起来捍卫自身及其家人的健康权益。仅在1906年年初，马萨诸塞州的妇女改革团体就在全州各地分发了500多份小册子，举办了42场关于纯净食品药品的讨论会（其中有19场免费向公众开放）。① 妇女改革团体还通过开办图书馆、暑期班的形式对保姆和已婚妇女进行专业培训，并把高中女生也纳入教育范围，尽可能地提升妇女识别掺假食品药品的能力。基督教妇女禁酒联合会中的卫生与遗传部部长凯洛格（Ella Eaton Kellog）就力主该部各地分支机构都应配备图书馆，以为妇女搜集和提供卫生健康类书籍，另外也应建立休息室，为农村妇女在进城购物间歇

---

① Lorine Swainston Goodwin, *The Pure Food, Drink, and Drug Crusaders, 1879-1914*, McFarland & Company, Inc., Publishers, 1999, p. 67.

时休息、阅读和讨论提供公共空间。①

　　第二，妇女改革团体起到了桥梁和中介作用，有效地串联起食品药品纯净运动的各方参与者，共同致力于推动食品药品的联邦监管。妇女改革团体面向公众各界所作的宣教也能将反对掺假食品药品，支持食品药品纯净运动的个人、团体较好地组织和团结在一起，共同努力。比较典型的有：公民改良联合委员会（The Federation Committee of Civic Improvement）在妇女改革团体的支持和帮助下发起了针对不实药品广告的全国性抗议活动，而纯净食品委员会（Pure Food Commission）则成为妇女改革团体在各州推动食品药品立法的坚定盟友。妇女改革团体之所以能够衔接各方，形成一股强大合力，一来得益于女性本身所具有的利他精神和服务意识，这种气质因掺假食品药品事关家人健康和生活安定而被进一步激发；二来也和大量知识女性的涌现有关，她们的参与使妇女改革团体更能从社会整体发展的长远视角来谋划食品药品纯净运动，促使她们不仅要考虑女性利益，而且也必须将整个社会福祉包括在内。

　　第三，妇女改革团体立足地方，以推动州一级食品药品立法为先导，进而放眼全国，呼吁尽快颁行联邦层面的食品药品监管法律。1895 年之前，妇女改革团体的主要活动集中于推动各州食品药品立法监管。毕竟对大多数妇女改革团体成员来说，各州的食品药品掺假问题迫在眉睫，时刻威胁着家人生命健康，而妇女改革团体良好的动员性和协调性也使她们面对危机时能产生快速反应，向各自所在地的立法机构力陈弊害，敦促立法，由此形成要求地方立法监管的一股巨大声势。在此浪潮"催逼"之下，伊利诺伊州率先于 1874 年颁布综合性食品法，其他州也不甘落后。纽约州于 1881 年通过一部综合性纯净食品药品法，缅因、内布拉斯加和俄亥俄三州则于 1883 年通过本州境内的食品药品法，宾夕法尼亚、弗吉尼亚两州则在此后于 1885 年和 1887 年分别通过各自法律，艾

----

① Lorine Swainston Goodwin, *The Pure Food*, *Drink*, *and Drug Crusaders*, *1879-1914*, McFarland & Company, Inc., Publishers, 1999, p. 93.

奥瓦、佛蒙特、康涅狄格、堪萨斯、威斯康星这五个州在 1889 年完成立法，马里兰、新罕布什尔、科罗拉多、加利福尼亚、佐治亚、印第安纳、北卡罗来纳和北达科它则于 1890 年至 1895 年间制定相应的纯净食品药品法。① 各州立法无疑是对现实生活中食品药品掺假问题的有力回应，但由于权限所致，各州立法只适用于本州，而对州际贸易中的食品药品掺假问题则鞭长莫及，无能为力，这种局面促使妇女改革团体于 1895 年后将其重点转至推动联邦食品药品监管。

从州一级监管向联邦监管的位阶转移除了与州权力受到限制有关外，也和妇女改革团体在对待联邦监管问题上的态度不无关联，而这又与她们对政府的角色认知相关，她们的看法非常简单和直接。在妇女改革团体成员的眼中，保证食品药品纯净是宪法架构下联邦政府理应承担的职责。② 联邦政府不同于特殊利益团体，它应主动回应普通民众的吁求。联邦食品药品监管并未逾越权力边界，也没有违背宪法精神，其本质是美国政府保护人权的体现，这也是建国元勋们在《独立宣言》开头将生命权而非财产权置于首位的题中应有之义。保护消费者的生命健康这一基本人权是美国政府的立国之基，因为民主制度的本质就在于更好地实现和保障人权，缺乏对人权的保护，也就无所谓民主可言！

从效果来看，妇女改革团体介入食品药品纯净运动很大程度上是对维利的响应，两方力量的合流对于 1906 年《联邦食品与药品法》和《联邦肉类检查法》的最终颁布起到了重要推动作用，从而也开启了美国食品药品监管联邦化的序幕，这一点尤具指标意义。当然，应该承认食品药品纯净运动最终能够达成预定目标本身就是"团队努力"的结果，任何个人和团体其实都无法单独行动

---

① Carl L. Alsberg, Progressive in Federal Food Control, in Maryck P. Ravenel（ed.）, *A Half Century of Public Health*, American Public Health Association, 1921, pp. 212-213.

② Lorine Swainston Goodwin, *The Pure Food, Drink, and Drug Crusaders, 1879-1914*, McFarland & Company, Inc., Publishers, 1999, p. 135.

取得成功。在此过程中，妇女改革团体所拥有的广泛民意支持乃其他团体所欠缺，而缺乏足够的政治力（Political Power）也使妇女改革团体必须汇入食品药品纯净运动这一洪流，借助团队平台以更好地发挥作用。对于转型期的美国女性来说，妇女改革团体参与食品药品纯净运动也代表了女性自身素养提高后，为实现社会性别朝着更为平等方向前进的卓越努力。

四、参与运动的特点

妇女改革团体虽然在食品药品纯净运动中表现出极大热情，可她们的行动却并不盲目和冲动，相反，妇女改革团体在计划和具体实施中组织严密、策略灵活、方式多样、目标明确。

同任何一个组织类似，妇女改革团体内部也有着较为严密的组织网络。基督教妇女禁酒联合会在这方面表现得最为明显。除中央委员会外，基督教妇女禁酒联合会下设卫生和遗传部（Department of Hygiene and Heredity）、科学指导部（Department of Scientific Instruction）、麻醉品部（The Department of Narcotics）和立法部（The Department of Legislation）这四大部门。各地分支机构则相应比照设立分部以便就地开展工作，形成在机构设置上从中央到地方的垂直系统，但这并不意味着中央与地方之间的关系直接等同于服从与强制，地方机构仍然有着较大的自主选择权和行动自由，中央机构更多还是负责把握大方向。

为了向民众说明掺假食品药品的危害，妇女改革团体在宣教时大量运用象征、比喻和反讽手法，以一系列形象化语词生动地说明问题的严重性，这也表明妇女改革团体的整体素养较之以往已有提升。她们在提到掺假食品药品时特意使用"有毒的"（Poisonous）、"使人束缚"（Enslaving）、"让人昏沉"（Stupefying）、"受污染的"（Tainted）和"社会诅咒"（Societal Curse）等带有强烈感情色彩的贬义词来指代。对于那些使用过掺假食品药品的人，她们认为那是"不自然的"（Unnatural）、将遭受奴役，并沉溺其中，而掺假食品药品的生产者和销售者则被认为是"毒物供应者"

(Purveyors of Poison)，对消费者犯有欺诈、谋杀、贪婪和贿赂等罪行。① 与之对应，妇女改革团体认为她们的行为乃是出于自卫和利他动机，在过程中追求合作、友爱、平等、民主和进步。那些对食品药品纯净运动无动于衷的人们则被妇女改革团体视为"麻木、自私、不作为和保守"。妇女改革团体的行动方式也很多样化，她们不仅重视通过学校教育、资助设立实验室来提高民众、社会对掺假食品药品的预防和检测能力，而且对州内食品药品掺假问题进行密切跟踪和详尽调查，尽可能广泛搜集证据、撰写研究报告并向立法机构提出合理建议。在行动中，妇女改革团体始终明确食品药品纯净运动所欲达成的联邦监管目标，每一阶段的计划性都很强，步步为营，三大妇女改革团体之间也能做到分工与合作，相互协调，这些都保证了妇女改革团体能将自身能量发挥到极致。

优秀领导人对社会改革的成败来说至关重要，同时也是一个团队高效运转所不可或缺的。"强有力的个人一旦出现于历史舞台，他就以自己的活动加速历史的进程"②，妇女改革团体恰好就有像基督教妇女禁酒联合会主席威拉德和继任者斯蒂文斯（M. N. Stevens）这样的杰出领导人。正是因为有她们的存在，妇女改革团体始终在食品药品纯净运动中扮演着"斗士"角色。

站在今天回看百多年前妇女改革团体参与美国食品药品纯净运动这一已然成为过去的历史，妇女改革团体在此过程中的作用和贡献则为研究者提供了一个观照社会运动的基于妇女立场的女性视角。正如有美国学者所言，"事实上，贯穿整个 19 世纪，女性都试图通过组织起来施加政治压力以修补她们所观察到的存在于社会秩序中的诸多不公正"③。"没有妇女组织的努力，不可能出现进

---

① Lorine Swainston Goodwin, *The Pure Food, Drink, and Drug Crusaders, 1879-1914*, McFarland & Company, Inc., Publishers, 1999, p. 73.

② 普列汉诺夫：《论个人在历史上的作用问题》，王荫庭译，商务印书馆 2010 年版，第 113 页。

③ James Harvey Young, *Pure Food: Securing the Federal Food and Drugs Act of 1906*, Princeton University Press, 1989, p. 183.

步主义。"①

此外，妇女改革团体积极介入食品药品纯净运动也进一步深化了对于美国女权主义的认识。女性之所以参与社会运动不仅是要求获得普选这样单纯的政治权利诉求，虽然这一点也很重要，但它却在不经意间阻挡了视线，从而导致学者在研究这一问题时未能给予女性作为一个特定性别群体的足够关怀。若追溯西方女权主义历史的演进谱系后可以发现，工业化时代以美国妇女改革团体为代表的女权运动可以称得上是在原有女权主义基础上相机发展而成的"新女权主义"②。也就是说，女性不再一味强求、比附与男性同质的一面，而恰恰是注意到了女性的母性特质：对家庭和社区的关心；尽可能避免工业化对于原有家庭和谐的破坏和侵蚀；在日常生活中更加强调利他式的奉献和服务精神，而非绝对个人意义的成功。还可看到，妇女改革团体在食品药品纯净运动中的积极参与也非常生动地说明了美国社会的多元化特征和承认不同利益群体之间存在差异，而又在以宪法为基础的宪政框架下寻求共识的博弈性，这也是当代民主理论中"参与民主"的充分体现，反映了美国政治生活中寓平衡于动态中的制度特点。

第五节　食品药品业界的反应

有研究者认为，"公众舆论会对公共政策的制定产生影响"，但反对此观点的声音同样也很强烈——"真正影响公共政策的是利益组织"③，"利益集团在制定经济政策的过程中扮演着重要角

---

① Anne Firor Scott, *Making the Invisible Woman Visible*, University of Illinois Press, 1984, p. 152.

② Beatrice Faust, Feminism Then and Now, *The Australian Quarterly*, 1974 (1), p. 24.

③ Paul Burstein, The Impact of Public Opinion on Public Policy: A Review and an Agenda, *Political Research Quarterly*, 2003 (1), pp. 29-30.

色"①。犹如一场激烈辩论，双方观点不啻"针尖对麦芒"，虽各有所据，但不论是其中哪一方，都有失偏颇而不免走极端。

一、业界的态度

前文已着重分析了维利、黑幕揭发者与妇女改革团体在食品药品纯净运动中所起的重要作用。但问题在于，多元社会下的美国进步时代不仅是只有作为消费者的妇女改革团体在发声，还有生产者——也就是食品药品业界也会表达利益诉求，他们同样会在法律框架下寻求维护自身利益。就实质层面而言，法律旨在调节社会利益分配，找到符合各方利益诉求的"黄金分割点"。一部"良法"不应仅仅是社会特定人群的"蛋糕"或"礼品"，在遵守法制原则和立法程序的前提下，法律覆盖面应惠及尽可能多的社会成员，这也就是美国宪法制定过程中"原则"与"妥协"② 相结合的立法精义。毕竟业界成员也会根据形势走向和利弊得失来调整其对食品药品纯净运动和联邦监管立法的态度，而绝非一味反对。③ 不同实力和地区之间的企业也存在竞争与合作的关系，这实际上决定了他们在面对食品药品纯净运动时的不同心理反应。④ 站在第三方的立场来分析：绝对意义上的公共利益或业界利益其实都不存在，某种利益应被置于当时的社会背景下才能确认，而找到利益攸关方共有的"最大公约数"当是公共性立法成败的关键所在。总之，面对进步时代声势浩大的改革浪潮和各界民众对掺假食品药品的同声谴责，食品药品业界该如何应对？怎样才能最大限度地保护业界利益

① Vjollca Sadiraj, Jan Tuinstra and Frans Van Winden, Interest Group Size Dynamics and Policymaking, *Public Choice*, 2005 (3/4), p.271.

② 此处借用北京大学历史学系王希教授《原则与妥协：美国宪法的精神与实践》一书的标题。

③ William P. Browne, Benefits and Membership: A Reappraisal of Interest Group Activity, *The Western Political Quarterly*, 1976 (2), p.259.

④ Robert H. Salisbury, John P. Heinz, Edward O. Laumann and Robert L. Nelson, Who Works with Whom? Interest Group Alliances and Opposition, *The American Political Science Review*, 1987 (4), p.1228.

而又不至于激起公众和政府的反弹？两败俱伤还是双赢是摆在食品药品业界面前亟须考虑的问题。

在前文对"利益俘获模式"的分析中，科尔克和威比这两位学者的各自论述都将监管视为政府被业界俘获的结果。若照此合理推论，业界利益与公共利益必将势如水火，两者只有对立而无法兼容。先不论此观点正确与否，仅就此前提而言，科尔克和威比某种程度上就已将业界与政府之间的关系绝对"私人化"，未能充分注意到进步时代美国社会剧变对全体美国人所造成的影响。即使如他们所言，食品药品业界对政府的俘获也是美国社会转型背景下的必然产物。政府监管对业界自身而言在当时已经显得十分必要，业界与公众之间不但没有不可调和的矛盾和冲突，而且还有着共同的利益基础。

前文部分已先后提及 1880 年至 1900 年这 20 年间美国社会经济发生的巨大变化，此处不再赘述，但仍需强调美国国内市场的扩大和整合对食品药品业界的冲击。

市场规模的扩大为美国企业家创造了更多的商机，食品药品业界也不例外。借助于全国性交通网络，食品药品业界内部涌现出像亨氏公司这样的全国性大型食品企业，它们不仅追求高效和利润，而且也倡导从生产环节到销售过程的一体化，以此降低成本，提升竞争力。第二次工业革命中不少技术创新既有助于业界满足新的市场需求，也使它们开始控制对产品的供应。① 除了大公司的兴起，新型分销策略和企业销售部门的扩张也是 19 世纪最后 20 年内极为引人瞩目的两个面相。与此相对，各地的食品药品小生产者因无法适应新时代下社会发展需求而逐渐萎缩。各州监管法律的不统一和掺假食品药品的横行肆虐不论对于大企业还是小生产者来说都是一大威胁。追求联邦监管，建立完善的全国性食品药品统一监管体系

---

① Ilyse D. Barkan, Industry Invites Regulation: The Passage of the Pure Food and Drug Act of 1906, *American Journal of Public Health*, 1985（1）, p. 19. Mary Yeager Kujovich, The Refrigerator Car and the Growth of the American Dressed Beef Industry, *The Business History Review*, 1970（4）, pp. 460-482.

对于市场中任何一个要素主体都将是必然选择，这也和美国宪法中联邦与州的权利义务分配原则相适应。对于科尔克和威比将业界对于联邦监管的迫切需求视为他们出于自身利益的俘获行动这一观点，笔者并不认同，因为生产者和消费者在市场经济条件下并非完全对立，而是一个统一体。

　　美国学者唐纳·伍德教授在《公共政策的策略运用：业界支持与1906年食品药品法》这篇长文中认为，食品药品业界不仅真诚欢迎这样一部全国性食品药品监管法律的出台，而且也能从对公共利益的保障中获得切实效益。特别是对于那些大企业来说，《联邦食品与药品法》和《联邦肉类检查法》将有助于他们巩固和扩大国内市场份额，建立起在国内市场上的优势竞争地位。伍德以亨氏公司（Heinz）创始人亨利·海因茨为例来说明大企业对于联邦监管法律所秉承的"无条件支持"（Unqualified Support）态度，而美国专利药协会（American Proprietary Association）这一专利药业界组织则是坚决的反对者。① 通过对食品药品业界与国会1906年通过《联邦食品与药品法》、《联邦肉类检查法》这两者关系的研究，伍德进一步深化了对美国公共政策制定过程的认识。在他看来，业界利益与消费者利益能够兼容，且时有一致，两者实为紧密缠绕的"嵌套"关系。② 或许公众在一段时间内的义愤对促成法案通过很有必要，但这"也无法得出结论认为立法目的主要就是为了消费者利益服务而非业界"③。用伍德的话来说："不论是消费者还是生产者都不想受骗，准确的商标信息符合两方利益。"④ 伍德进而认为业界私利的获得某种程度上也能为公众谋福利。其核心论点即

---

　　① Donna J. Wood, The Strategic Use of Public Policy：Business Support for the 1906 Food and Drug Act, *The Business History Review*, 1985（3），p. 413.

　　② Donna J. Wood, The Strategic Use of Public Policy：Business Support for the 1906 Food and Drug Act, *The Business History Review*, 1985（3），p. 404.

　　③ Donna J. Wood, The Strategic Use of Public Policy：Business Support for the 1906 Food and Drug Act, *The Business History Review*, 1985（3），p. 404.

　　④ Donna J. Wood, The Strategic Use of Public Policy：Business Support for the 1906 Food and Drug Act, *The Business History Review*, 1985（3），p. 430.

是公共利益与业界利益一体两面，呈现为互相促进之势，而非绝难共处一室。"当然，除了掺假者、假冒商标者和那些已经威胁到既有公司市场地位的新兴食品生产者外，不论是象征意义还是实际作用，《联邦食品与药品法》对于业界和公众来说都是一大胜利。"①

二、维利与业界之间的周旋

通过考察维利与食品药品业界之间的互动或可对双方就食品药品纯净运动的态度和相互攻防一窥究竟。

不论是哪一层级，立法在任何一个国家都会涉及甚至触动相应业界的利益，它实际上是社会资源的整合和再分配过程，尤其像食品药品这样的公共立法更是如此。维利所要推动的也正是这样一部全国性食品药品监管法律，它不仅涵盖全民在内，而且必然会波及食品药品行业自身，因此堪称美国食品药品监管的一部"大法"。在推动立法的过程中，维利也需要处理好与食品药品业界之间的关系。若无法与业界达成共识，法律在国会的通关之路也将会变得异常艰难。对维利而言，要想取得食品药品纯净运动的胜利，必须迈过食品药品业界这道门槛。本书选取维利与威士忌生产者之间的互动为例来说明维利在此过程中的折冲樽俎和业界的应对。

威士忌酒源自英国，是全世界最为著名的优质蒸馏酒之一。按产地划分，有苏格兰威士忌、爱尔兰威士忌、美国威士忌、日本威士忌和加拿大威士忌。就美国来说，美国威士忌的最早产地可溯至弗吉尼亚、马里兰和宾夕法尼亚三地。发展至今，美国威士忌的产地大多分布于南方，"威士忌的故事也成为美国南方故事的一部分"②。威士忌不仅被用于宴饮餐会时调节气氛，而且成为重要的贸易商品。到南北战争结束时，美国国内的威士忌贸易发展势头良好，对其开征的税收也已成为政府资金的重要来源。从 1876 年至

---

① Donna J. Wood, The Strategic Use of Public Policy: Business Support for the 1906 Food and Drug Act, *The Business History Review*, 1985 (3), p. 432.

② Mark H. Waymack and James F. Harris, *The Book of Classic American Whiskeys*, Open Court Publishing Company, 1995, p. 2.

1904年间，有超过一半的联邦收入来自酒类税。① 截至目前，美国仍是全世界著名的威士忌产地，也是威士忌重要的消费国。

若以酿造工艺来区分，美国威士忌主要有纯威士忌、混合威士忌和淡威士忌（Light Whiskey）这三大类。相比于前两者，淡威士忌系新式品种，此处主要围绕维利和前两种威士忌生产者之间的关系来展开论述。

生产威士忌最为古老的方法是通过蒸馏谷物来进行。② 但随着酿酒工业的发展，不同条件下以相异配方和原料为基础也能酿造各类威士忌。19世纪末的美国就通行两种威士忌酿造的方法，其产品分别为纯威士忌和混合威士忌。③

顾名思义，纯威士忌的原料来源较为单一，主要为玉米、黑麦、大麦或小麦，酿制过程中也不与其他威士忌或谷类中性酒精相混合，制成后则需放入炭熏过的橡木桶中至少陈酿两年。美国产的纯威士忌并不像苏格兰纯麦芽威士忌那样，只用一种大麦芽酿造，而是以某一种谷物为主（一般不得少于51%），再加入其他原料。混合威士忌则由20%左右的纯威士忌和其他威士忌混合而成。因此，混合威士忌不仅酿造工艺较之纯威士忌简单，而且销售价格也相对便宜，占据当时美国威士忌市场的85%。④ 面对这两种威士忌，维利所要做的就是判定何者为掺假产品？最终，维利选择了纯威士忌，而他究竟又是如何考虑的呢？

纯威士忌虽然迟至1868年南北战争结束后方才逐渐流行开来，

---

① James Harvey Young, *Pure Food：Securing the Federal Food and Drugs Act of 1906*, Princeton University Press, 1989, p. 165.

② Gerald Carson, *The Social Hisotry of Bourbon*, The University Press of Kentucky, 1963, pp. 163-168.

③ Jack High and Clayton A. Coppin, Wiley and the Whiskey Industry：Strategic Behavior in the Passage of the Pure Food Act, *The Business History Review*, 1988（2），p. 290.

④ Clayton A. Coppin and Jack High, *The Politics of Purity ：Harvey Washington Wiley and the Origins of Federal Food Policy*, The University of Michigan Press, 1999, p. 53.

但这并未影响到它此后的快速发展之路。1870 年，美国国会通过一项法案，内中要求纯威士忌的窖藏过程必须在政府监督之下进行，且需将一绿色标记粘贴于成品之上以示区别。纯威士忌生产者则利用这一机会趁势将此标记界定为对产品质量的保证，以此争夺市场份额，从而在与混合威士忌的竞争中取得了优势。① 对此做法，混合威士忌生产者极为不满。作为他们的联合组织——全国酒类批发商（National Wholesale Liquor Dealers）所雇的律师，来自圣路易的沃里克·休（Warwick M. Hough）于 1903 年秋与维利会面于华盛顿。休向维利说明国会法案将会使混合威士忌生产者陷入困境，这对他们来说十分不公平，特别是其中要求混合威士忌生产者标注原料成分这一做法无疑将使他们处于更为被动的境地，毕竟纯威士忌生产者并不需要这样做。对于休的要求，维利表示可以理解，也答应在未来通过的联邦监管法中不要求混合威士忌生产者标明成分。维利希望休和广大混合威士忌生产者不必担心他所推动的联邦监管法，因为他只关注产品是否掺假。但维利也警告休一旦混合威士忌生产者反对联邦监管法的通过，那么，他们将被曝光于媒体聚光灯下，而一切后果和责任都将由混合威士忌生产者来担负。显然，此时的维利已经熟谙与业界相处之道。为了推动联邦监管法，已有所松动的维利事实上已经默认了一定程度的妥协非常有必要。

与休晤谈时显得公事公办的维利却与纯威士忌生产者保持着友好往来，维利为何如此青睐纯威士忌？这一方面与维利自小的生活背景有关，维利家乡所在的印第安纳州南部毗邻美国威士忌产地之一的肯塔基州，他个人对威士忌的生产也比较熟悉和了解；另一方面也与维利后天所养成的中产阶级生活方式和习惯有着千丝万缕的联系。维利对于在何种场合下使用哪种威士忌有着严格界分：他认为纯威士忌应主要提供给包括他在内的城市中产阶级和乡村绅士，

---

① Gerald Carson, *The Social Hisotry of Bourbon*, The University Press of Kentucky, 1963, pp. 153-157.

而较为便宜的混合威士忌则应主要向工人阶级和城市贫民出售。①
维利虽然在休面前保证中立，但其内心深处已经认定混合威士忌系
掺假产品，需要对其严加监管。在维利眼中，以谷物为酿造原料，
并于橡木桶中陈放经年的纯威士忌才是真正意义上的原装威士
忌。② 通过上述对比，维利此举可谓一石二鸟：既拉拢混合威士
忌，又确保纯威士忌将被视为纯净产品。维利之所以会采用两面手
法，除了与其自身的喜好有关外，其实也是维利希望借此避免失去
以禁酒为目标之一的妇女改革团体对食品药品纯净运动的全力支持
和配合。更为本质的还在于反映了维利一直所坚持的原则：一部联
邦监管法应包含所有食品在内，不能有任何例外。③

　　总之，维利在对待食品是否掺假这一问题上一贯坚持自己的信
念，甚至已经有些固执，从他与两种威士忌生产者之间的交往中便
能体会其中一二。这也可以说明维利是一个行事极为讲究策略之
人。为了推动立法，维利非常善于面对公众表达自己的观点，通过
频频撰写文章、发表演讲以及举办有关掺假食品药品的实物展览来
与民众互动，以使更多人知悉他所致力的事业，并加入到食品药品
纯净运动中来。④

　　对于食品药品业界来说，他们对待食品药品纯净运动的态度与
其自身企业规模的大小呈正相关。一般来说，大企业为了能够获得
更大的市场份额和良好的竞争环境，乐于见到联邦政府通过全国性
监管法律净化市场环境，而立足于地方的小企业和家庭手工作坊则

　　① Clayton A. Coppin and Jack High, *The Politics of Purity*：*Harvey Washington Wiley and the Origins of Federal Food Policy*, The University of Michigan Press, 1999, p. 54.
　　② Jack High and Clayton A. Coppin, Wiley and the Whiskey Industry：Strategic Behavior in the Passage of the Pure Food Act, *The Business History Review*, 1988（2）, p. 300.
　　③ James Harvey Young, *Pure Food*：*Securing the Federal Food and Drugs Act of 1906*, Princeton University Press, 1989, p. 167.
　　④ 作为学者，维利一生勤奋高产，除了为报章杂志大量写稿外，他还撰有11部专著、225篇科学报告和超过60份为政府所写的各类小册子。

出于保护传统工艺的考虑和对大企业财力的畏惧则会站在联邦监管立法的对立面。从世界范围来说，这股"思潮"不独存在于美国，而是现代化浪潮下的一种普遍心态反映。

一个社会出现问题并不可怕，关键在于其自身是否具备以解决问题为核心的信息搜集机制和发布平台，揆诸世界历史，这在一定程度上已成为区分"开放社会"与"封闭社会"的重要依据。一旦遇有涉及公共利益的突发事件发生，开放社会更易做到在以市场为主体和政府依法而行基础之上的积极有为，而媒体、社会团体和知识精英等民间力量也都能秉持各自立场、分头进击、阐明诉求，建立起衔接民众与政府之间的沟通桥梁，便于民众在短时间内获得第一手信息，作出妥适选择。两相比照之下，封闭社会则由于内部上下流通管道与横向位移方式的缺失而极易使民众陷入恐慌，进而导致不同群体之间趋向猜忌、仇恨、对立与不安，损害整体社会的和谐。

辛克莱、亚当斯、维利和妇女改革团体在食品药品纯净运动中正是扮演了这样一个角色。辛克莱和亚当斯等黑幕揭发者主要运用他们手中的笔将掺假食品药品的混乱状况公之于众，也就是把事实清楚地告诉各位读者，使民众得以知情；维利则是从监管机构的角度出发，以其专业能力作为后盾，对当时引发争议较大的防腐剂和添加剂的运用展开科学实证工作，以证明其确实会对人体产生危害；妇女改革团体所起的作用则主要在于对民众——特别是女性的宣传与教育，促使她们关注并积极参与到运动中来。虽各司其职，但他们的行为对于食品药品纯净运动来说都是不可或缺的。美国社会的可贵之处还在于已有法制规范和人们意识中根深蒂固的法治思维能将躁动、愤懑引入法制轨道，诉诸立法以寻求问题的解决，而不至于如脱缰野马、任其狂奔、失去控制，形成对社会的潜在威胁与冲撞，从而也有利于在更高的联邦层次形成最低限度的社会共识。而这对于任何一项社会改革来说都属必要条件。

第三章 从地方自主到联邦监管的艰难移转

黑幕揭发并不等于问题的解决，它仅仅只是将问题公之于众，引发全民对掺假食品药品现象的关注，并借揭发这一行动本身来表达民众的愤怒、不满和权利诉求，最终解决之道仍然是要回归现行体制，通过立法的方式来形成规范和长效机制，社会（政治）问题的法律化解决本身也是美国法治传统的良好体现。

本章将在前几章基础上将焦点聚至食品药品监管主体的移转——从原先的各州自主管理升格为以全国综合性立法为基础的联邦化监管，这一过程既是联邦政府针对民众诉求的回应，也是联邦与州原先宪法权力分属的再调整，而它的直接成果便是迈向此前维利、辛克莱、亚当斯、妇女改革团体和部分业者多年努力的全国性立法这一终极目标——即《联邦食品与药品法》和《联邦肉类检查法》这两部法律在 1906 年获得通过。联邦监管权力最终得以扩大，而罗斯福总统本人在立法攻关阶段所展现的格局与气魄对于立法进程来说也甚是关键。最后，笔者将试从法理层面对作为食品药品纯净运动最终成果的两部法律进行文本分析，点出其进步和缺憾之处，这也将是在美国食品药品监管长河中对其作出恰当定位的前提和基础。

第一节 各州和国会的早期立法行动

针对南北战争后食品药品掺假问题的日益严峻，美国国会和各州并未完全听之任之，而是积极应对，寻求法律层面的有效解决办法——颁布了大量适用于本州范围内部的食品药品单项立法，这些立法尝试也为 1906 年《联邦食品与药品法》和《联邦肉类检查法》的正式出台奠定了法理基础。

美国著名经济史学家恩格尔曼（Stanley L. Engerman）和高尔曼（Robert A. Gorman）在由他们共同主编的《剑桥美国经济史》中提及 19 世纪美国州政府时说："如果说宪法和联邦政府提供了一个法律的大体框架以及处理与其他国家、州与州之间的关系的话，那么州法律和规章则提供了一个具体的框架，几乎影响到每一位美国人的生活和工作。"① 由于美国历史的独特性和各州政府自治传统的深厚，州政府长期以来直接面对着衣食住行等与民众切身利益攸关的重大民生问题。相比于联邦政府，当面对南北战争后的食品药品掺假乱象时，州政府率先行动，诉诸立法因应危局。

一、州议会的立法措施

前文已有述及，部分州远在独立前的殖民地政府时期就已颁布若干监管法令，禁止一切食品掺假行为，保障殖民地内部的食品供应和对外出口。对各殖民地来说，对外贸易的稳定和长久事关经济命脉。即使是在革命后，各殖民地虽然已经转为初生的美利坚合众国内部的一个州，但革命的发生并未改变各州政府在食品立法中所占的主导地位。同时，鉴于对外贸易在独立早期对美国经济所具有的重要性，与殖民地时期的法律相似，各州所颁布食品法中的大部分条款依然主要关注那些新生共和国经济重点仰赖的外贸商品。从立法原则来看，各州立法者仍如独立之前，在立法时以英国通行的普通法为依据。这也就不难理解为何英国著名法学家威廉·布莱克斯通（William Blackstone）于 1803 年出版的《英国法释义》一书在 19 世纪初的美国仍然发挥着重要作用。在实际立法层面，马萨诸塞州于 1785 年就颁布了首部适用于涵盖所有食品的反掺假法律。其他州则相继效尤，也制定了适用于本州内部的类似法律。18 世

---

① 斯坦利·L. 恩格尔曼、罗伯特·E. 高尔曼主编：《剑桥美国经济史：漫长的 19 世纪》（第二卷），高德步等译，中国人民大学出版社 2008 年版，第 364 页。

纪的最后 15 年，许多州都已经拥有属于自己的食品法。以弗吉尼亚州为例，该州早在 1786 年就已颁布法律严惩食品掺假。但总的来说，从 18 世纪末至 19 世纪中叶，各州的食品立法比之于原有殖民地时期，改动和变化的幅度并不大。①

　　南北战争结束至 19 世纪末是各州食品药品立法的集中期，特别是 1880 年至 1900 年的 20 年间。各州加快立法进程其实也是与此时美国铁路交通的飞跃发展直接相关。1869 年，第一条横贯北美大陆的"联合太平洋—中央太平洋铁路"胜利接轨。其后 20 年，另外四条贯通东西的铁路相继修建。这五条铁路大动脉的贯通辅以 19 世纪 70 年代斯威夫特发明的冷冻新技术，使跨越时空界限的大规模食品运输成为可能。这一新技术将此时迅速崛起，并形成规模化生产的中西部芝加哥、圣路易斯等肉类屠宰加工中心与东部城市连为一体。技术条件的进步降低了生产成本和交易费用，但也使消费者面对市场一体化后的食品生产和销售更加无所适从，因为他们基本不具备对于食品安全的专业判断能力，而政府相比之下则有着充足人力和良好实验设备来保障消费者对于食品信息的知情权。因此，各州在原有法律基础上进行了增删修订以适应时代变化和经济发展的需求。法律修订目的在于要求生产者务必准确标注食品的各项信息，特别是成分中是否含有化学添加剂和防腐剂等消费者不易察觉的物质。弗吉尼亚州就分别在 1878 年、1886 年和 1890 年三次对原有的 1786 年法律进行了修订。19 世纪的最后 15 年，弗吉尼亚州制定了大量食品法以有效遏制食品掺假。1889 年，明尼苏达州通过法律禁止销售掺假焙粉；控制酪的生产；要求地方卫生委员会任命检查员，对于"为食用而宰杀的所有牛、羊和猪进行详细检查"，禁止向未满 16 岁的儿童出售香烟或烟叶；控制牛奶、黄油和干酪的质量纯度。② 根据罗尔的研究，"到 1900 年，几

---

　　①　James Harvey Young, *Pure Food*: *Securing the Federal Food and Drugs Act of 1906*, Princeton University Press, 1989, p. 3.

　　②　劳伦斯·M. 弗里德曼：《美国法律史》，苏彦新等译，中国社会科学出版社 2007 年版，第 501 页。

乎每个州都已通过一部纯净食品或纯净乳制品的法律"①。

此外，食品工业内部"新"、"旧"食品生产者之间的激烈竞争也是推动各州食品立法的一大动因，这其中又以黄油（Butter）生产者和人造黄油（Oleomargarine）生产者的竞争最为典型。人造黄油于1869年由法国化学家梅热·莫里埃（Mège-Mouriés）所发明，19世纪70年代引入美国。② 由于其生产快速，价格相对便宜，传统黄油生产者感到新产品将会对自身经济利益造成极大威胁。为此，他们不仅污蔑人造黄油是"伪造油脂"，还通过向州政府施压的手段试图以立法来干预人造黄油贸易，而部分州政府也确实颁布监管法律，规定人造黄油不得使用于公寓楼、监狱和餐馆中。③ 除了黄油生产者和人造黄油生产者的矛盾外，本地屠户联合部分牛仔指控来自芝加哥的灌装牛肉属于不安全食品，游说州政府对其进行检查。类似摩擦也发生在纯威士忌酒生产者和混合威士忌酒生产者之间，双方都指责对方所生产的威士忌酒对于消费者来说是不纯和不安全的。姑且抛开食品安全本身不论，若单纯从市场角度来分析，在自由竞争状态下，一种更新且更为便宜的替代产品无疑会刺激原有食品生产者通过作为第三方的政府监管以有利于自己的方式，来重新获得竞争中的优势地位。④

综上所述，各州在进行食品立法时主要受到这两个因素的影响：以消费者为主要对象的公共利益和以生产者为主的经济利益。不管动机如何，法律的颁布至少在本州内部能够起到一定监管作用，马萨诸塞和明尼苏达两州是这方面的典范。它们不但颁布了配

---

① Marc T. Law, The Origins of State Pure Food Regulation, *The Journal of Economic History*, 2003 (4), p. 1103.

② Ruth Dupré, If It's Yellow, It must be Butter: Margarine Regulation in North America Since 1886, *The Journal of Economic History*, 1999 (2), p. 355.

③ Marc T. Law and Gary D. Libecap, The Determinants of Progressive Era Reform The Pure Food and Drugs Act of 1906, http://www.nber.org/chapters/c9989, 2012.5.23, p. 8.

④ Donna J. Wood, The Strategic Use of Public Policy: Business Support for the 1906 Food and Drug Act, *The Business History Review*, 1985 (3), p. 413.

套法律，而且也建立了相应的法律执行机构，并保障其经费预算，州法院为了配合监管也制定了针对掺假行为的经济和刑事处罚条款。① 虽然有如此"表率"，但也不可否认各州立法仍存在非常明显的缺陷和不足。这种困境既有法律适用性层面的问题，也与各州自身的经济实力和重视程度有关。

二、国会早期的单项立法

美国19世纪下半叶以工业化和大城市的涌现为其主要社会发展特征，相较于农民，已经离开土地的城市居民更加迫切需要一部全国性监管法律来保障他们生活中的食品药品安全。州立法的局限性也使人们认识到全国性立法的必要性。在就是否需要国会进行立法上，共识大于分歧。

若要追溯美国联邦政府于何时开始关注食品药品安全，1820年制定的美国《国家处方集》以及在费城建立的一所旨在培养熟悉药品标准的专门人才的药学院可视作其开端。② 但这些举措并未缓解美国社会假药横行的状况。美墨战争期间（1846—1848年），由于部分医治伤员的进口药系掺假药品以及由此所导致的军队"非战斗性减员"将假药问题推至风口浪尖，民众要求国会立法的呼声也更为高涨。在此背景下，1848年，就在结束美墨战争前一周，詹姆斯·波尔克总统（James Polk）签署了由俄亥俄州参议员爱德华斯（T. O. Edwards）起草的《进口药品法》。这是美国国会颁布的第一部药品监管法律，目的在于禁止掺假药品的进口，有学者也将此法视作"为联邦政府涉足药品管理和保护消费者权利开了先河"③。

---

① Marc T. Law, The Origins of State Pure Food Regulation, *The Journal of Economic History*, 2003 (4), p. 1103.

② Dennis R. Johnson, Introduction the History of the 1906 Pure Food and Drugs Act and the Meat Inspection Act, *Food Drug Cosmetic Law Journal*, 1982 (37), p. 5.

③ 张勇安：《美国医学界和1848年〈药品进口法〉的颁行》，载《世界历史》2009年第3期，第82页。

从 1848 年颁布《进口药品法》至 1906 年通过《联邦食品与药品法》，国会参众两院的议员们相继提出各种食品药品立法议案，共达 103 部之多，其中的关键法案有 9 部，而 19 世纪结束前共有 4 部重要法案出台。①

1848 年的《进口药品法》虽开了美国联邦政府食品药品监管之先河，但由于其主要针对进口药品（也就是国外市场），对美国国内市场则显得鞭长莫及。1879 年，在第 45 届国会第三次会期上，来自宾夕法尼亚州的国会众议员亨德里克·怀特（Hendrick B. Wright）提出了首部以国内市场，尤其是州际食品贸易为对象的《怀特法案》。虽然该法案已经含有禁止掺入对人体健康有害成分的条款在内，但它并未严格界定诸如"食品"、"掺假"等专业术语的内涵，也未授权任何联邦机构具体执行，取而代之的则是把检测食品药品是否掺假的责任推给了消费者，这显然不切实际。②

《怀特法案》颁布后的 21 年时间内，国会展开了大规模的食品药品立法活动，大致可以分作两个阶段。

1879 年至 1890 年为第一阶段。在此期间，有 8 部法案从国会各委员会中提出。分别是 1880 年《比尔法案》，1882 年《弗劳尔法案》，1886 年《麦克马斯法案》、《格林法案》、《人造黄油法案》与《弗雷德里克法案》，1888 年《李法案》和 1889 年《福克纳法案》。在这些法案中，《李法案》首次将"伪标"（Misbranding）概念列入禁止条目，目的在于防止生产者在商品标签或标识上弄虚作假，这已经与 1906 年《联邦食品与药品法》第八部分首段中"伪标"条目的功能性定义极为相似。从最终结果来看，在这些法案中，只有 1886 年的《人造黄油法案》脱颖而出，获得参众两院一致通过而

①　Charles Wesley Dunn, Its Legislative History: Original Federal Food and Drugs Act of June 30, 1906, *Food Drug Cosmetic Law Quarterly*, 1946 (3), pp. 297-300.

②　Richard Curtis Litman and Donald Saunder Litman, Protection of the American Consumer: The Muckrakers and the Enactment of the First Federal Food and Drug Law in the United States, *Food Drug Cosmetic Law Journal*, 1981 (12), p. 647.

成为法律。该法以征税方式作出了有利于传统黄油生产者的规定：对人造黄油生产商抽取每磅两美分的税收以及向人造黄油生产商、批发商和零售商分别征收每年 600 美元、480 美元和 48 美元的营业许可证费。① 1886 年夏秋之季因人造黄油问题而在美国引起了一场大讨论，这场争论实际上已经"不仅是利益之争，而且也涵盖了对公共卫生的重要思考"②。

笔者认为，《人造黄油法案》背后所反映的已非单纯经济利益之争，或者说，传统黄油生产者试图通过国会立法来保障自身竞争优势的经济考量中已掺杂有来自政治乃至道德的外部因素在内，从而使其成为一个社会意味十足的综合性话题。当时国会记录所保留的部分议员发言就能很好地说明这一点。一位来自缅因州的众议员认为"人造黄油将挤走优质黄油"③，另一位来自纽约州的众议员则干脆认定"人造黄油行业是罪恶行业，越早根除就越对我们有利"④。

1890 年至 1899 年为国会立法的第二阶段。此阶段为 19 世纪末最后 10 年，共有 5 部法案在国会中提出，分别是 1890 年《派道克法案》、1891 年《派道克法案》、1892 年《爱德蒙斯法案》、1893 年《海奇法案》和 1898 年《福克纳法案》。相比于前一阶段立法，这几部法案主要由参议院提出。其中，1891 年《派道克法案》在此期间占据主导地位。

与州立法相比，这 20 年间的国会立法表现为以下两方面特点。第一，立法对象遵循食品—药品—综合性食品药品的演进轨迹，且食品药品内部也存在一个由单一性（比如具体针对茶叶、咖啡、黄油、内服药和外服药提出议案）向综合性发展的趋势。这既和

---

① Ruth Dupré, If It's Yellow, It must be Butter: Margarine Regulation in North America Since 1886, *The Journal of Economic History*, 1999 (2), p. 355.

② James Harvey Young, Thus Greasy Counterfeit: Butter Versus Oleomargarine in the United States Congress, 1886, *Bulletin of the History of Medicine*, 1979 (3), p. 232.

③ XLIXCongress, *Record*, June 1901, 1nd Session, Vol. 17, p. 4977.

④ XLIXCongress, *Record*, June 1901, 1nd Session, Vol. 17, p. 4894.

人们对食品药品各自内涵的认识逐步深化有关，也与同一时期美国经济社会的发展和转型分不开，相应说明了立法活动其实是一种社会经济发展态势的必然反映和内生需求。第二，立法进程的渐进性和稳定性。如果从 1848 年算起，《联邦食品与药品法》的最终颁布历经 58 年，中间有上百部法案提出。这不仅充分说明联邦立法的长期性和艰巨性，也体现了美国立法者们在涉及与国计民生有关的一些重要立法时的审慎、严谨、周详。甚至也可以说，立法进程相对于社会经济发展速度的"慢半拍"反而能够让立法过程最大限度地得到全民参与。通过在"原则"与"妥协"之间找到平衡点，降低立法和实际执行时的制度成本。

即便如此，立法之所以会延宕也有着不容回避的原因。一方面，联邦法律难以出台与当时美国政府自身治理能力的低下有关。食品药品掺假在性质上已经属于公共卫生事件。与传统危机有所不同，公共卫生牵涉面广、涵盖范围大，并且由于具备较高专业性而需要专门处理手段和应对方案。这些已不是个人所能应对，而是需要有一个运转自如、快速高效的政府才能胜任，但当时的美国政府并不具备这方面能力。另一方面，19 世纪中叶以后的强势国会也造成立法、行政与司法这三权平衡结构中行政权力的羸弱，加之传统州权者对于联邦权力扩充所持的一贯疑虑，联邦政府无法也无力应付和解决食品药品掺假问题，这也是为何南北战争后美国食品药品立法多出自各州而非联邦的深层次宪政原因。不同利益群体之间的相互杯葛也是一大要因，这里面既有传统食品生产者与新兴食品生产者为争夺市场份额的相互倾轧，也和生产者与消费者之间的不同利益表达和诉求有关。立法滞后一定程度上或许也与时人对食品药品掺假问题的严重性估计不足有着莫大关联。①

也应看到，随着时机成熟和各方利益的协调，《联邦食品与药

①　C. C. Regier, The Struggle for Federal Food and Drugs Legislation, *Law and Contemporary Problems*, Vol. 1, No. 1, The Protection of the Consumer of Food and Drugs: A Symposium (Dec., 1933), pp. 4-5.

品法》最终于 1906 年由罗斯福总统签署生效而成为全国性法律，这不仅是 19 世纪各州立法和国会立法的成果体现，也开创了新型的联邦监管体制，标志着美国食品药品监管联邦化的初见端倪。

三、早期立法的绩效

制定和颁布法律在某种程度上仅仅只是法律过程的开始，其绩效评估需要以实际运作中的表现来衡量。那么，前述各州和国会立法的实际执行情况又如何呢？

首先，各州立法只适用于州内贸易，面对跨越州界的州际贸易则无能为力。对企业来说，最大限度赢利和降低成本是其生产的动力源泉。各州之间监管法律的不统一和监管机构的各自为政事实上也增加了企业生产成本。因此，不管是传统食品生产者还是新兴食品生产者，都渴望能有一部跨越各州边界的全国性综合食品法律以缓和日益增多的经济纠纷。① 其次，以亨氏公司、大西洋和太平洋食品公司（A&P）、克罗格公司（Kroger）等为代表的大型食品生产企业和零售商也希望以联邦名义颁布法律，打击掺假。在他们看来，缺乏一部联邦层次的全国性综合监管法必然导致相互之间的嫌隙，从而增加生产和运输成本，而统一的联邦法律将在这些方面克服各州立法的诸多弊病，更好地保障他们的经济利益和在市场竞争中相对于小生产者的优势地位。再者，许多州虽然制定了法律，但法律终归只是文本，具体操作情形却参差不齐。1880 年至 1900 年间，只有半数州最终建立了相应的监管机构，而其余各州颁布的法律则仅仅是一些所谓"橱窗法律"。由于经费有限和专业人员不

---

① 各州立法属于地方性立法，对于普通法传统深厚的美国来说，这些地方性立法虽能及时有效地回应本地民情，但其立法依据主要来自当地风俗和业已形成的习惯，而后者的最大特征恰恰就是它的地方特性。一旦扩展开来，原本适用的习惯或将在顷刻间丧失效用。此外，地方性习惯演化为具有全国性的一致习惯需要较为漫长的时间，而多元纷乱的舆论环境也使地方性习惯很难在市场经济条件下发挥其应有的制裁和规范效用。

足，这些州的监管力度也十分松弛，甚至根本就不存在。①

回顾这一阶段美国国会和各州的立法工作，立法者的初衷始终包含着来自经济利益与公众福利这两个方面的考量。前者既包括美国在与欧洲国家贸易竞争中需要坚决维护的国家经济利益，也不乏国内市场上各界业者的自利经济动机。后者则主要体现为在一个变动社会中，政府如何以其资源通过立法措施逐步介入像食品药品这样的公共领域，并在各方利益博弈的过程中切实保障公众食品药品安全这样的基本民生权利。

众多国会议员所提的立法议案也由最初的单一食品法案逐渐向综合性食品药品法案迈进，这也体现了美国社会对食品药品掺假问题的认识深化以及民众意识的提高。从法律和社会之间的关系来看，19世纪中后叶的美国食品药品立法是各州和国会针对美国社会发生巨大社会变迁后的"回应性"立法行动，旨在缓和社会矛盾，平衡各方利益，实现美国由农业社会向工业社会的平稳过渡。它既是对北美殖民地以来食品立法传统的延续，也很好地体现了社会转型时期美国社会发展的时代特色，可谓融传统与创新于一体。

由于受到宪政机制下联邦和州共同分享权力这一原则的影响，即便19世纪美国联邦政府由于治理能力低下导致社会管理缺位之时，州政府也能及时应对，承担起本州内的食品药品监管任务。但州立法在执行过程中却遇到来自州界和法律授权的掣肘，对于19世纪中叶以后日益增多的州际食品药品贸易则显得无能为力。因此，对于全国性监管法律的迫切需求也就成为美国食品药品监管发展的必然趋势。然而，相比于其他分支立法，食品药品立法的公共性十分明显。南北战争后的美国食品药品立法就很好地体现了美国公共政策制定过程中利益的多元性、博弈性以及各利益群体参与性的特点。

---

① Marc T. Law and Gary D. Libecap, Corruption and Reform? The Emergence of the 1906 Pure Food and Drug Act and the 1906 Meat Inspection Act, http：//www. google. com. hk/, 2013. 1. 13, p. 10.

第二节 罗斯福政府的应对

不论何人，只要略微了解哪怕是一丁点美国政治常识的都会知道，"三权分立"的权力格局，各权力分支之间制约与平衡的运作规则是一整套美国政治制度给外人最为直观的感受。18世纪末，当世界上的大多数国家（也包括此时的大清王朝）仍然处于专制统治之下时，美国建国先贤们就以为历史和后代负责的态度，超越时代局限思考如何将权力关进笼子的可行办法，其最终成果便是至今仍在沿用，而被誉为一部"活的宪法"（A Living Constitution）的《美利坚合众国宪法》（通称1787年联邦宪法）。出于对北美殖民地时期英王专断权力滥用的深恶痛绝和高度警惕，虽然汉密尔顿、麦迪逊（James Medison）和杰伊（John Jay）在《联邦党人文集》中大声疾呼一个强大的中央政府对维持新生共和国的重要性和必要性，但经妥协后的宪法文本在赋予总统必要权力时，却也最大限度地从多个方面对其作了有效制约。从这点来看，19世纪美国总统相对于国会的弱势其实也是宪法精神的反映。

时过境迁，现今美国的总统权力已远非当初华盛顿所能比拟，甚至在20世纪六七十年代出现过尼克松（Richard Milhous Nixon）这样的"帝王总统"[1]（Emperial President）。"200多年来，美国总统及联邦政府逐步变得强大而有力，这是美国立宪时所没有确定和预料到的。"[2] 在这一权力扩张的过程中，罗斯福毫无疑问是关键性人物。其极富阳刚色彩的施政风格不仅表现在向海外寻求新的商品市场，建立以美国为核心的"美利坚经济帝国"上，而且在维护大局前提下敢于将"公平之政"这把利剑挥向国内某些既得

---

[1] 任东来、陈伟、白雪峰等：《美国宪政历程：影响美国的25个司法大按》，中国法制出版社2013年版，第312页。
[2] 樊树龙、荣予：《美国政府和政治》（上册），清华大学出版社2012年版，第384页。

利益集团，推动了包括 1906 年《联邦食品与药品法》和《联邦肉类检查法》在内的一批事关美国社会经济秩序与生活品质的重要法律出台。作为宪法明文规定的法案签署者①，本节就将着重考察当罗斯福面对食品药品掺假丑闻和民众要求国会立法监管的急切呼吁时是如何应对的？在法案通关过程中，罗斯福如何"摆平"各方利益，凝聚社会共识。这其中反映了罗斯福怎样的政治理念以及美国联邦政府权力演变的何种趋势？

一、新国家主义的执政思路

新国家主义虽然是罗斯福代表进步党参选总统时提出的竞选纲领，但这一口号其实在 1910 年的一次演讲中就已对外公布。综合国内外学者的已有研究，笔者认为新国家主义实乃罗斯福执政期间的总体思路，它也构成了罗斯福应对食品药品危机时的主要思考进路。②

罗斯福的新国家主义主要在三个方面体现其创新之处。其一，新国家主义要求重新界定政府在社会发展中的地位和作用，"政府在社会发展中的地位，是新国家主义关心的首要问题"③。其突出特征即在于强化国家权威和联邦政府的治理能力。相比于之前的历届美国政府，新国家主义指导下的联邦政府是一个在遵循宪法框架原则下，勇于挑战沉疴痼疾、充满活力的能动型政府。罗斯福强调政府应在社会运转过程中起主导作用，"使政府成为实际改善全国

---

① 美国宪法规定每项法案在成为法律之前必须在众议院和参议院获得通过，而后再送交总统，如果他赞成的话，则应签署之，但若不赞成，则应连同法律意见一并退回最初提议的那一院。参见张千帆：《美国联邦宪法》，法律出版社 2011 年版，第 554 页。

② 也有国内学者将新国家主义视为罗斯福整个宏观调控的指导思想，参见黄贤全、王孝询：《美国政治与政府调控——美国历史述评》，中国社会科学出版社 2008 年版，第 215 页。

③ 李剑鸣：《西奥多·罗斯福的新国家主义》，载《美国研究》1992 年第 2 期，第 127 页。

社会经济条件的有效机构"①，"人民的最大需要就是扩大政府权力"②。简言之，罗斯福新国家主义意在提升政府的行政绩效和治理能力，使政府能够有效回应社会变迁和民众需求。其二，新国家主义要求加大联邦政府的监管力度，确保市场参与者不至因为大公司的崛起而失势，使政府成为经济平稳运行的保障者和维护者，罗斯福也因此获得了"托拉斯杀手"③（Trustbuster）的绰号。其三，新国家主义也不忘以国家力量在食品药品等民生领域内推动改革，致力于清除各种弊端顽症，保证民众作为消费者的基本权益。新国家主义更进一步呼吁美国人需要培养"责任、荣誉和公民责任等构成每个伟大国家所不可或缺的品质"④。"质言之，社会是由个人组成的，个人与社会息息相关，为了全体个人（社会）的利益，每一个人都必须承担义务与责任，而政府的职责则在于保障个人获得更好的机会去从事有益于自己、也有益于社会的工作。"⑤

可见罗斯福的新国家主义本质上是对政府、社会和个人这三者原有定位和利益分配原则的重新调整，是一次不折不扣的全方位改革，它在罗斯福于1901年12月4日向国会递交其继任总统后的第一份国情咨文中就已经有所透露。在这份咨文中，罗斯福力陈那些

---

① Theodore Roosevelt, *Progressive Principles*, Progressive National Service, 1913, p. 118.

② Theodore Roosevelt, *Progressive Principles*, Progressive National Service, 1913, p. 210.

③ Arthur M. Johnson, Theodore Roosevelt and the Bureau of Corporations, *The Mississippi Valley Historical Review*, 1959（4）, pp. 571-572. George Bittlingmayer, Antitrust and Business Activity: The First Quarter Century, *The Business History Review*, 1996（3）, p. 364.

④ Leroy G. Dorsey, Theodore Roosevelt and Corporate America, 1901-1909: A Reexamination, *Presidential Studies Quarterly*, Vol. 25, No. 4, Perceptions of the Presidency（Fall, 1995）, p. 728.

⑤ 李剑鸣：《伟大的历险——西奥多·罗斯福传》，世界知识出版社1994年版，第129页。

适用于过去的法律和习惯应该根据形势变化而改弦更张。[①] 以美国政治传统中的惯用术语来分析，新国家主义是在法律基础上运用政府权力，扶持弱势群体以匡正有所偏轨的自由，这一平等与自由间的"妥协式对立"可追溯至建国初期的汉密尔顿与杰斐逊之争，而罗斯福则是以其政治智慧熔两者于一炉。

因此，罗斯福在食品药品掺假问题上的应对策略既有其原则性的一面，也透出些许圆滑。他的总体态度非常明确：政府必须彻查食品药品行业内的黑幕，保障民众的食品卫生和用药安全，这也是罗斯福蓝图中现代政府的职责所系，义不容辞。但同时也因新国家主义本身的性质，决定了罗斯福最后所谋求的仍是各方妥协而非一揽子解决。也就是说，罗斯福作为一位历史人物完成了应该做的，但他没有在乌托邦式的美好前景吸引下超越历史发展阶段而走极端，这也表明了"一代人只能做一代人的事"！加之罗斯福本人颇为强硬的施政风格也使他试图掌控食品药品纯净运动的走向，使其服从于自己的既定计划和安排，而他与维利之间的互动关系就有力说明了这一点。

二、罗斯福与维利之间的关系

当罗斯福继任美国总统时，维利已在自己的岗位上工作了将近20年，属于华盛顿政治圈内为数不多的元老级人物，且因食品药品纯净运动而在全国范围内享有较高的知名度，是当时美国政坛的明星官员。与维利相比，罗斯福在担任总统前同样也有着显赫的政治履历：从纽约州议员开始，先后转任纽约市警察局局长、助理海军部部长、纽约州州长，直至成为麦金莱政府的副总统，两人虽同属共和党，但他们之间的关系却难称"热络"，纷争与不和倒是常有之事。有学者更是直言不讳——"从种种迹象来看，哈维·维

---

① Theodore Roosevelt, First Annual Message to Congress, Teaching American History, http://teachingamericanhistory.org/library/document/first-annual-message-to-congress-2/, 2013.5.27.

利与罗斯福总统之间的关系从一开始就偏离了正轨"①。

两人之间的不睦起因于国会有关糖关税问题所引发的争论。罗斯福认为国会应扫除所有贸易壁垒，坚信此举将能促进美西战争后古巴的经济繁荣和社会稳定，这对于美国经济来说亦是有百利而无一害的。与罗斯福不同，维利在此问题上则持截然相反的态度。他担心一旦敞开大门，对古巴市场放开糖进口后会危及国内生产者，"我认为这是一项极为不明智的做法，它将严重损害我们国内的制糖工业"②。维利进一步认为降低糖关税不论对古巴种植园主还是美国消费者都不会有多少好处，因为他相信最终的利润终被垄断托拉斯所得。对于维利的这番独立姿态，已贵为总统的罗斯福大为光火，马上责令农业部部长威尔逊将其解雇。威尔逊与维利虽时有龃龉，但他看重维利的专业才能，毕竟这有利于农业部顺利地开展业务。最终，在威尔逊的说服下，罗斯福同意继续留任维利，但他也在通过威尔逊递给维利的一张便条中直接警告后者，"如果再犯，我将让你卷铺盖走人"③。两人的关系此后就再也没有从这次争吵中恢复，维利也在背后抱怨罗斯福从来就对他没有好印象。④

然而，原本处于数轴两端的维利与罗斯福却因食品药品纯净运动而走在了一起，并结成了推动国会立法监管的"统一战线"。

维利一直是国会立法的推动者，罗斯福的新国家主义也不仅使他对食品药品掺假问题极为关注，而且也强调政府应该担负其应有的职责，"我建议颁立此法，以对州际食品药品贸易中涉及伪标和

---

① Anthony Gaughan, Harvey Wiley, Theodore Roosevelt, and the Federal Regulation of Food and Drugs, Harvard Law School Papers (2004 Third Year Paper), http://dash.harvard.edu/bitstream/handle/1/8852144/Gaughan.pdf? sequence=1, 2012.4.10, p.11.

② Harvey W. Wiley, *An Autobiography*, The Bobbs Merrill-Company Publishers, 1930, p.223.

③ Harvey W. Wiley, *An Autobiography*, The Bobbs Merrill-Company Publishers, 1930, p.221.

④ Harvey W. Wiley, *An Autobiography*, The Bobbs Merrill-Company Publishers, 1930, p.221.

掺假的行为进行监管"①。罗斯福宣称"将在法律上保护生产者和
商业，保障公众健康和福利"②。应该说，在推动国会通过《联邦
食品与药品法》和《联邦肉类检查法》的过程中，罗斯福与维利
有着较好的配合。但由于罗斯福的总统身份以及他那鲜明个性，新
闻媒体的报道重心自然也都侧重于罗斯福，而维利则似乎被选择性
地遗忘了。罗斯福本人虽在与私人朋友的书信中对维利表示肯定，
但在涉及这两部法律的公开讲话中却对维利缄口不提，就更别提维
利的贡献了，似乎也在有意暗示维利所起的作用其实很小。针对媒
体和罗斯福的刻意贬低，维利以退为进，承认罗斯福作为法案签署
者的历史地位，却也明确指出这场国会立法斗争的领导者并非总
统。③ 维利《自传》中的夫子自道已经不言自明——不是罗斯福，
而是他自己，领导了食品药品纯净运动最后关头的冲刺。

平心而论，罗斯福与维利都有着极强的自尊心和个性。罗斯福
个性鲜明、坚定执着，既有远大的政治抱负，又能处事灵活。有学
者甚至把他与古罗马政治家提比里乌斯·格拉古（Tiberius
Gracchus）相提并论，认为罗斯福的行事风格很像格拉古，"是个
不鲁莽，充满自信，极具活力，有进取心、耐心和坚定意志的
人"④。在与维利打交道的过程中，作为总统的罗斯福更多地从政
治角度和全国性高度去考虑问题，食品药品纯净运动在他看来也要

---

① Anthony Gaughan, Harvey Wiley, Theodore Roosevelt, and the Federal
Regulation of Food and Drugs, Harvard Law School Papers（2004 Third Year
Paper）, http：//dash. harvard. edu/bitstream/handle/1/8852144/Gaughan. pdf?
sequence＝1，2012. 4. 10，p. 13.

② Robert M. Crunden, *Ministers of Reform：The Progressives' Achievement in
American Civilization, 1889-1920*, Basic Books Inc Publishers, 1982, p. 168.

③ Harvey W. Wiley, *An Autobiography*, The Bobbs Merrill-Company
Publishers, 1930, p. 231.

④ Charles S. Dana, Theodore Roosevelt and Tiberius Gracchus, *The North
American Review*, 1905（580），p. 328. 也有学者将罗斯福誉为"勇士"，参见
John Milton Cooper, Jr., *The Warrior and the Priest：Woodrow Wilson and
Theodore Roosevelt*, The Belknap Press of Harvard University Press, 1983, p. 229.

服从于他的整体政治安排。罗斯福试图借助打击食品药品掺假来达到提升政府治理能力和公共权威的双重政治目的，而维利则始终未能在政府官员与技术专家这两者之间找到平衡，最终也导致罗斯福对他产生强烈的不信任感，"他（指维利）在重大问题上的判断力极其不准，即使我（罗斯福）接受了他的意见，也总觉得这种决定会带来灾难性的后果"①。虽然罗斯福和维利之于食品药品纯净运动都有着巨大贡献，但他们的出发点和具体考量却存在较大差异，这是两人发生矛盾的根本原因。

三、以《尼尔—雷诺兹报告》向国会施压

《尼尔—雷诺兹报告》也同样显著地反映了罗斯福在食品药品纯净运动中的应对策略。

辛克莱《屠场》一书出版后，舆论大哗，全国上下一片谴责之声。与罗斯福有着良好私人关系的印第安纳州国会参议员贝弗里奇（Albert J. Beveridge）读完此书后也送了一本给罗斯福——他此前其实已经收到辛克莱本人的赠书和来自全国民众就食品药品掺假问题的上百封控诉信。加之当年在古巴战场上曾亲身体验过士兵们随身携带的"防腐牛肉"，敏锐的罗斯福已经意识到问题的严重性，感到该是着手解决的时候了，但罗斯福并未鲁莽行事，而是步步为营，非常有分寸。

罗斯福首先写信给辛克莱表达他对《屠场》出版后大获成功的祝贺，其次，集读者、学者和总统三重身份于一身的罗斯福，在信中对辛克莱的社会主义说教提出了批评，认为这些论调不仅对美国社会稳定无益，而且还会导致大规模饥饿、混乱，而不是自由与和平，他甚至试图向出版社施压，删除那些露骨的宣传文字，以尽量降低该书的煽动性。对于书中所描述的食品生产卫生状况，罗斯福在亲眼所见前更注重其实际情形到底如何，许诺一旦调查属实，他将运用自己手中掌握的权力根除之。

---

① 菲利普·希尔茨：《保护公众健康：美国食品药品百年监管历程》，姚明威译，中国水利水电出版社2006年版，第63页。

为了查明事实真相，罗斯福先是委派公司局局长加菲尔德（James Rudolph Garfield，前总统加菲尔德之子）前往芝加哥实地调查。令人失望的是，加菲尔德并未认真对待此事，敷衍收场，在调查报告中宣称辛克莱书中所写并非属实，加菲尔德这番极不负责的轻率言论引发了公众的强烈不满。为使信息更为准确，罗斯福还邀请辛克莱亲至白宫餐叙相谈，详细询问具体事宜，并希望他能和调查员组团前往芝加哥进行更为仔细的调查。之后，罗斯福任命了联邦劳工委员查尔斯·尼尔（Charles P. Neill）和受人尊敬的纽约社会工作者詹姆斯·雷诺兹（James Bronson Reynolds）前往芝加哥联合屠场内就《屠场》一书中所反映的问题进行私访。经过一番暗访，两人返回华盛顿后将实地调查所得写成一份报告呈交给罗斯福，他们的调查结果与加菲尔德完全相反，证实辛克莱所写并未有意夸大，而是基本符合实情。当读完报告后，罗斯福此时的内心颇为复杂，他深知在这一问题上如何表态将事关自己的政治前途和民意走向，而一旦将这份报告公之于众，它所产生的连锁效应势必波及出口产品的声誉，这对美国经济来说是非常不利的。

针对这一局面，贝弗里奇在罗斯福授意下专就肉类检疫问题对农业拨款法案提出了一项修正案，该修正案要求所有州际贸易和用于出口的肉制品必须接受检查，对生产环节也制定了更为严格的标准；要求生产者在即将上市的每一肉类罐头上标注其生产日期，贝弗里奇修正案事实上成为后来《联邦肉类检查法》的雏形。罗斯福则以公布《尼尔—雷诺兹报告》为"要挟"，迫使肉类生产者屈服，进而也使国会中支持肉类生产者的议员转向支持贝弗里奇修正案。

罗斯福的进退有据、左右打拉成为《联邦食品与药品法》和《联邦肉类检查法》在国会中能够顺利通过的关键。

四、罗斯福的用意和底线

回顾罗斯福在食品药品纯净运动中的表现，有两点需要格外说明。其一，罗斯福之所以在关键时刻亲自上阵向国会施加影响以便《联邦食品与药品法》能够尽快通过，反映了罗斯福作为美国历史上最为伟大的四位总统之一在关键问题上能够审时度势——他非常清楚自己应该做什么（"在其位、谋其政"）。很明显，保护消费者的切身利益和提高政府执政能力是罗斯福介入食品药品纯净运动的主要目的，这一举动能够大大提升政府在民众心目中的公共权威。就此而言，罗斯福与辛克莱都对食品药品掺假现象有着极大的愤慨，认定必须严加监管方能使之回转，但罗斯福则从政治高度认识到食品药品纯净运动将是合法扩充联邦权力的一次良机，而辛克莱主要着眼于掺假背后所折射的制度之恶，这是两者在思考向度上的不同。最后的成功也应了中国已故著名学者李道揆先生在评价美国历史上那些名垂千古的总统时说的一番话："这些总统所以成功，是因为他们知道应该做什么，能够说服国会和人民给他们的方案以试验的机会。"① 其二，罗斯福在与辛克莱、维利等人的交往中虽有一定的灵活性，但他始终坚持政府的主导地位和自己的政治理念，不允许信仰社会主义的辛克莱越雷池一步，也反对维利在立法过程中的某些过激行为。罗斯福认为社会改革应该由总统所领导下的联邦政府来通盘驾驭，联邦政府在处理国内外事务上理应享有更大的权力和发挥更大的功效。

第三节　达成联邦化监管

作为奠定美国食品药品联邦化监管基础的两部重要法律，《联邦食品与药品法》和《联邦肉类检查法》得以跻身美国联邦食品药品立法的编年史，这是《联邦食品与药品法》和《联邦肉类检查法》在美国立法史上的特有地位。② 《联邦食品与药品法》和《联邦肉类检查法》代表了进步时代美国人民追求进步、勇于变革和美国社会自身转型的历史大势，"食品药品法是诸多领域中进步

---

① 李道揆：《美国政府和美国政治》（上册），商务印书馆1999年版，第71页。

② Significant Dates in Food and Drug Law History, *Public Health Reports* (*1896-1970*), 1956（6），p. 558. James A. Tobey, The Chronological Development of Federal Health Legislation and Public Health and MedicalActivities, *Public Health Reports* (*1896-1970*), 1925（27），p. 1422.

立法的典型"①。

王希教授曾对美国联邦宪法作过如下评述："参与立宪的利益（或利益集团）是多元的，立宪的过程必然是一个协商和妥协的过程，由此产生的宪法也必然是一个多元利益相互妥协的过程。"②其实，协商和妥协又何止是在联邦宪法的制定过程中发挥了重要作用，两者更是深入骨髓，成为美国精神和美国宪政得以稳固的重要基石，这种看似不彻底的"利益均沾"和"模糊原则"实已融入国民性格之中，成为美国人思维方式和生活习惯的重要组成部分而长久存在。"利益的多元化迫使美国社会中的各利益集团之间、部分利益集团与公共利益之间、所有利益集团与公共利益之间始终就各自利益的定义和定位进行着一种多层次的、多方位的和连续不停的'谈判'。"③对于王希教授的观点，笔者深以为然。《联邦食品与药品法》和《联邦肉类检查法》的通过其实就是美国多元社会中各方利益协商和妥协的结果，体现了政府权力扩张的本质乃是在于保障民众权利的落实以及民众对于自身权利的主动捍卫。本节也将以法案在国会中获得通过为始，继之则试对两部法律的主要内容进行文本分析和评价，以此作为全书末章结论之基础。

一、各方力量的"大联合"与法案通过

就在罗斯福于 1905 年 12 月 5 日向国会发表的国情咨文中要求在掺假食品药品问题上尽快立法后不久，爱达荷州国会参议员、参议院制造业委员会主席赫伯恩（Weidon Heyburn）于当月起草了一份纯净食品法案提交给委员会讨论审议。在参议院中，赫伯恩和另一位资深参议员麦克坎贝尔（Porter J. McCumber）是纯净食品法

---

① Robert M. Crunden, *Ministers of Reform：The Progressives' Achivement in American Civilization*, *1889-1920*, Basic Books, Inc., Publishers, 1982, p. 196.

② 王希：《原则与妥协：美国宪法的精神与实践·前言》（修订版），北京大学出版社 2014 年版，第 44 页。

③ 王希：《原则与妥协：美国宪法的精神与实践·前言》（修订版），北京大学出版社 2014 年版，第 7 页。

案的坚定支持者，而阿尔德里奇（Nelson Aldrich）、贝利（Josiah William Bailey）、福克拉（Joseph Benson Foraker）、斯普纳（John Coit Spooner）、加林格（Jacob Harold Gallinger）、海明威（James Alexander Hemenway）、洛奇（Henry Cabot Lodge）和彭罗斯（Boies Penrose）等参议员则对法案持反对态度。但在罗斯福和外界舆论的双重压力下，在参议院共和党议员中有着重要影响力的阿尔德里奇于 2 月 6 日开始转而力挺《赫伯恩法案》。经过讨论，《赫伯恩法案》于 1906 年 2 月 21 日在参议院全院投票时，以 64：4 的巨大优势获得通过（另有 22 票弃权）。仅有的四张反对票全都来自南部各州的民主党参议员，分别是佐治亚州的培根（Augustus Octavius Bacon）、德克萨斯州的贝利、路易斯安那州的福斯特（Murphy James Foster）和南卡罗来纳州的蒂尔曼（Benjamin Tillman），他们反对的理由其实也很简单——主要是基于纯净食品法案的通过将会扩大联邦权力和侵蚀州权，而这在他们的认知中显然与宪法精神相违背。①

在《赫伯恩法案》送交众议院审议同时，参议院也开始讨论贝弗里奇修正案。相比于《赫伯恩法案》，贝弗里奇修正案在参议院并未经过长时间讨论便很快于 5 月 25 日获得通过，但贝弗里奇修正案在送交众议院后却遇到来自以华兹华斯（James W. Wadsworth）和罗瑞莫（William Lorimer）这两位众议员为首的强劲反弹。华兹华斯和罗瑞莫同样搬出宪法依据抗议联邦扩权监管将会对州权所造成的侵犯，他们与肉制品生产者之间的密切关系也是促其站在修正案对立面的重要原因。面对罗斯福有可能随时公布《尼尔—雷诺兹报告》的政治压力，以及得到维利亲自向国会中那些为肉类生产者游说的议员所作的关于法案通过后，不会损害诚信

---

① Richard Curtis Litman and Donald Saunders Litman, Protection of the American Consumer: The Muckrakers and the Enactment of the First Federal Food and Drug Law in the United States, *Food Drug Cosmetic Law Journal*, 1981（12）, p. 666. Fred B. Linton, Federal Food and Drug Laws-Leaders Who Achieved Their Enactment and Enforcement, *Food and Drug Lae Journal*, 1995（5）, p. 13.

生产者的保证，肉类生产者自身也开始转变对立法的死硬敌意态度，转而拥护联邦监管对整个肉制品市场秩序的维护。[1] 虽然仍有严厉批评，但贝弗里奇修正案经过讨论后最终还是于6月19日以较大优势通过。6月23日，《赫伯恩法案》以241∶17的巨大优势在众议院投票通过，这17票反对者的党派属性和反对理由与此前参议院投票时反对者来自民主党和基于州权原则也都基本一致。但不可忽视的是，众议院中有多达112名议员弃权。笔者在此试从议员所在选区的人口规模与其投票意向这两者之间关联的角度作进一步分析，相关数据可见下表（表3.1）。

表3.1　《联邦食品与药品法》国会众议员投票分布统计[2]

选区规模	总数	共和党				民主党				合　计		
		总计	赞成	反对	弃权	总计	赞成	反对	弃权	赞成	反对	弃权
500000	33	20	15	0	5	13	6	1	6	21	1	11
499999~250000	14	11	10	0	1	3	2	0	1	12	0	2
249999~100000	28	21	16	0	5	7	4	1	1	20	1	7
99999~50000	20	16	9	0	7	4	2	0	2	11	0	9
49999~25000	32	26	21	0	5	6	4	1	1	25	1	6
24999~10000	47	35	24	0	11	12	4	3	5	28	3	16
9999~0	205	116	81	0	35	89	43	11	35	124	11	70
总　计	379	245	176	0	69	134	65	17	52	241	17	121

根据表3.1有关数据可知，议员对法案的投票意向与其是否来

[1] Martin L. Fausold, James W. Wadsworth Sr. and The Meat Inspection Act of 1906, *New York History*, 1970（1），p. 47.

[2] Ilyse D. Barkan, Industry Invites Regulation：The Passage of the Pure Food and Drug Act of 1906, *American Journal of Public Health*, 1985（1），p. 24.

自城市选区成正比例关系，共和党相比于民主党在这方面体现得更为明显，这也验证了前文所说的城市居民对联邦食品药品监管有着更为迫切的需求，亦是美国 19 世纪后半叶高速城市化的直观体现。共和党议员明显就推动联邦食品药品监管有着比民主党议员更为积极的态度。两者间的差异除了有选举考量外——毕竟"在这种情况下，他们必须面对的焦点是地方事务而非中央议题。所以国会议员承担不起与选区失去联系的代价"①，也说明了即便到了 20 世纪初，美国南部和东北部在经济发展和社会开放程度上仍有不小差距，而对联邦权力与州权之间的边界讨论直至今日也依然是一个动态议题。

总之，1906 年 6 月 30 日，经过多年艰苦拉锯的纯净食品法案和肉类检查法案始获国会两院一致通过，并经罗斯福总统签署而成为正式法律。《联邦肉类检查法》于当年 7 月 1 日起生效，而《联邦食品与药品法》则延至 1907 年 1 月 1 日起开始施行。② 持续长达数十年的食品药品纯净运动总算"终成正果"，虽然投票结果告诉人们这一果实来之并不易。

二、监管联邦化的实现

"语言是法律发生作用的媒介"③，来自民众的诉求和法律制定过程中的各方博弈最终都被浓缩在通过某种特定语言所表达的法律文本之中。因此，对《联邦食品与药品法》和《联邦肉类检查法》这两部法律的文本分析也就显得十分有必要。

（一）《联邦食品与药品法》的文本分析

《联邦食品与药品法》除去开头一段申明颁布本法宗旨外，正

---

① 孙哲：《左右未来：美国国会的制度创新和决策行为》（修订版），上海人民出版社 2012 年版，第 286 页。

② P. J. McCumber, What the Pure Food Law has Already Accomplished, *The North American Review*, 1907 (613), p. 848.

③ 布莱恩·比克斯：《法律、语言与法律的确定性》，邱昭继译，法律出版社 2007 年版，第 1 页。

文内容共计 13 条，以下分述之。

"本法旨在防止掺假、伪标，或有毒有害食品、药剂、内服药品及溶液的生产、销售或运输，规范交易行为，并用于其他目的"①，这是《联邦食品与药品法》立法意图的明确宣示。具体说来，《联邦食品与药品法》的监管对象集中针对三类行为："通过掺假使产品低于购买者所预期的质量标准；本身就有毒或以染色、防腐为名添加有毒物质而危害人体生命健康；伪标或商标中的产品信息（性能、质量、源产地和生产者）虚假而误导公众。"②《联邦食品与药品法》将掺假和伪标作为重点整治对象，强调真实性和消费者之于产品信息的知情权，这些说到底都是为了回应公众要求联邦政府应负起保护消费者免遭掺假食品药品欺骗的呼吁，也说明美国联邦政府明确了自身的职责和定位。或者说，《联邦食品与药品法》的立法宗旨是对林肯总统（Abraham Lincoln）于 1863 年 11 月 19 日葛底斯堡演说中"民有、民治、民享"的法律确认。

正文第一条题为"掺假食品或药品的生产"，内容主要涉及如何处理掺假食品药品生产者。条文首先从法律层面认定那些"在任何准州③或哥伦比亚特区生产任何一种本法界定的掺假、伪标的食品或药品的行为都属违法行为，违反此项规定的行为者即构成犯罪。一经定罪，法院将判处 500 美元以下罚款，或监禁一年，或二者并处。屡犯者将被处以 1000 美元以下罚款，或监禁一年，或二者并罚"④。第一条虽无长篇大论，但其言简意赅中却透露了三个

① Federal Food and Drugs Act，美国食品药品管理局网站（http：//www. legislation. gov. uk/ukpga/1875/63/section/2/enacted），2012 年 5 月 8 日。

② Arthur P. Greeley, *The Food and Drugs Act：A Study*, John Byrne & Company, 1907, p. 1.

③ 准州指的是某些地方还没有建立州的资格前的一种过渡状态，条件成熟后可正式建立州政府。

④ Federal Food and Drugs Act，美国食品药品管理局网站（http：//www. legislation. gov. uk/ukpga/1875/63/section/2/enacted），2012 年 5 月 8 日。James C. Munch, A Half-Century of Drug Control, *Food Drug Cosmetic Law Journal*, 1956（6），p. 307.

方面的关键信息：食品药品掺假行为不再仅仅是道德层面的良心善恶问题，它已经是触犯法律的违法行为，《联邦食品与药品法》也为判定行为性质提供了坚实的法理依据，厘清这一点犹如搭建好埃及金字塔的底座，为美国日后应对食品药品掺假和保护消费者权益奠定了法律基础，此其第一，也是首要方面；其次，法条明确宣示其法律效力适用于包括首都华盛顿在内的整个联邦范围，这也就是前文一再提及的美国食品药品监管实现了由州内自主向联邦化监管的层次升级，其实质在于为联邦政府日后能够有效因应食品药品掺假问题扫清法律障碍，提升了联邦政府的综合治理能力；法律也规定了对违法者施以何种处罚的权力应由法院掌握，法律和作为司法机构的法院不是静态摆设，而是社会矛盾和冲突的调节器和减压阀，不同阶层和阵营中的人们都能通过法律武器来维护自身权益，最大限度地避免矛盾激化和社会动荡。

题为"州际掺假食品贸易"的第二条则在上述基础上提出对州际贸易中掺假食品药品的处理意见。该条款规定："禁止将任何一种本法规定意义上的掺假、伪标食品或药品从其他州、准州、哥伦比亚特区或任何其他国家引入到任何州、准州、哥伦比亚特区或运到任何其他国家。任何人将任何一种本法规定意义上的掺假、伪标食品或药品，从任何州、准州、哥伦比亚特区运输或交运至其他州、准州、哥伦比亚特区或任何其他国家；或在任何州、准州、哥伦比亚特区接收来自其他州、准州、哥伦比亚特区或任何其他国家的任何一种本法规定意义上的掺假、伪标食品或药品，并且接收后为了赢利或其他目的，将未开封的原包装物品寄给其他任何人；在哥伦比亚特区或美国领土上销售、打算销售任何一种掺假、伪标食品或药品均构成犯罪。法院对首犯将处以 200 美元以下罚款，再犯者将被处以 300 美元以下罚款，或一年以下监禁，或二者并处。"① 美国食品药品纯净运动之所以将全国性监管作为奋斗目标，其重要原因便在于此前州一级立法所暴露出来的各自为政及其面对州际贸

① Federal Food and Drugs Act，美国食品药品管理局网站（http：//www. legislation. gov. uk/ukpga/1875/63/section/2/enacted），2012 年 5 月 8 日。

易中违法行为的疲软无力，而《联邦食品与药品法》则顺势解决了这一法律难题，这无疑也是顺应美国社会经济发展总体趋势的一大利好。

第三条题为"规章及条例"。条文并未如维利所预期的那样将化学局立为食品药品监管的唯一主体，而是将财政部、农业部、商务与劳工部①作为食品药品市场的共同监管主体，赋予这三者一同享有为执行《联邦食品与药品法》而制定统一规章和条例的权力。笔者认为，《联邦食品与药品法》虽然没有将化学局作为唯一的监管主体，这对维利来说似乎有所损失，但分散监管权力一定程度上却有助于各部门之间的制约与平衡，避免法律沦为"花瓶"、"附庸"以及某一监管机构一家独大后垄断整个市场话语权。上述三个部门的负责人也需收集与检测如下食品药品的样品："在哥伦比亚特区或美国领土任何地方生产或打算销售的食品和药品，以未开封包装在生产或制造州以外的州销售的食品或药品，收到来自外国或打算运往外国的食品和药品，应提交给任何州、准州或哥伦比亚特区卫生、食品或药品官员检测的食品或样品，任何国内或外国港口要求用于国内贸易或在美国与外国港口或国家间进出口的食品和药品。"②

第四条题为"化学检测"。其意在对食品药品是否违反本法关于掺假或伪标的规定进行专业鉴定，法律将此项权力赋予维利领导下的化学局。法律规定"如果化学局一旦检测出任何一种食品或药品的样品已属掺假或伪标时，农业部部长有义务向样品提供者发出通告，而后者则根据上述规章及条例有权要求召开听证会了解相关情况。如果发现样品提供者确实有违本法规定，农业部部长则应立即将事证呈交相应地区检察官，并附上有检测分析者或官员正式宣誓证明的样品分析或检测结果副本。法院判决后，应当将结果以

---

① 作为美国政府的一个部门，商务与劳工部创建于1903年，后于1913年更名为商务部，其专司劳工的有关机构则转为劳工部，并一直延续至今。

② Federal Food and Drugs Act，美国食品药品管理局网站（http://www.legislation.gov.uk/ukpga/1875/63/section/2/enacted），2012年5月8日。

上述规章及条例规定的形式公开发布"①。

接下来的第五条题为"法律程序"。它要求农业部部长必须向地区检察官报告任何违反《联邦食品与药品法》的行为，任何州、准州、哥伦比亚特区负责食品或药品的官员应当向地区检察官提供违法证据。地区检察官则负责为实施本法规定的处罚，及时向相应法院提起诉讼程序及控诉。②

第六条题为"定义"，主要是对《联邦食品与药品法》中的食品和药品这两个关键概念进行界定。《联邦食品与药品法》在涉及药品概念时提出所谓"国家标准"，即《联邦食品与药品法》中所使用的药品概念以美国《国家药典》或《国家处方集》中所认可的药品名录为准。列入两者之中任何一项国家标准的药品和制剂都将受到法律保护，而未列入者也将意味着无法受到法律保护。与药品不同，《联邦食品与药品法》在对食品概念进行界定时并未制定统一的官方标准，而是比较宽泛地将包括糖果和调味品在内的所有可被人类或其他动物所食用的食物和饮品都列入食品范畴。③ 不论怎样，仅从定义来看，《联邦食品与药品法》中的食品定义沿用此前伊利诺伊州1899年所颁法律中对食品概念的宽泛解释，将食品界定为包括所有用于人类或动物的食物、饮品、糖果和调味品。④ 这也说明《联邦食品与药品法》与此前各州立法在法律沿革上有一定的衔接性。

第七条题为"掺假物品"，第八条题为"伪标物品"，这两款分别详细说明了食品药品在哪些情况下可被视为掺假或伪标，先来

① Federal Food and Drugs Act, 美国食品药品管理局网站（http：//www. legislation. gov. uk/ukpga/1875/63/section/2/enacted），2012年5月8日。

② Federal Food and Drugs Act, 美国食品药品管理局网站（http：//www. legislation. gov. uk/ukpga/1875/63/section/2/enacted），2012年5月8日。

③ Federal Food and Drugs Act, 美国食品药品管理局网站（http：//www. legislation. gov. uk/ukpga/1875/63/section/2/enacted），2012年5月8日。

④ Lewis A. Grossman, Food, Drugs, and Droods：A Historical Consideration of Definitions and Categories in American Food and Drug Law, *Cornell Law Review*, 2008（93），p. 1098.

看看法律是如何界定掺假药品的。

《联邦食品与药品法》认为符合下述两项条件之任何一项的药品都系掺假药品。其一，以《国家药典》或《国家处方集》认可的名称销售，但按《国家药典》或《国家处方集》的标准检验后发现药品规格含量、质量或纯度不符合标准者。其二，药品规格含量、质量或纯度标准与《国家药典》或《国家处方集》确定的标准不符，且未明确标识于瓶子、盒子或其他容器等外包装上。① 这两项法律规定除了继续强调《国家药典》和《国家处方集》的权威性外，重点指出药品销售时的各项标准应与其宣传内容一致，也就是药品广告信息本身务必确保真实。如此规定的主要目的是为了应对专利药广告进行虚假宣传，欺骗广大消费者，使消费者购买时有能力做出正确判断，这也正面呼应了《联邦食品与药品法》保护公共利益的立法宗旨。

对于何为掺假食品，法律列数了六种情况。其一，与其他物质混装，因而降低、减少质量或规定含量，或对其质量、规定含量产生有害影响；其二，如果某种食品中的物质全部或部分被其他物质所替代；其三，食品中有价值的成分全部或部分被提取；其四，以混合、涂色、碾压成粉末、涂层或染色等方式对食品已有损坏或劣质状况有意掩盖；其五，含有任何有毒或有害成分，可能使该食品有害人体健康。但为了运输食品而使用防腐剂，需以机械方式、水中浸泡或其他方式祛除防腐剂，且在遮蔽物或包装上印有祛除防腐剂指示的除外；其六，包含部分或全部肮脏、腐烂变质的动植物，或无论是否经过加工都不适合作为食物的动物；或是利用患病动物或非因屠宰而死的动物制成。② 这六个方面基本涵盖了当时美国食品掺假的各种"怪现状"，也充分反映了维利的关注重心确实是在食品而非药品。法律条文更是对食品从生产、运输到最后销售的整

① Federal Food and Drugs Act，美国食品药品管理局网站（http：//www. legislation. gov. uk/ukpga/1875/63/section/2/enacted），2012 年 5 月 8 日。
② Federal Food and Drugs Act，美国食品药品管理局网站（http：//www. legislation. gov. uk/ukpga/1875/63/section/2/enacted），2012 年 5 月 8 日。

个全过程作了巨细靡遗的规范，突出强调食品生产和运输时要严格依照作业流程，不能因为消费者的无知而在其中"耍伎俩"，应诚信经营、翔实告知消费者有关产品的准确信息。若站在立法者角度对立法作某些适度揣测，《联邦食品与药品法》的规定相较于维利不无极端的完美要求已有所妥协，它一方面并未完全否定防腐剂在食品生产和运输过程中的运用（这实际承认了现代化大生产对食品工业的冲击乃无法回避的历史趋势这一事实），另一方面也要求生产者注明防腐剂的使用情况及其对人体健康可能产生的危害，这其中既有法律原则的宣示，也为生产一线留有转圜余地。

《联邦食品与药品法》第七条也对糖果生产中的掺假情况作了一定的说明。法律规定"如果糖果中含有石膏、滑石粉、白土、重晶石云母、铬黄或其他矿物质，或有毒的色素或气味，或其他有毒有害成分，或任何葡萄酒、麦芽酒、烈性酒或其混合物，或麻醉药都将属于掺假糖果"①。从该条款后半部分可以看出，立法者之所以要特别提及酒类和麻醉品，旨在防止不法商贩将专利药混入糖果，而后利用虚假广告吸引儿童的注意力。

第八条主要聚焦于食品药品的伪标问题。法律首先对适用范围作了明确说明，即《联邦食品与药品法》中的伪标概念适用于所有说明食品药品成分或所包含物质的声明、设计、图案包装、标签，或在某方面误导消费者的食品药品，还适用于依生产制造的州、准州或国家规定为伪标的任何食品药品。法律分别针对食品药品在哪些情况下属于伪标产品作了详细说明。在药品方面，其一，若某一药品实系模仿他者或者销售时以其他药品名称冒名顶替；其二，包装中标明的成分已全部或部分被移除，并将其他物质放入同一包装内凑数，或包装标签没有声明含有酒精、吗啡、鸦片、可卡因、海洛因、优卡因、氯仿、印度大麻、水合氯醛、退热冰以及这

---

① Federal Food and Drugs Act，美国食品药品管理局网站（http：//www. legislation. gov. uk/ukpga/1875/63/section/2/enacted），2012年5月8日。

类物质的衍生物或配制品含量。① 很明显，这两项细则说明也主要针对专利药，特别是内中含有的酒精等 10 种致瘾物质。②

伪标食品则包含四个方面。第一，某一食品系模仿他者或在销售时冒用其他食品名称，这一点与上述伪标药品中的相关条款类似；第二，如果食品商标误导和欺骗购买者，或声称是一种外国产品而事实却并非如此，或包装中标明的成分已被全部或部分移除，而将其他物质放入同一包装内，或包装标签没有声明含有酒精、吗啡、鸦片、可卡因、海洛因、优卡因、氯仿、印度大麻、水合氯醛、退热冰以及这类物质的衍生物或配制品含量；第三，如果食品有外部包装，食品成分以重量或尺寸度量时，在包装中却并未明白和准确地说明；第四，食品外包装或标签对该食品成分或其所包含物质的综述、设计、图案描述错误，或在某一特定方面对消费者进行误导，但如未含有附加的有毒有害成分则不被视为掺假或伪标。③

第九条"制造商的保证"规定："只要经销商能与相应批发商、制造商，或其他在美国居住的当事方签订保证书，指明这些物品不是本法规定意义上的掺假或伪标物品，经销商就不会被起诉。这些保护性的保证书应当包括把这些物品卖给经销商的一方或各方的名称和地址。"④

---

① Federal Food and Drugs Act，美国食品药品管理局网站（http://www. legislation. gov. uk/ukpga/1875/63/section/2/enacted），2012 年 5 月 8 日。

② Federal Food and Drugs Act，美国食品药品管理局网站（http://www. legislation. gov. uk/ukpga/1875/63/section/2/enacted），2012 年 5 月 8 日。

③ Federal Food and Drugs Act，美国食品药品管理局网站（http://www. legislation. gov. uk/ukpga/1875/63/section/2/enacted），2012 年 5 月 8 日。这两种情况分别是：目前或今后被称为食品的混合物或复合物以其特殊名称销售，并假冒另一种物质或使用另一种物质的特有名称，且在标签或商标上声明该物质生产地或制造地；食品贴有、印有、附的标签，明确标明该食品是复合、仿造或混合物，在要销售的食品包装上明确使用"复合"、"仿造/仿冒"、"混合"等字眼。但混合一词在此应被解释为相似物质的混合，不包括为调节颜色或气味而使用的无害颜料或调味成分。

④ Federal Food and Drugs Act，美国食品药品管理局网站（http://www. legislation. gov. uk/ukpga/1875/63/section/2/enacted），2012 年 5 月 8 日。

第 10 条题为"查封原始包装"。该款规定"掺假或伪标的食品、药品或溶液正从一个州、准州或属地运往另一个州、准州或属地销售，或已经运输还未卸货、未销售或原包装尚未开封，或已在哥伦比亚特区、准州、美国属地销售或要销售，或已运往国外销售，或打算销往国外，可在物品被发现地的美国地区法院起诉，并通过虚假宣传罪的定罪程序没收这些物品。如果判定该物品为本法规定意义上的掺假或伪标物品、有毒有害，即按法院指令销毁或出售该物品。如果按照指令出售物品，除去诉讼费用及其他费用，所得将上缴美国财政部"①。

第 11 条则将目光转向进口食品药品的检测。相比之下，英国、法国和德国早已制定对进口食品药品的检验措施，该条款既是对消费者权益的保护，也能提升美国产品在质量上的竞争力，而此前由于缺乏强有力的联邦监管，美国的掺假食品药品不仅损害国内市场秩序和民众健康，而且也使美国产品的海外声誉蒙羞，这一点突出体现在世纪之交美、德两国的肉类检疫争端中。《联邦食品与药品法》建立起覆盖全美的联邦监管体系，立法者也试图借助法律手段来保障美国进口食品药品的安全，以免美国沦为他国倾销劣质食品药品的"天堂"。也正因为此，该款规定："财政部部长应当根据农业部部长的不时之需，将正在进口或要进口到美国的食品药品样品交给农业部部长，同时通知所有人或收货人，所有人或收货人可以会见农业部部长提出证据。"② 法条重点强调对食品药品进行检测后，如果发现这些食品药品属于本法规定中的掺假或伪标产品、有毒产品、对人体健康有害的产品、属于禁止进口的产品、在其生产国被禁止或限制销售的产品、任何准备进口美国的食品药品样品在接受检查时根据本法被认为是掺假的产品，都应拒绝该产品入境。货物被拒绝入境或运输而产生的仓储、装卸及劳务费用均由

____

① Federal Food and Drugs Act，美国食品药品管理局网站（http：//www. legislation. gov. uk/ukpga/1875/63/section/2/enacted），2012 年 5 月 8 日。

② Federal Food and Drugs Act，美国食品药品管理局网站（http：//www. legislation. gov. uk/ukpga/1875/63/section/2/enacted），2012 年 5 月 8 日。

所有人或收货人承担，不支付这些费用会导致对该所有人或收货人以后进口的货物进行留置。

第12条"定义及责任"则是对"准州"（Territory）和"人"（Person）这两个概念进行了说明。《联邦食品与药品法》中的"准州"包括美国属地，"人"在本法中则根据不同情况既是单数也是复数，包括法人社团、公司、社团和协会。解释和执行本法规定时，任何代表或受雇于某法人社团、公司、协会的官员、代理人或其他人的作为、不作为或疏忽，如属于其工作或职责范围，就应当被视为该法人社团、公司、协会以及此人的行为。①

最后一条为"生效日期"，规定《联邦食品与药品法》自1907年1月1日起实施并生效。②

综上所述，不难理解《联邦食品与药品法》为何要以在当时最为严重的掺假和伪标问题作为主要整治对象，其主要目的就在于通过全国综合性监管立法以保障消费者的产品信息知情权，这已不仅是政府单纯的宏观调控行为，而且也是其在治理能力提升基础上对民众合法权益的有力保护，凸显了美国政府的责任意识。

（二）《联邦肉类检查法》的文本解读

以篇幅而言，《联邦食品与药品法》无法和《联邦肉类检查法》相提并论，后者内容可谓洋洋洒洒、蔚为大观。

《联邦肉类检查法》共分五个部分，每一部分之下则又细分，这使它比《联邦食品与药品法》的规定更为翔实，仅是第一部分就涵盖多达24个方面的具体内容。因此，对《联邦肉类检查法》的述评将以其重点条款为主。

《联邦肉类检查法》第一部分题为"检验要求、掺假和伪标"，其第一条为定义，主要针对法律中所涉及的一些概念进行解释。在

---

① Federal Food and Drugs Act，美国食品药品管理局网站（http://www.legislation.gov.uk/ukpga/1875/63/section/2/enacted），2012年5月8日。

② Federal Food and Drugs Act，美国食品药品管理局网站（http://www.legislation.gov.uk/ukpga/1875/63/section/2/enacted），2012年5月8日。

重点阐述《联邦肉类检查法》对掺假和伪标这两大概念的解释前，先来看看其他一些辅助性概念，包括对公司、州、商务、肉制品等词义的使用说明。值得注意的是，《联邦肉类检查法》中"州"这一概念除了指美国版图中的各州之外，也涵盖波多黎各，而领土概念则包括除了巴拿马运河区之外的关岛、美属维尔京群岛、美属萨摩亚群岛等美国所控制的海外领地。

与《联邦食品与药品法》相似，《联邦肉类检查法》对于掺假的规定也着重于肉类或肉制品中是否含有任何对人体健康有可能造成危害的有毒物质，但若这些有毒物质并非外在人为添加（不排除肉类本身携带某些有毒物质），且其数量对人体健康并无危害时，《联邦肉类检查法》则认为这种情况不属于掺假。如果肉类或肉制品中含有任何一种添加的有毒物质（法律特别提到化学杀虫剂、食品添加剂和色素这三种物质），肉类或肉制品的整体或部分已经受到污染、腐化，食品包装环境不卫生而导致食品本身受到污染，肉类或肉制品的整体或部分系因死亡而非屠宰，法律则认定肉类或肉制品属于掺假食品。① 《联邦肉类检查法》一方面重视肉类或肉制品生产环节的环境卫生；另一方面也把重点放在肉类或肉制品中是否含有对人体健康有害的外来添加物质上。

《联邦肉类检查法》中的伪标概念主要关注两个方面：肉类或肉制品的商标中是否含有会误导消费者购买行为的信息；其名称是否仿冒其他肉类或肉制品的商标。

第一部分第三条题为"肉类和肉制品的检验"。为了防止辛克莱《屠场》中所描述的芝加哥联合屠场内肮脏的生产环境和政府检验人员的松弛怠惰再次发生，该款规定"农业部需在肉类或肉制品被屠宰和生产之前对其进行严格检验，如发现疾病征兆，则需进行隔离屠宰"②。第四条则规定"农业部需对那些因病死而即将

———————

① Federal Meat Inspection Act, 美国食品药品管理局网站（http://www.fda.gov/RegulatoryInformation/Legislation/ucm148693.htm），2012 年 5 月 8 日。

② Federal Meat Inspection Act, 美国食品药品管理局网站（http://www.fda.gov/RegulatoryInformation/Legislation/ucm148693.htm），2012 年 5 月 8 日。

被屠宰的动物进行尸检，如果符合法律规定，将盖以‘检验和通过’的印戳，反之则盖以‘检验和污染’”①。第 12 条规定“农业部需对美国出口的肉类或肉制品进行检验，以确保肉类或肉制品的出口安全”②。

第二部分题为“肉类加工及相关工业”。该部分共含五条，其中的第五条最为重要。它规定“《联邦肉类检查法》的效力适用于整个联邦内各州”③，这从法律适用层面解决了此前各州立法中由于若干协调和不统一所引起的州际贸易壁垒和各州之间的相互攻讦，有利于美国国内肉类和肉制品市场的稳定和健康发展。④

第三部分题为“联邦和州的合作”。这部分旨在前述法条基础上进一步规范联邦和州在实施肉类和肉制品监管时的各自责任、义务和相互合作过程中的有关事宜，这样做可以使联邦化监管真正落到实处而不至于成为一纸空文。法律首先认定保护消费者免遭掺假和伪标之害乃联邦政府的施政目标之一，这就在法律上明确无误地提出了政府责任这一令人已经耳熟能详的概念。其次，法律指出以农业部为首的联邦政府机构对肉类和肉制品负有主要监管职责，而各州监管机构则应在技术条件、人员配备和实验室设备等方面与联邦监管机构进行配合，尽量避免联邦和州之间就监管权责而产生不必要的“误会”。⑤

第四部分为“补充条款”，第五部分为“杂项”，旨在对前述条文进行一些补充性说明和解释。

---

① Federal Meat Inspection Act, 美国食品药品管理局网站（http://www.fda.gov/RegulatoryInformation/Legislation/ucm148693.htm），2012 年 5 月 8 日。

② Federal Meat Inspection Act, 美国食品药品管理局网站（http://www.fda.gov/RegulatoryInformation/Legislation/ucm148693.htm），2012 年 5 月 8 日。

③ Federal Meat Inspection Act, 美国食品药品管理局网站（http://www.fda.gov/RegulatoryInformation/Legislation/ucm148693.htm），2012 年 5 月 8 日。

④ Federal Meat Inspection Act, 美国食品药品管理局网站（http://www.fda.gov/RegulatoryInformation/Legislation/ucm148693.htm），2012 年 5 月 8 日。

⑤ Federal Meat Inspection Act, 美国食品药品管理局网站（http://www.fda.gov/RegulatoryInformation/Legislation/ucm148693.htm），2012 年 5 月 8 日。

根据对法条的梳理，可将《联邦肉类检查法》的着力点归纳为以下几个方面：家畜和家禽屠宰前必须经过检验（事前检验）；家畜和家禽死后的尸体必须经过检验（事后检验）；制定屠宰场和肉类加工厂的卫生标准（规范生产环境）；授权美国农业部对屠宰场和肉类加工厂进行监督和检查（建立以农业部为主干的联邦监管体系）。

综合来看，《联邦食品与药品法》和《联邦肉类检查法》在三个方面体现了美国食品药品安全监管的联邦化。第一，检查制度的确立。《联邦肉类检查法》规定国会每年拨款300万美元用于肉类和肉制品检查，检查人员有权在无论白天还是晚上的任何时间段内对肉类和肉制品进行检查。① 第二，产品商标标识。《联邦食品与药品法》和《联邦肉类检查法》高度重视消费者对于产品各方面信息的知情权。两部法律对此可谓不厌其烦、再三强调产品商标中的文字应准确说明产地、原料以及是否添加防腐剂等关键信息。第三，法律执行。制定法律的最终目的在于执行，根据《联邦食品与药品法》的规定，农业部化学局负有监管食品药品市场的权力，而对肉类和肉制品检查的责任照常归口农业部，并由其所属动物局具体执行，农业部部长、财政部部长和劳工部部长共同执掌《联邦食品与药品法》所赋予的监管权力。之所以这样设计，其目的就在于既可充分发挥和吸收各部长处，也能做到相互制衡和协调，最大限度地发挥《联邦食品与药品法》的法律效力。

三、立法进步与时代局限

环顾全球，经历过类似美国进步时代这样急剧社会转型的国家并不在少数。在整个自近代以来的世界历史中，英、法、德、俄、日等国在其现代化进程中都在不同时期的不同阶段经历过由于社会转型而带来的阵痛。由于多种历史诱因的相互作用，这些国家解决转型期社会问题的手段也形成激进暴力和渐进改良这两种截然不同

① James Harvey Young, *Pure Food*：*Securing the Federal Food and Drugs Act of 1906*, Princeton University Press, 1989, p. 263.

的方式，而社会问题司法化则是进步时代美国社会转型期乃至整个美国历史发展进程中非常突出的一个特点。① 在美国人的政治思想辞典中，"法律是统治阶级意志的反映"这样的观点不仅未能准确地表述法律本质，而且也窄化了法律在美国社会中所起的重要作用。退而言之，由于美国国会参众两院议员与选民之间的互动，法律在美国其实既能为所谓"大资产阶级"的利益代言，也能服务于小民百姓，其惠及面涵盖美国社会多个阶层。这种包容性和全民性使法律成为缓和美国社会矛盾的黏合剂和调节器。在面临社会转型时，法律的存在也使美国社会不至于整体崩溃，至多表现为撕而不裂的紧张状况。因此，《联邦食品与药品法》和《联邦肉类检查法》仍然是美国社会问题司法化这一优良法治传统的体现，以国会立法的方式来解决食品药品掺假这一棘手问题正是美国法治进步的体现。

相比于此前的各州立法，《联邦食品与药品法》和《联邦肉类检查法》无疑具有非常明显的优势，而各州立法中最为时人所诟病的地域性局限也在联邦法律中得到克服。在《联邦食品与药品法》和《联邦肉类检查法》授权下，农业部和化学局成为美国食品药品安全联邦化监管的中流砥柱，代表了美国政府为应对市场混乱、整治市场秩序和保护消费者权益所做的可贵努力。即使对于食品药品业界来说，《联邦食品与药品法》和《联邦肉类检查法》也有助于他们提升企业的社会责任意识和服务观念，对整个食品药品市场的健康运转有着积极意义。维利对纯净的热情不仅使消费者意识到掺假食品药品的危害，而且也使众多食品生产者认识到有责任

---

① 业师李工真教授在其《德意志道路——德国现代化进程研究》一书中提出纳粹德国乃是一种"暴力的现代化"。虽然该书主要探讨德国现代化，但笔者认为书中提出的"暴力现代化"概念却可作进一步引申。也就是说，"暴力现代化"最为显著的特征在于其对内专制独裁和对外侵略扩张，它建立在国家一体化和奴役、压迫、掠夺他国的基础之上，二战中的德国和日本无疑是"暴力现代化"的典型国家。参见李工真：《德意志道路——德国现代化进程研究》，武汉大学出版社 2005 年版，第 421 页。

向消费者提供纯净、卫生和可靠的食品。① 《联邦食品与药品法》不仅做到了"保护健康"和"保护消费者",而且也是市场经济下的"自由企业"和"竞争经济"② 之所需。

在国家层面,《联邦食品与药品法》和《联邦肉类检查法》标志着美国政府职能的转变——弱化政府身上原先所具有的意识形态色彩和权力拥有者的形象,提升政府的公共服务意识,凸显国家公共权威。美国社会的转型也促成了政府转型,国家现代化不仅是经济和社会的现代化,也包括政府的现代化,美国政府不再仅是少数政治精英的权力游戏,民众、社会团体和媒体的介入使政府决策愈加透明,政府施政也日益朝着更为公平的方向发展,奠定了日后社会—政府—个人—媒体这四者之间关系的张力结构。

也不可否认《联邦食品与药品法》和《联邦肉类检查法》存在若干不足之处。比如在技术层面,化学局当时测定掺假食品的方法和手段还较为落后。③ 化学局所掌握的检测技术和手段滞后于食品药品工业的发展速度,《联邦食品与药品法》也基本没有涉及食品药品的标准问题。可见其立法目的并非主动性出击,更多还是被动性防御,旨在纠偏而非惩罚食品药品掺假。而且由于乳制品行业的坚决抵制,《联邦食品与药品法》中也未涉及有关乳制品掺假的内容,而乳制品掺假在此前 20 多年一直被认为是美国食品掺假问题的重灾区。虽然民愤极大,但《联邦食品与药品法》的最终文本也仍将乳制品掺假排除在外,不予考虑,这无疑是一大败笔!

瑕不掩瑜,笔者认为,若是能够理解渐进改革所具有的永无止

---

① Fred B. Linton, Federal Food and Drug Laws-Leaders Who Achieved Their Enactment and Enforcement Part Two, *Food Drug Cosmetic Law Journal*, 1950 (2), p. 106.

② Richard L. D. Morse, The Significance of the Food and Drug Laws to the Consumer, *Food Drug Cosmetic Law Journal*, 1956 (7), pp. 342-346.

③ Lauffer T. Hayes and Frank J. Ruff, The Administration of the Federal Food and Drugs Act, *Law and Contemporary Problems*, Vol. 1, No. 1, The Protection of the Consumer of Food and Drugs: A Symposium (Dec., 1933), p. 17.

境性（所谓"彻底革命"本身就是伪命题）和美国法律中的普通法传统①（《联邦食品与药品法》、《联邦肉类检查法》这两部法律其实也是渐进改革和普通法传统的反映），一代人如果能够完成时代赋予的历史使命已属不易，以维利为代表的美国食品药品纯净运动参与者应该说已经完成他们所肩负的历史重任，难说圆满，但亦属开创！

对于美国来说，以 1787 年联邦宪法为基础而构建的宪政框架是它得以较为顺利地渡过进步时代转型危机，成功晋升为现代国家的重要保障。在这一框架下的权力制衡设计和公民权利保障不仅使政府部门避免完全沦为利益集团的"俘虏"，而且也为公民个人和各公民团体借助媒体表达意见提供了根本性法律依据，成为大时代下不同民众声音寻求共识、达成和解的认可平台。精英与大众共存、共荣而不是滑向社会脱节，使美国成为名副其实的"机遇国度"、"自由国土"、"勇敢家乡"和"伟大实验场"②。食品药品纯净运动的参与者中既有精英、民众，也有业界利益团体混杂其间，他们的各自目标并不一致，但不论是哪一方，在博弈竞争中都能为对方留有转圜余地，最终成就的也是一个让大家都能接受的多赢结局，而非某一方只赢不输的零和结果。这就能最大限度地缓和矛盾，降低社会运行成本，也印证了资中筠先生关于美国这个国家是谈出来的精辟论断。

尊重传统和对异见的包容，使美国政府的执政理念能够随着时代发展与时俱进——也就是作为美国政府代言人的总统，根据外界时势变化在自由与平等这两大政治哲学主导价值之间的协调，使其不至于"极左"或"极右"，罗斯福在这方面无疑是一位"推拿"高手，他的新国家主义旨在通过提升政府治理能力和强化国家公共

---

① 根据中国已故著名法学家杨兆龙先生的阐释，普通法（Common Law）的名称直到 11 世纪后才在英国流行开来，意指具有统一性的一般适用的法，以区别于各地之特别法（Particular Law），亦称英美法。参见杨兆龙《大陆法与英美法的区别》一文（杨兆龙：《大陆法与英美法的区别》，陈夏红编，北京大学出版社 2009 年版，第 4~5 页）。

② 陈安：《漫话美国精神》，载《凤凰周刊》2013 年第 5 期，第 94~96 页。

权威扫清市场障碍，弥合已经有所开裂的社会，为人们创造更为平等的市场秩序和竞争环境。政府不再超然物外、袖手旁观，而是主动出击，成为劳资双方的仲裁人。这一"自由人的平等政治"对自由与平等这两者都有所兼顾，特别是对原有自由放任主义的适度纠偏，使人们重新获得了对自由的全面理解，这恰恰回应了前述进步主义者的自由论述和进步时代要求变革的主题，而食品药品纯净运动就是这一时代思潮下的产物。德国著名诗人海涅（Heinrich Heine）曾告诫法国人"不要轻视观念的影响力"①，食品药品纯净运动乃至整个进步主义运动彰显了观念转变对推动社会进步所起的重要作用。改革实践的先导往往就是新思想的涌现和新观念的流行，而这些新思想和新观念将成为人们现实生活中伟大变革的导火索。

① 参见以赛亚·伯林《两种自由概念》一文（以赛亚·伯林：《自由论》，胡传胜译，译林出版社2003年版，第187页）。

结　语

　　100 多年后，再来回看美国历史上的这场食品药品纯净运动时，不论持何种观点，《联邦食品与药品法》和《联邦肉类检查法》作为运动两大成果和此后美国食品药品监管法律体系的柱石都已载入史册，两部法案由罗斯福总统签署生效的那一刻也成为美国两百多年发展历程中的永恒瞬间。就现实面来说，这两部法律的颁布有力地促进了食品工业和药品工业的发展。① 同时，也推动了农业部化学局的发展，使其从一个专业实验室转变为真正意义上的全国性食品药品监管机构。② 如果没有《联邦食品与药品法》和《联邦肉类检查法》，很难想象美国食品药品管理局会有今天这样的盛况。

　　发生在南北战争后至 20 世纪初的这场食品药品纯净运动本身也是美国社会转型期参差多态的缩影，它既体现了美国历史的特色，也对后世有着深刻的启迪作用。正如民国时期著名女学者陈衡哲先生在其名著《西洋史》中所言："特别的性质，是某种人、某国人所专有的；普通的性质，是人类所共有的。所以我们研究了人类一部分的历史，不但可以了解人类那一部分的人类，并且可以了解自己的一部分。"美国食品药品纯净运动正是反映了"特别的性质，是某种人、某国人所专有的"，而对它的研究"不仅可以了解

---

　　① Clarence Francis, Its Basic Value to Food Industry, *Food Drug Cosmetic Law Journal*, 1946（3）, p. 385. S. DeWitt Clough, Its Basic Value to Food Industry, *Food Drug Cosmetic Law Journal*, 1946（3）, p. 387.

　　② Paul B. Dunbar, Its Administrative Progress, *Food Drug Cosmetic Law Journal*, 1946（3）, p. 334.

那一部分的人类，并且可以了解自己的一部分"①。笔者认为以下三个方面是通过研读食品药品纯净运动这一个案后所能够明显感受到的美国社会特性中值得注意的地方。

一、政府与市场的二元变奏

前文已经多次说明，南北战争后的食品药品掺假乱象与时人对政府与市场以及它们之间的内在关联的认识有关——对政府的质疑与高度不信任也在另一方面放纵了市场，而本书认为食品药品纯净运动最后战果的取得却反映出政府与市场这两者呈现为一种二元变奏的关系。

在传统的政府—市场博弈格局中，政府处于消极境地，而市场则负有巨大能量，能够让整个经济秩序和社会体系运转良好。即使在一些公共服务部门，政府也被定位为"守夜人"的最小干预角色，似乎只要让市场自行调节即能达到最佳效果。不论是基于历史还是对政府、市场各自性质的准确认识，颇为一厢情愿式的"市场原教旨主义"既与实情不符，也是对政府和市场以及它们之间关系的偏狭认识。

实际上，单一的市场和政府并不存在，两者本质上都是特定的组织形式，并无善恶对错之分，关键在于如何配置。不论是成熟的市场经济国家还是后起之秀，市场经济机制从发育到完善其实都离不开政府的保驾护航。市场本质上也是一种公共物品，"市场并不是目的本身，它只是促进社会和个人福利的手段"②。就其与政府的关系而言，问题并不在于政府是否需要干预，症结乃是政府干预的力道和手段，政府可以也应当在市场经济的建构过程中有所作为，而这就涉及本书导论中所说的政府治理能力。

反向言之，市场经济也并非天然生成，政府治理能力的强弱更不是一开始时就已高低互见。当市场尚处于萌芽阶段时，犹如婴孩

---

① 陈衡哲：《西洋史》，岳麓书社 2010 年版，第 7~8 页。

② 胡鞍钢、王绍光编：《政府与市场》，中国计划出版社 2000 年版，第 49 页。

需要父母从旁协助一样，它也需要政府给予适时保护，而保护力度的大小和方式运用则取决于政府自身的能力，后者由低至高提升的过程也就是这里所说的"国家建构"（或曰"国家再造"）。有效的政府干预能够为私人活动创造一个对其有利的市场环境，政府应集中于它能做并能做好的事情之上，而对于那些个人和市场能够自决的领域，则应大度地放弃"权力之手"。国家公共权威来源的日益多元，以及政府职能与民众生活更为紧密接轨，从另一个侧面也促进人们头脑中老旧的国家与政府观念实现自我更新和完善。

当时的美国也确实面临着国家公共权威的削弱和市场经济秩序的紊乱这两大棘手难题，导致政府与市场之间不仅无法相互补强，而且互为拖累，其最终解决方式则是罗斯福通过扩大联邦权力、强化国家公共权威、拓展政府职能，采以全国性监管来达到抑制市场"蠹虫"，重建已被侵蚀的市场制度。在这个"复原"的过程中，政府无疑起到了"制度建构"的关键作用，而其另一面同样使得国家也更有能力保障市场正常运行。

二、权力与权利的一体两面

权力与权利之间的此消彼长乃是政治文明演进过程中的一对根本问题，两者关系实为"政治文明建设的核心问题和基本的逻辑出发点"①。从含义来看，权力一词的拉丁语原文为"Potere"、英文为"Power"，意指"有影响、支配、操纵他人的能力与力量"，"任何主体只要能够运用其拥有的资源，对他人发生强制性的影响力、控制力，促使或命令、强迫对方按权力者的意志和价值标准作为或不作为"②，即是权力，其本质是一种社会关系。最为通常所见的权力关系即是国家与民众之间，国家能够以自己所掌控的资源和手段而作为或不作为，这种能力的大小也就是所谓"权力能力"，这里面既有"硬权力"，也有"软权力"，且具有"权威性、

①　肖元：《政治文明视野中的权力与权利》，辽宁大学出版社2006年版，第12页。
②　郭道晖：《社会权力与公民社会》，译林出版社2009年版，第3、4页。

可交换性、不可废弃性和扩张性"① 这四大特征，它与权利并没有根本矛盾，而恰是一体两面的关系。

回到 1787 年联邦宪法这一美国立国的原初起点，以汉密尔顿和麦迪逊为首的联邦党人主张将中央权力扩展至极限，深信"联邦对你们政治繁荣的裨益"，"再没有比政府的必不可少这件事情更加明确了"②。以杰斐逊为首的一批人则力主捍卫州权，两者差异背后实则隐含着深刻的意识形态分歧。联邦党人"不相信人民群众，认为人民群众没有教养，既粗野又易冲动"，而杰斐逊等人"对普通人民有很大的信任，他相信人民有能力自己统治自己，只有人民才是自由和民主的最可靠的保障"③，"多年来，杰斐逊一直是个人、小的地方单位和一些州的民主权利的捍卫者"④。最后妥协的结果包含了两个面向的制度设计———一面是侧重于阐扬权力如何分配的宪法，另一面则是保障民众权利享有的前十条修正案，"联邦党人给我们留下了宪法，而反联邦党人的遗产则是《权利法案》"⑤，这也使得最后成型的美国宪政体制兼具中央集权与各州分权的特性。

从大的方面来说，由于联邦论者和州权主义者之间的分歧，宪法中所规定的政府权力由联邦政府与各州政府分别享有，它们的服务对象其实都是美国民众，而《权利法案》所列的十项权利则是优先保障对象，政府权力的运用主要就在于确保这些民众基本权利的享有。在一个静态农业社会中，各州政府就能大体应对本州范围内部民众的各种诉求，但进入到工业社会后，人流、物流都已跨出"熟人世界"的旧有边界，联邦权力依据形势变化在宪法框架下适

---

①　郭道晖：《社会权力与公民社会》，译林出版社 2009 年版，第 10~12 页。

②　汉密尔顿、杰伊、麦迪逊：《联邦党人文集》，程逢如、在汉、舒逊译，商务印书馆 1989 年版，第 6、7 页。

③　刘祚昌：《杰斐逊全传》（上），齐鲁书社 2005 年版，第 260 页。

④　艾德里安娜·科克、威廉·配登：《杰斐逊选集·绪言》，朱曾汶译，商务印书馆 1999 年版，第 21 页。

⑤　赫伯特·J. 斯托林：《反联邦党人赞成什么——宪法反对者的政治思想》，汪庆华译，北京大学出版社 2006 年版，第 121 页。

度扩充也就理所当然，这在一定程度上也是为了使联邦政府具备能力更好地保障全国范围内每个民众的公共权益。食品卫生和药品安全事关所有人的生命健康，民众对于能够放心食用和安全用药的权利吁求涵盖全民，已经超出州界，不是单独哪个州就能解决，而是需要一个拥有良好治理能力的联邦政府居间统筹与调度。

食品药品纯净运动说明了民众权利和政府权力乃是一体两面的关系：对于前者的保障既是政府权力存在的主要目的，也赋予它合法性和正当性，而政府权力的适度扩张则能使其更有能力来贯彻宪法意志。

三、新闻监督与媒体自主的协同推进

食品药品纯净运动也说明了新闻监督和媒体自主之间的协同推进对于一个转型社会来说所具有的重要性。

追根溯源，《权利法案》中的第一条即明文规定"国会不得制定法律，去涉及宗教信仰或禁止其自由使用，或剥夺言论或出版自由，或［剥夺］人民和平集会与请愿政府给予伸冤之权利"[1]。这一条款赋予新闻媒体以充分的表达自由，而"表达自由是自由社会的基石，是先于其他自由的支柱性自由"[2]。宪法架构下的美国新闻媒体扮演着"言论角色"和"结构角色"这两重身份：就前者立场而言，第一修正案绝对禁止任何势力（特别是各级政府）以各种理由干涉新闻媒体的言论表达或书刊出版，而"结构角色"则是强调"第一修正案还保护美国民主制度运作所必需的传播结构"[3]，内中暗含着新闻媒体与美国民主制度之间的紧密关联，其作用在于"为公众讨论提供和传播所必需的信息"[4]，建构一个讨

---

① 张千帆：《美国联邦宪法》，法律出版社 2011 年版，第 558 页。

② 梁敏：《表达的自由与权利——析美国宪法第一修正案》，载徐显明主编：《人权研究》（第 5 卷），山东人民出版社 2005 年版，第 475 页。

③ 邱小平：《表达自由——美国宪法第一修正案研究》，北京大学出版社 2005 年版，第 428 页。

④ 邱小平：《表达自由——美国宪法第一修正案研究》，北京大学出版社 2005 年版，第 428 页。

论问题所需的公共平台，形成公共舆论。"美国的宪政主义既能避免语言一律带来的自吹自擂，也能避免沦入各种分歧无法相容的后巴别塔世界。"①

在食品药品纯净运动中，既有前期假药广告的盛行，也有后来黑幕揭发记者们同样利用新闻媒体来澄清事实、调查真相。在这一过程中，具有相对自主和独立判断能力的新闻媒体并未被政府和单一利益集团完全操控。特别是在对掺假食品药品乱象的揭露中，以辛克莱和亚当斯为代表的新闻媒体从业人员秉持社会良知、筹谋大众利益，他们所撰写的报道和供职的媒体机构既置身于社会改革洪流之中，发挥自身影响力，也能跳脱于外，从社会整体利益和国家未来出发，对于食品药品纯净运动最终目的的达成起到重要的作用。

推而广之，当一个社会处于急剧转型期时，原先被遮蔽和压制的各种诉求都会因为社会控制的弱化而纷纷涌现，如何能够保持政府与民众之间交流、沟通的顺畅，作为传播渠道的新闻媒体不可或缺。要扮演好这一角色，新闻监督与媒体自主的协同推进就十分关键。唯有如此，新闻媒体才有可能连接政府与个人、国家与社会，成为社会管道上下流动良好的黏合剂和缓冲器。

---

① 小詹姆斯·R. 斯托纳：《普通法与自由主义理论：柯克、霍布斯及美国宪政主义之诸源头》，姚中秋译，北京大学出版社 2005 年版，第 335 页。

参 考 文 献

一、报刊

1. Chicago's Great Day, The Evening World(New York, NY), October 21, 1892, Page 1, Image 1, col. 8.

2. Chicago's Promise, Perrysburg Journal(Perrysburg, OH), October 29, 1892, Page 6, Image 6, col. 1.

3. Dedicated to Progress, St. Paul Daily Globe(Saint Paul, MN), October 22, 1892, Page 1, Image 1, col. 1.

4. Scenes in the Camp Life of Our Volunteer Soldiers, The National Tribune(Washington, DC), June 23, 1898, Page 1, Image 1, col. 2.

5. Ventilating the Miles Charges, The Record-Union (Sacramento, CA), February 23, 1899, Page 1, Image 1, col. 4.

6. Three More Deaths Result from Effects of Infected Antitoxin, The St. Louis Republic(St. Louis, MO), November 2, 1901, Page 1, Image 1, col. 5.

7. Dr. Wiley's Poison Squad Enlisted from Expert Topers, The St. Louis Republic(St. Louis, MO), December 6, 1903, Page 12, Image 40, col. 4.

8. How the Beef Trust has Poisoned Peoples' Food, The Commoner(Lincoln, NE), June 8, 1906, Page 7, Image 7, col. 1.

9. Upton Sinclair Tells about the Sufferings of the Women in Packingtown, The Evening World(New York, NY), June 09, 1906, Page 3, Image 3, col. 1.

10. Beef Trust is Bad, Chicago Eagle(Chicago, IL), April 7, 1906,

Page 6, Image 6, col. 1.

11. Pure Food Lesson in House, The San Francisco Call(San Francisco, CA), June 22, 1906, Page 1, Image 1, col. 3.

12. Debate on the Pure Food Bill, The Salt Lake Herald (Salt Lake, UT), June 23, 1906, Page 10, Image 10, col. 1.

13. Anti-Trust Campaign Begun, The Sun(New York, NY), December 18, 1902, Page 1, Image 1, col. 1.

14. Pure Food Bill Passes, New-York Tribune(New York, NY), June 30, 1906, Page 1, Image 1, col. 6.

15. Slave To Morphine From Doctors Orders, The Clay City Times(Clay City, Ky), December, 1902, Page 3, Image 3, col. 3.

16. Alcohol in Medicine, The Gainesville Star(Gainesville, Fla), June 23, 1903, Image 5.

17. Some Secrets of Patent Medicines, Hopkinsville Kentuckian (Hopkinsville, Ky), February 23, 1905, Page 3, Image 3, col. 3.

18. Collier's Weekly, Palestine Daily Herald (Palestine, Tex), October 7, 1905, Image 4, col. 1.

19. Begins War on Patent Medicines, Los Angeles Herald(Los Angeles [Calif.]), October 22, 1905, Page 3, Image 3, col. 3.

20. Propose Tax on Medicines, Amador Ledger (Jackson, Amador County, Calif), October 27, 1905, Page 1, Image 5, col. 1.

21. A Patent Medicine Talk, The Evening World(New York, N.Y), November 10, 1905, Evening Edition, Page 15, Image 15, cols. 5-6.

22. Actuated by Selfishness, Attacks Upon Patented Medicines Made by Men of Mercenary Mind, The Weekly True Democrat(Tallahassee, Fla), December 1, 1905, Image 7, cols. 1-3.

23. Statistics, What They Show Concerning Poising in This Country, Hopkinsville Kentuckian (Hopkinsville, Ky), December 28, 1905, Page 3, Image 3, col. 3.

24. Dealers Given to April 1st, The Salt Lake Herald (Salt Lake City [Utah.]), January 3, 1906, Last Edition, Page 3, Image 3,

col. 1.

25. The Death Rate and "Patent" Medicine, Los Angeles Herald(Los Angeles [Calif.]), May 27, 1906, Image 48, cols. 1-3.

26. Pure Food in Sight, The Washington Times(Washington [D. C.]), June 25, 1906, Last Edition, Page 6, Image 6, col. 1.

27. Pure Food Bill Drastic Enough, The Salt Lake Herald(Salt Lake City [Utah), June 28, 1906, Page 1, Image 1, col. 3.

28. Pure Food Law Fight, New-York Tribune(New York [N. Y.]), September 5, 1906, Page 3, Image 3, col. 3.

29. Hearings By the Pure Food Board, Palestine Daily Herald(Palestine, Tex), September 17, 1906, Image 3, col. 6.

30. Peruna Editorial No. 4, Los Angeles Herald (Los Angeles [Calif.]), April 7, 1907, Page 4, Image 4, cols. 6-7.

31. To-day We Want to Talk to You about "Catarrh cures", The Hartford Herald(Hartford, Ky), October 2, 1907, Image 8, col. 5.

32. No Change Necessary in Rexall Remedies, Palestine Daily Herald (Palestine, Tex), March 11, 1908, Image 5, cols. 3-4.

33. Facts For Sick Women, [Lydia E. Pinkham's Vegetable Compound.] The Breckenridge News(Cloverport, Ky), October 20, 1909, Page 6, Image 8, col. 5.

文献出处: http://www.loc.gov/rr/news/topics/patentmedicines. html。

二、国会记录和美国农业部简报

1. U. S. House. Committee on Agriculture. Hearings on Agriculture Appropriations, 59th Congress, 1st session, 1906.

2. U. S. House. Committee on Interstate and Foreign Commerce. Hearings on Pure Food. 59th Congress, 1st session, 1906.

3. U. S. House. Hearings on Expenditures in the Department of Agriculture. 62nd Congress, 1st ession, 1911. Lewis C. Beck, *Report on the Breadstuffs of the United States*, 30 Congress, 1 Session. , House Exective Document 59(1848-1849).

4. U. S. Department of Agriculture. Board of Food and Drug Inspection. Food Inspection Decision 76. Dyes, Chemicals, and Preservatives in Foods. Washington, D. C. : General Printing Office, 1907.

5. U. S. Department of Agriculture. Bureau of Chemistry, Chemistry Bulletin 38: Proceedings of the Tenth Annual Convention of the Association of Official Agricultural Chemists. Washington, D. C. : General Printing Office, 1893.

6. U. S. Department of Agriculture. Bureau of Chemistry, Chemistry Bulletin 13. Washington, D. C. : General Printing Office, 1887.

7. U. S. Department of Agriculture. Bureau of Chemistry, Chemistry Bulletin 84. Washington, D. C. : General Printing Office, 1904-1908.

8. U. S. Department of Agriculture. The Influence of Sodium Benzoate on the Nation and Health of Man. Report 88. Washington, D. C. : General Printing Office, 1909.

三、法律文本

1. Federal Food and Drugs Act, 美国食品药品管理局网站(http: // www. legislation. gov. uk/ukpga/1875/63/section/2/enacted), 2012 年 5 月 8 日。

2. Federal Meat Inspection Act, 美国食品药品管理局网站(http: // www. fda. gov/RegulatoryInformation/Legislation/ucm148693. htm), 2012 年 5 月 8 日。

四、英文论著

(一)学位论文

1. Davis, M. C. , *Jungle Redux: Meat Industry Reform in the Progressive Era and Contemporary Applications*, Bachelor Degree, diss. , Ohio Uinversity, Athens, 2010.

2. Fisher, R. B. , *The Last Muckraker*, *The Social Orientation of the Thought of Upton Sinclair*, Ph. D. diss. , Yale University, New Haven, 1953.

3. Hoing, W. L. , *James Wilson as Secretary of Agriculture*, 1897-1913, Ph. D. diss, University of Wiscosin, Madison, 1964.

4. Niang, M. A. , *A Comparative Analysis of Upton Sinclair's The Jungle and Emile Zola's Germinal*, Master Degree. diss. , East Tennessee State University, Johnson City, 2001.

5. Taylor, C. J. , *Inescapably Propaganda*:*Upton Sinclair and the Structure of Didactic Fiction*, Master Degree diss. , University of Regina, Saskatchewan, 2006.

以上学位论文皆来自武汉大学图书馆 Proquest 数据库。

(二)期刊论文

1. Adams, S. P, Hardack, Canned Beef, and Imperial Misery:Rae Weaver's Journal of the Spanish-American War, *The Wisconsin Magazine of History*, 1998(4).

2. Akerlof , G. A, The Market for "Lemons":Quality Uncertainty and the Market Mechanism, *The Quarterly Journal of Economics*, 1970 (3).

3. Alger, R. A, The Food of the Army during the Spanish War, *The North American Review*, 1901(530).

4. Anderson, O. E, Pioneer Statute:The Pure Food and Drugs Act of 1906, *Journal of Public Law*, 1964(1).

5. Arrington, L. J, Science, Government, and Enterprise in Economic Development:The Western Beet SugarIndustry, *Agricultural History*, 1967(1).

6. Bahret, J. L, Growth of New York and Suburbs Since 1790, *The Scientific Monthly*, 1920(5).

7. Bailey, T. A, Congressional Opposition to Pure Food Legislation. 1879-1906, *American Journal of Sociology*, 1930(1).

8. Baker G. L, The Face of the Bureaucrat:A Profile of USDA Leadership, in Trudy Huskamp Peterson(ed.), *Farmers*, *Bureaucrats*, *and Middlemen*:*Historical Perspectives on American Agriculture*, Howard

University Press, 1980.

9. Baker, P, The Domestication of Politics: Women and American Political Society, 1780-1920, *The American Historical Review*, 1984 (3).

10. Barkan, I. D, Industry Invites Regulation: The Passage of the Pure Food and Drug Act of 1906, *American Journal of Public Health*, 1985(1).

11. Beatrice F, Feminism Then and Now, *The Australian Quarterly*, 1974(1).

12. Bigelow, W. D, Obituary-Harvey Washington Wiley, *Science*, 1930(1865).

13. Bittlingmaye, G, Antitrust and Business Activity: The First Quarter Century, *The Business History Review*, 1996(3).

14. Bloodworth, W, From The Jungle to The Fasting Cure: Upton Sinclair on American Food, *Journal of American Culture*, 1979(3).

15. Boylan, J, The Long and the Short of The Jungle, *Journalism History*, 2008(3).

16. Brown, J. S, Of Battle and Disease: The East Africa Campaign of 1914-1918, *Parameters*, 1982(2).

17. Browne, W. P, Benefits and Membership: A Reappraisal of Interest Group Activity, *The Western Political Quarterly*, 1976(2).

18. Buchanan, J. M and Tullock, G, Polluter's Profits and Political Response: Direct Controls versus Taxes, *The American Economic Review*, 1975(1).

19. Burdit, G. M, The History of Food Law, *Food and Drug Law Journal*, Special 50th Anniversary Issue, 1995.

20. Burstein, P, The Impact of Public Opinion on Public Policy: A Review and an Agenda, *Political Research Quarterly*, 2003(1).

21. Busch, J, An Introduction to the Tin Can, *Historical Archaeology*, 1981(1).

22. Cassedy, J. H, Muckraking and Medicine: Samuel Hopkins Ad-

ams, *American Quarterly*, 1964(1).

23. Cassedy, J. H, Applied Microscopy and American Pork Diplomacy: Charles Wardell Stiles in Germany 1898-1899, *Isis*, 1971(1).

24. Cook, T, Upton Sinclair's The Jungle and Orwell's Animal Farm: A Relationship Explored, *Modern Fiction Studies*, 1984(4).

25. Conn, P. H, Social Pluralism and Democracy, *American Journal of Political Science*, 1973(2).

26. Connery, T, Fiction/Nonfiction and Sinclair's The Jungle, *Journalism History*, 2008(3).

27. Coppin, C, James Wilson and Harvey Wiley: The Dilemma of Bureaucratic Entrepreneurship, *Agricultural History*, Vol. 64, No. 2, The United States Department of Agriculture inHistorical Perspective (Spring, 1990).

28. Coppin, C. A and High, J, Entrepreneurship and Competition in Bureaucracy: Harvey Washington Wiley's Bureau of Chemistry, 1883-1903, in High, J(ed.), *Regulation: Economic Theory and History*, Ann Arbor: The University of Michigan Press, 1991.

29. Coren R. W, Samuel Hopkins Adams, His Novel, Revelry, and the Reputation of Warren G. Harding, *The Courier*, 1974(2).

30. Crockett, D. C, Medicine among the American Indians, *HSMHA Health Reports*, 1971(5).

31. Curran, R. E, British Food and Drug Law-A History, *Food Drug Comestic Law Journal*, 1951(4).

32. Dana, C. S, Theodore Roosevelt and Tiberius Gracchus, *The North American Review*, 1905(580).

33. Dawson, H. J, Winston Churchill and Upton Sinclair: An Early Review of "The Jungle", *American Literary Realism, 1870-1910*, 1991(1).

34. DeWitt C. S, Its Basic Value to Food Industry, *Food Drug Cosmetic Law Journal*, 1946(3).

35. Dorsey, L. G, Theodore Roosevelt and Corporate America, 1901-

1909: A Reexamination, *Presidential Studies Quarterly*, Vol. 25, No. 4, Perceptions of the Presidency(Fall, 1995).

36. Dunbar, P. B, Its Administrative Progress Original Federal Food and Drugs Act of June 30, 1906, *Food Drug Cosmetic Law Quarterly*, 1946(3).

37. Dunn, C. W, Its Legislative History: Original Federal Food and Drugs Act of June 30, 1906 as Amended, *Food Drug Cosmetic Law. Quarterly*, 1946(3).

38. Dupré, R, If It's Yellow, It must be Butter: Margarine Regulation in North America Since 1886, *The Journal of Economic History*, 1999(2).

39. Fausold, M. L, James W. Wadsworth Sr. and The Meat Inspection Act of 1906, *New York History*, 1970(1).

40. Faust, B, Feminism Then and Now, *The Australian Quarterly*, 1974(1).

41. Filler, L, Progress and Progressivism, *The American Journal of Economics and Sociology*, 1961(3).

42. Fitzgerald, E, The Export Market for United States Canned Foods, *Annals of the American Academy of Political and Social Science*, 1926(127).

43. Fox, W. L, Harvey W. Wiley's Search for American Sugar Self-Sufficiency, *Agricultural History*, 1980(54).

44. Gamm, G and Putnam, R. D, The Growth of Voluntary Associations in America, 1840-1940, *The Journal of Interdisciplinary History*, Vol. 29, No. 4, Patterns of Social Capital: Stability and Change in Comparative Perspective: Part II(Spring, 1999).

45. Goldfield, D. R, The Stages of American Urbanization, *OAH Magazine of History*, Vol. 5, No. 2, Urban History(Fall, 1990).

46. Goresline, H. E, Sanitation in New Ways of Processing Food, *Public Health Reports(1896-1970)*, 1963(9).

47. Griffin, C. S, The Sugar Industry and Legislation in Europe, *The*

Quarterly Journal of Economics, 1902(1).

48. Grossman, L. A, Food, Drugs, and Droods: A Historical Consideration of Definitions and Categories in American Food and Drug Law, *Cornell Law Review*, 2008(93).

49. Hadwiger, D. F, The Old, the New, and the Emerging United States Department of Agriculture, *Public Administration Review*, 1976(2).

50. Hansen Z and Law, M. T, The Political Economy of "Truth-In-Advertising" Regulation during The Progressive Era, *The Journal of Law & Economics*, 2008(2).

51. Harding, T. S, The Rise of the United States Department of Agriculture, *The Scientific Monthly*, 1941(6).

52. Hart, F. L, A History of The Adulteration of Food Before 1906, *Food Drug Cosmetic Law Journal*, 1952(1).

53. Havard, v, Food Plants of the North American Indians, *Bulletin of the Torrey Botanical Club*, 1895(3).

54. Hayes, L. T. and Ruff, F. J, The Administration of the Federal Food and Drugs Act, *Law and Contemporary Problems*, Vol. 1, No. 1, The Protection of the Consumer of Food and Drugs: A Symposium, 1933.

55. Henry, V, 1992 Le Tourneau award: Problems with Pharmaceutical Regulation in the United States, *Journal of Legal Medicine*, 1993(4).

56. Henson, S and Caswell, J, Food Safety Regulation: An Overview of Contemporary Issues, *Food Policy* 24, 1999.

57. Henrotin, E. M, The Attitude of Women's Clubs and Associations toward Social Economics, *Bulletin of the Department of Labor*, 1899 (23).

58. Hicks, G, The Survival of Upton Sinclair, *College English*, 1943 (4).

59. High, J and Clayton, C. A, Wiley and the Whiskey Industry:

Strategic Behavior in the Passage of the Pure Food Act, *The Business History Review*, 1988(2).

60. Huntington, S. P, The Marasmus of the Interstate Commission Commission, *The Yale Law Journal*, 1952(4).

61. Hutt, P. B, The Importance of Analytical Chemistry to Food and Drug Regulation, *Vanderbilt Law Review*, 1985(3).

62. Hutt, P. B. and Hutt, P. B II, A History of Government Regulation of Adulteration and Misbranding of Food, *Food Drug Cosmetic Law Journal*, 1984(1).

63. Jackson, C. L, August Wilhelm Von Hofmann, *Proceedings of the American Academy of Arts and Sciences*, 1892-1893(28).

64. Janssen, W. F, America's First Food and Drug Laws, *Food Drug Cosmetic Law Journal*, 1975(11).

65. Johnson, A. M, Theodore Roosevelt and the Bureau of Corporations, *The Mississippi Valley Historical Review*, 1959(4).

66. Johnson, D. R, Introduction the History of the 1906 Pure Food and Drugs Act and the Meat Inspection Act, *Food Drug Cosmetic Law Journal*, 1982(37).

67. Juergens, G, Theodore Roosevelt and the Press, *Daedalus*, Vol. 111, No. 4, Print Culture and Video Culture(Fall, 1982).

68. Kaloyereas, S. A, On the History of Food Preservation, *The Scientific Monthly*, 1950(6).

69. Kantor, A. F, Upton Sinclair and the Pure Food and Drugs Act of 1906, *American Journal of Public Health*, 1976(12).

70. Kebler, L. F, A Pioneer in Pure Foods and Drugs, Industrial and Engineering Chemistry, *Industrial and Engineering Chemistry*, 1924(9).

71. Kim, S, Expansion of Markets and the Geographic Distribution of Economic Activities: Trends in US Regional Manufacturing Structure, 1860-1987, *The Quarterly Journal of Economics*, 1995(4).

72. Kim, S, Economic Integration and Convergence: U. S. Regions,

1840-1987, *The Journal of Economic History*, 1998(4).

73. Knapp, J. G, A Review of Chicago Stock Yards History, *The University Journal of Business*, 1924(3).

74. Kujovich, M. Y, The Refrigerator Car and the Growth of the American Dressed Beef Industry, *The Business History Review*, 1970(4).

75. Kull, I. S, Presbyterian Attitudes toward Slavery, *Church History*, 1938(2).

76. Lavine, A, Monosodium Glutamate(MSG) and Food Labeling Regulations, *Food and Drug Law Journal*, 2007(2).

77. Law, M. T, The Origins of State Pure Food Regulation, *The Journal of Economic History*, 2003(4).

78. Law, M. T and Kim, S, Specialization and Regulation: The Rise of Professionals and the Emergence of Occupational Licensing Regulation, *The Journal of Economic History*, 2005(3).

79. Law, M. T, How do Regulators Regulate? Enforcement of the Pure Food and Drugs Act, 1907-1938, *Journal of Law, Economics, & Organization*, 2006(2).

80. Leavitt, C. T, Some Economic Aspects of the Western Meat packing Industry, 1830-1860, *The Journal of Business of the University of Chicago*, 1931(1).

81. Levin, L. A, One Man's Meat is Another Man's Poison: Imagery of Wholesomeness in the Discourse of Meatpacking from 1900-1910, *Journal of American and Comparative Cultures*, 2001(1).

82. Lewis, C, The "Poison Squad" and the Advent of Food and Drug Regulation, *FDA Consumer Magazine*(November-December 2002).

83. Linton, F. B, Federal Food and Drug Laws-Leaders Who Achieved Their Enactment and Enforcement, *Food and Drug Lae Journal*, 1995(5).

84. List, G. R, Giants of the Past: Harvey W. Wiley (1844-1930), *Inform*, 2005(2).

85. Litman, R. C and Litman, D. S, Protection of the American Con-

sumer: The Muckrakers and the Enactment of the First Federal Food and Drug Law in the United States, *Food Drug Cosmetic Law Journal*, 1981(12).

86. Lovett, R. M, Upton Sinclair, *The English Journal*, 1928(9).

87. Magnuson, T. A, History of the Beet Sugar Industry in California, *Annual Publication of the Historical Society of Southern California*, 1918(1).

88. Mann, A, British Social Thought and American Reformers of the Progressive Era, *The Mississippi Valley Historical Review*, 1956(4).

89. Marilley, S. M, Frances Willard and the Feminism of Fear, *Feminist Studies*, 1993(1).

90. Mc Chesney, R. W. and Scott, B, Upton Sinclair and the Contradictions of Capitalist Journalism, *Monthly Review*, 2002(1).

91. Mc Cumber, P. J, What the Pure Food Law has Already Accomplished, *The North American Review*, 1907(613).

92. Mc Gcrath, J. H, A Fundamental Law of the Land, *Food Drug Cosmetic Law Journal*, 1946(3).

93. Merrill, R. A and Francer, J. K, Organizing Federal Food Safety Regulation, *Seton Hall Law Review*, 2011(1).

94. Meyer-Thurow, G, The Industrialization of Invention: A Case Study from the German Chemical Industry, *Isis*, 1982(3).

95. Miller, M. B, Introduction Original Federal Food and Drugs Act of June 30, 1906, *Food Drug Cosmetic Law Quarterly*, 1946(3).

96. Miles, W. D. and Kuslan, L, Washington's First Consulting Chemist, Henri Erni, *Records of the Columbia Historical Society*, Washington, D. C. , Vol. 66/68, The 46thseparately bound book(1966/1968).

97. Mohler, J. R, Federal Meat Inspection as a Safeguard to Public Health, *The American Journal of Public Health*, 1920(5).

98. Morantz, R. W, Making Women Modern: Middle Class Women and Health Reform in 19th Century America, *Journal of Social His-*

tory, 1977(4).

99. Morse, R. L. D, The Significance of the Food and Drug Laws to the Consumer, *Food Drug Cosmetic Law Journal*, 1956(7).

100. Munch, J. C, A Half-Century of Drug Control, *Food Drug Cosmetic Law Journal*, 1956(6).

101. Nathan, M, Women Who Work and Women Who Spend, *Annals of the American Academy of Political and Social Science*, Vol. 27, The Improvement of Labor Conditions in the United States (May, 1906).

102. Novak, W J, Law and the Social Control of American Capitalism, *Emory Law Journal*, 2010(2).

103. Reed, L. W, On Upton Sinclair's the Jungle: How a Food Safety Myth Became a Legend, *Consumers' Research Magazine*, 1995 (2).

104. Regier, C. C, The Struggle for Federal Food and Drugs Legislation, *Law and Contemporary Problems*, Vol. 1, No. 1, The Protection of the Consumer of Food and Drugs: A Symposium (Dec. , 1933).

105. Reynolds, T. S, Defining Professional Boundaries: Chemical Engineering in the Early 20th Century, *Technology and Culture*, Vol. 27, No. 4, Special Issue: Engineering in the Twentieth Century (Oct. , 1986).

106. Rilling, R, The Structure of the Gesellschaft Deutscher Chemiker (Society of German Chemists), *Social Studies of Science*, 1986 (2).

107. Sadiraj, V. Tuinstra, J. and Winden, F. V, Interest Group Size Dynamics and Policymaking, *Public Choice*, 2005(3/4).

108. Salbu, S. R, Regulation of Drug Treatments for HIV and AIDS: A Contractarian Model, Yale Journal on *Regulation*, 1994(2).

109. Salisbury, R. H, Heinz, J. P, Laumann, E. O and Nelson, R. L, Who Works with Whom? Interest Group Alliances and Opposition,

The American Political Science Review, 1987(4).

110. Schafer, A. R, W. E. B. Du Bois, German Social Thought, and the Racial Divide in American Progressivism, 1892-1909, *The Journal of American History*, 2001(3).

111. Scott, C, Continuity and Change in British Food Law, *The Modern Law Review*, 1990(6).

112. Scriabine, C, Upton Sinclair and the Writing of The Jungle, *Chicago History*, 1981(10).

113. Shrady, G. F, American vs. European Medical Science, *The Medical Record*, 1869(4).

114. Somerset, H. and Somerset, I, Frances Elizabeth Willard, *The North American Review*, 1898(497).

115. Sorauf, F. J, The Public Interest Reconsidered, *The Journal of Politics*, 1957(4).

116. Edgar Fahs Smith, Charles Mayer Wetherill, 1825-1871. Part IV, *Journal of Chemiical Eduation*, 1929(10).

117. Stigler, G. J, The Theory of Economic Regulation, *The Bell Journal of Economics and Management Science*, 1971(1).

118. Stirling, D. A, Harvey W. Wiley, *Toxicological Sciences*, 2002(2).

119. Stokes, M, American Progressives and the European Left, *Journal of American Studies*, 1983(1).

120. Temin, P, Government Actions in Times of Crisis: Lessons from the History of Drug Regulation, *Journal of Social History*, 1985(3).

121. Thompson, C. W, Labor in the Packing Industry, *Journal of Political Economy*, 1907(2).

122. Wade, L. C, The Problem with Classroom Use of Upton Sinclair's The Jungle, *American Studies*, 1991(2).

123. Walker, F, The "Beef Trust" and the United States Government, *The Economic Journal*, 1906(64).

124. Walsh, C. J and Pyrich, A, Rationalizing the Regulation of Pre-Scription Drugs and Medical Devices: Perspectives on Private Certification and Tort Reform, *Rutgersl Review*, 1996(3).

125. Watson, P. D, Founding Mothers: The Contribution of Women's Organizations to Public Library, *The Library Quarterly*, 1994(3).

126. Whitt, J, From The Jungle to Food Lion: The History Lessons of Investigate Journalism, *Journalism History*, 2008(3).

127. Wiley, A. K, Its Great Founder Original Federal Food and Drugs Act of June 30, 1906, Food Drug Cosmetic Law Quarterly, 1946(3).

128. Wiley, H. W, On the Causes of the Variations in the Contents of Sucrose in Sorghum saccharatum, *Botanical Gazette*, 1887(3).

129. Wiley, H. W, Address of Welcome to the World's Chemical Congress, *The Journal of the American Chemical Society*, 1893(6).

130. Wiley, H. W, Drugs and Their Adulterations and the Laws Relating Thereto, *Washington Medical Annals*, 1903(2).

131. Wiley, H. W, Influence of Preservatives and Other Substances Added to Foods upon Health and Metabolism, *Proceedings of the American Philosophical Society*, 1908(189).

132. Wiley, H. W, The Value of the Study of Greek and Latin as a Preparation for the Study of Science, *The School Review*, 1909(6).

133. Wiley, H. W, Abolition of the Bureau of Chemistry, *Science*, New Series, 1927(1685).

134. Willcox, W. F, Lemuel Shattuck, Statist Founder of the American Statistical Association, *The American Statistician*, 1947(1).

135. Wren, D. A, American Business Philanthropy and Higher Education in the Nineteenth Century, *The Business History Review*, 1983(3).

136. Wong V and Tan S. Y, Harvey Washington Wiley (1844-1930):

champion of the Pure Food and Drugs Act, *Sngapore Medical Journal*, 2009(3).

137. Woods, A. F, The Development of Agricultural Research and Education under the Federal Government, *The Scientific Monthly*, 1933(1).

138. Young, J. H, Patent Medicines: An Early Example of Competitive Marketing, *The Journal of Economic History*, 1960(4).

139. Young, J. H, American Medical Quackery in the Age of the Common Man, *The Mississippi Valley Historical Review*, 1961(4).

140. Young, J. H, Thus Greasy Counterfeit: Butter Versus Oleomargarine in the United States Congress, 1886, *Bulletin of the History of Medicine*, 1979(3).

141. Young, J. H, The Pig That Fell into the Privy: Upton Sinclair's "The Jungle" and the Meat Inspection Amendments of 1906, *Bulletin of the History of Medicine*, 1985(4).

142. Young, J. H, Food and Drug Regulation under the USDA, 1906-1940, *Agricultural History*, Vol. 64, No. 2, The United States Department of Agriculture inHistorical Perspective(Spring 1990).

143. Zanger, M, Politics of Confrontation: Upton Sinclair and the Launching of the ACLU in Southern California, *Pacific Historical Review*, 1969(4).

144. Zimmerman, W. D, Live Cattle Export Trade between United States and Great Britain, 1868-1885, *Agricultural History*, 1962(1).

(三)专著

1. Anderson, O. E, *Refrigeration in America*, Princeton University Press, 1953.

2. Anderson, O. E, *The Health of a Nation: Harvey W. Wiley and The Fight for Pure Food*, Textbook Publishers, 1958.

3. Andrews, R. N. L, *Managing the Environment, Managing Ourselves: A History of American Environmental Policy*, Yale University Press, 1999.

4. Bernstein, M, *Regulatioting Business by Independent Commission*, Princeton University Press, 1955.

5. Bitting, A. W and Bitting, K. G, *Canning and How to Use Canned Foods*, National Canners Association, 1916.

6. Bordin, R, *Woman and Temperance: The Quest for Power and Liberty, 1873-1900*, Temple University Press, 1981.

7. Bordin, R, *Frances Willard: A Biography*, The University of North Carolina Press, 1986.

8. Boynton, P. H, *A History of American Literayure*, Gina and Company, 1919.

9. Bradford, J. C, *A Companion to American Military History, Volume I: Wars, The Armed Forces*, Wiley-Blackwell, 2010.

10. Brasch, W. M, *Forerunners of Revolution: Muckrakers and the American Social Conscience*, University Press of America, 1990.

11. Breyer, S, *Regulation and Its Reform*, Harvard University Press, 1982.

12. Briderbaugh, C, *Cities in the Wilderness: The First Century of Urban Life in America*, 1625-1742, Knopf, 1955.

13. Buhle, M. J, *Women and American Socialism, 1870-1920*, University of Illinois Press, 1981.

14. Garraty, J. A, *Dictionary of American Biography: Supplement Six, 1956-1960*, Charles Scribner's Sons, 1980.

15. Callow, A. B, Jr (ed.) *American Urban History: An Interpretive Reader with Commentaries*, Oxford University Press, 1973.

16. Cartwright, D. T, *Dark Paradise*, Harvard University Press, 1982.

17. Cashman, S. D, *America Ascendant: From Theodore Roosevelt to FDR in the Century of American Power, 1901-1945*, New York Uni-

versity Press, 1998.

18. Ceccoli, S. J, *Pill Politics: Drugs and the FDA*, Lynne Rienner Publishers, 2004.

19. Christensen, L. O. Foley, W. E. Kremer, G. R. and Winn, K. H (eds.), *Dictionary of Missouri Biography*, University of Missouri Press, 1999.

20. Cochrane, W. W, *The Development of American Agriculture: A Historical Analysis*, University of Minnesota Press, 1979.

21. Cooper, J. M, *The Warrior and the Priest: Woodrow Wilson and Theodore Roosevelt*, The Belknap Press of Harvard University Press, 1983.

22. Coppin, C. A and High, J, *The Politics of Purity: Harvey Washington Wiley and the Origins of Federal Food Policy*, The University of Michigan Press, 1999.

23. Cronon, W, *Changes in the Land: Iindians, Colonists, and the Eclogy of New England*, Hill and Wang, 1983.

24. Cronon, W, *Nature's Metropolis: Chicago and the Great West*, W. W. Norton, 1992.

25. Crunden, R. M, *Ministers of Reform: The Progressives' Achivement in American Civilization, 1889-1920*, Basic Books, Inc., Publishers, 1982.

26. Dawley, A, *Struggles for Justice: Social Responsibility and the Liberal State*, Belknap Press of Harvard University Press, 1991.

27. Derstine, H. W, *Military Food Inspection: Its History and Its Effect*, Usanc Miliyary Studies Paper, U. S. Army War College, 1991.

28. Douglas, G. H, *The Golden Age of the Newspaper*, Greenwood Press, 1999.

29. Dublin, H, *Women at Work: The Transformation of Work and Community in Lowell, Massachusetts, 1826-1860*, Columbia University Press, 1979.

30. Eisner, M. A, *The American Political Economy: Institutional Evolution of Market and State*, Routledge, 2011.

31. Engs, R. C, *The Progressive Era's Health Reform Movement: A Historical Dictionary*, Praeger, 2003.

32. Fellow, A. R and Tebbel, J, *American Media History*, Wadsworth Cengage Learning, 2005.

33. Filler, L, *The Muckrakers, Crusaders for American Liberalism*, The Pennsylvania State University Press, 1976.

34. Fishback, P (ed.), *Government and the American Economy: A New History*, The University of Chicago Press, 2007.

35. Fisher, H. E. S. and Jurica, A. R. J, *Documents in English Economic History: England from 1000-1760*, G. Bell & Sons Ltd, 1977.

36. Frankel, N. and Dye, N. S, *Gender, Class, Race, and Reform in the Progressive Era*, The University Press of Kentucky, 1991.

37. Garrison, F. H, *Notes on the History of Military Medicine*, Association of Military Surgeons, 1922,

38. Goodchild, P, *Survival Skills of North American Indians*, Chicago Review Press, 1999.

39. Goodwin, S. L, *The Pure Food, Drink, and Drug Crusaders, 1879-1914*, McFarland & Company, Inc. , Publishers, 1999.

40. Gould, L. L (ed.), *The Progressive Era*, Syracuse University Press, 1974.

41. Gould, L. L, *Reform and Regulation: American Politics, 1900-1916*, John Wiley & Sons, 1978.

42. Gould, L. L, *The Presidency of Theodore Roosevelt*, University Press of Kansas, 1991.

43. Gould, L. L, *America in the Progressive Era, 1890-1914*, Longman, 2001.

44. Greeley, A. P, *The Food and Drugs Act: A Study*, John Byrne & Company, 1907.

45. Lorant, S, *The Life and Times of Theodore Roosevelt*, Literary Licensing, LLC, 2011.

46. Hawke, D. F, *Everyday Life in Early America*, Harper & Row, Publishers, 1988.

47. Hedges, E. S, *Tin in Social and Economic History*, Arnolod, 1964.

48. Hench, J. B (ed.), *Three Hundred Years of the American Newspaper*, American Antiquarian Society, 1991.

49. Hickmann, M. A, *The Food and Drug Administration*, Nova Science Publishers, Inc. , 2003.

50. Higgs, R, *Crisis and Leviathan: Critical Episodes in the Growth of American Government*, Oxford University Press, 1987.

51. Himmelberg, R. F (ed.), *Growth of The Regulatory State, 1900-1917: State and Federal Regulation of Railroads and other Enterprises*, Garland Publishing, Inc. , 1994.

52. Hinich, M. J. and Staelin, R, *Consumer Protection Legislation and the U. S. Food Industry*, Pergamon Press, 1980.

53. Humphrey, C. S, *The Press of the Young Republic, 1783-1833*, Greenwood Press, 1996.

54. Hurt, R. D, *American Agriculture: A Brief History*, Purdue University Press, 2002.

55. Jensen, A. L, *The Maritime Commerce of Colonial Philadelphia*, Arno Press, Inc. , 1966.

56. Katzman, D. M, *Seven Days A Week: Women and Domestic Service in Industrializing America*, University of Illinois Press, 1981.

57. Kazin, M, Edwards, R and Rothman, A, *The Princeton Encyclopedia of American Political History*, Princeton University Press, 2010.

58. Kennedy, D. M (ed.), *Progressivism: The Critical Issues*, Little, Brown and Company, 1971.

59. Kolko, G, *The Triumph of Conservatism: A Reinterpretation of*

American History, *1900-1916*, Quadrangle Books, 1967.

60. Kümin, B, *A Cultural History of Food in the Modern Age* (*1600-1800*), Berg, 2012.

61. Larson, J. L, *The Market Revolution in America*: *Liberty*, *Ambition*, *and the Eclipse of the Common Good*, Cambridge University Press, 2010.

62. Leech, M, *In the Days of McKinley*, Harper & Brothers, 1959.

63. Link, A. S and McCormick, R. L, *Progressivism*, Arlington Heights: Harlan Davidson, Inc. , 1983.

64. Lord, R, *The Wallaces of Iowa*, Da Capo Press, 1972.

65. Mariani, J. E, *The Dictionary of American Food & Drink*, Ticknor & Fields, 1983.

66. McCormick, R. L, *The Party Period and Public Policy*: *American Politics from the Age of Jackson to the Progressive Era*, Oxford University Press, 1986.

67. McCusker, J. J and Menard, R. R, *The Economy of British America*, *1607-1789*, The University of North Carolina Press, 1985.

68. McGerr, M. E, *The Decline of Popular Politics*: *The American North*, *1865-1928*, Oxford University Press, 1986.

69. Melosi, M. V, *The Sanitary City*: *Environmental Services in Urban America from Colonial Time to the Present*, University of Pittsburgh Press, 2008.

70. Merchant, C, *American Environmental History*: *An Introduction*, Columbia University Press, 2007.

71. Miraldi R, *Muckraking and Objectivity*, Greenwood Press, 1990,

72. Morello, K. B, *The invisible bar*: *The Woman Lawyer in America*, *1638 to the Present*, Random House, 1986.

73. Morgen, W, *American Socialism*, *1900-1960*, Prentice-Hall, 1964.

74. Mowry, G. E, *Theodore Roosevelt and the Progressive Movement*, Hill and Wang, 1960.

75. Noble, D. W, *The Paradox of Progressive Thought*, University of

Minnesota Press, 1967.

76. Pease O(ed.), *The Progressive Years: The Spirit and Achievement of American Reform*, George Braziller, 1962.

77. Peckham, H. H, *Indiana: A History*, W. W. Norton & Company, Inc. , 1978.

78. Peterson, H, *Farmers, Bureaucrats, and Middlemen: Historical Perspectives on American Agriculture*, Howard University Press, 1980.

79. Pinchot, G, *Breaking New Ground*, Harcourt, Brace & Co. , 1947.

80. Porter, G. E, *Encyclopedia of American Economic History*, Charles Scribner's Sons, 1980.

81. Purdue University, *Ninth Annual Report of Purdue University*, 1883, Wm. B. Burford. Fair, 1884.

82. Ravenel, M. P, *A Half Century of Public Health*, American Public Health Association, 1921.

83. Roosevelt, T, *Progressive Principles*, Progressive National Service, 1913.

84. Roosevelt, T, *The Autobiography of Theodore Roosevelt*, Octagon Books, 1958.

85. Roosevelt, T, *The New Nationalism*, Prentice-Hall, Inc. , 1961.

86. Rutkow, I, *Seeking the Cure: A History of Medicine in America*, Simon & Schuster, 2010.

87. Sandburg, C, *Always the Young Strangers*, Harcourt, Brace, 1952.

88. Scott, A. F, *Making the Invisible Woman Visible*, University of Illinois Press, 1984.

89. Shapiro, H (ed.), *The Muckrakers and American Society*, D. C. Heath and Company, 1968.

90. Shattuck, L, *Report of a General Plan for the Promotion of Public and Personal Health*, Dutton & Wentworth, State Printers, 1850.

91. Sinclair, U, *The Autobiography of Upton Sinclair*, Harcourt, Brace World, Inc. , 1962.

92. Smithoors, J. F, *The Veterinarian in America*, *1625-1975*, Ameri-

can Veterinary Publications, Inc. , 1975.

93. Snyder, T. D, *120 Years of American Education: A Statistical Portrait*, Diane Publishing, 1993.

94. Starr, P, *The Social Transformation of American Medicine*, Basic Books, Inc. , Publishers, 1982.

95. Strasser, S, *Satisfaction Guaranteed: The Market of The American Mass Market*, Pantheon Books, 1989.

96. Sullivan, M, *Our Times: The United States, 1900-1925 II: America Finding Herself*, Charles Scribner's Sons, 1927.

97. Temin, P, *Taking Your Medicine: Drug Regulation in the United States*, Harvard University Press, 1980.

98. Tentler L. W, *Wage-Earning Women: Industrial Work and Family Life in the United States, 1900-1930*, Oxford University Press, 1979.

99. Thirsk, J, *Food in Early Modern England: Phases, Fads, Fashions, 1500-1760*, Hambledon Continuum Press, 2007.

100. Topping, R. W, *A Century and Beyond: The History of Purdue University*, Purdue University Press, 1988.

101. U. S. Bureau of the Census, *Thirteenth Census of the United States, Vol. VIII, Manufacturers, 1909: General Report and Analysis*, Government Printing Office, 1913.

102. U. S. Department of the Army, *Office of the Surgeon General, Report of the Surgeon General to the Secretary of War, 1918*, Government Printing Office, 1918.

103. Vogel, V. J, *American Indian Medicine*, University of Oklahoma Press, 1970.

104. Walton, G. M and Shepherd, J. F, Shipping, *Maritime Trade and the Economic Development of Colonial North America*, Cambridge University, 1972.

105. Walton, G. M and Shepherd, J. F, *The Economic Rise of Early America*, Cambridge University Press, 1979.

106. Waymack, M. H and Harris, J. F, *The Book of Classic American*

Whiskeys, Open Court Publishing Company, 1995.

107. White, J. M, *Every Life of the North American Indian*, Holmes & Meier Publishers, Inc. , 1979.

108. Wiebe, R. H, *The Search for Order, 1877-1920*, Hill and Wang, 1967.

109. Wiley, H. W, *Foods and Their Adulteration*, P. Blakiston's Son & Co. , 1917.

110. Wiley, H. W, *The History of A Crime Against the Food Law*, Harvey. W. Wiley, M. D. , 1929.

111. Wiley, H. W, *An Autobiography*, The Bobbs Merrill-Company Publishers, 1930.

112. Wilson, W, *Congressional Government: A Study in American Politics*, Houghton Mifflin Company, 1925.

113. Woloch, N, *Women and the American Experience*, McGraw-Hill, Inc. , 1994.

114. Wolf, S. G, *As Various as Their Land: The Everyday Lives of Eighteenth-Century Americans*, University of Arkansas Press, 1995.

115. Young, J. H, *The Toadstool Millionaires: A Social History of Patent Medicines in America before Federal Regulation*, Princeton University Press, 1961.

116. Young, J. H, *The Medical Messiahs: A Social History of Health Quackery in Twentieth-Century America*, Princeton University Press, 1967.

117. Young, J. H, *Pure Food: Securing the Federal Food and Drugs Act of 1906*, Princeton University Press, 1989.

五、中文论著

(一) 论文 (含中文译文)

1. A. S. 特拉威斯:《奥古斯特·威廉·霍夫曼 (1818—1892)》, 蔡黎宏译, 载《世界科学》1993 年第 6 期。

2. 陈安：《漫话美国精神》，载《凤凰周刊》2013 年第 5 期。

3. 葛中俊：《厄普顿·辛克莱在中国的翻译及其理由——辛克莱和翻译文学系列研究之三》，载《苏州大学学报》（哲学社会科学版），1996 年第 3 期。

4. 哈贝马斯：《关于公共领域问题的答问》，梁光严译，载《社会学研究》1999 年第 3 期。

5. 兰教材：《美国 1906 年纯净食品药品法之由来》，载《史学月刊》2011 年第 2 期。

6. 李工真：《"现代化"的概念与世界历史》，载《理论月刊》1997 年第 8 期。

7. 李剑鸣：《西奥多·罗斯福的新国家主义》，载《美国研究》1992 年第 2 期。

8. 李剑鸣、藤延海、潘洁、郑启芬：《近五年国内美国史研究概述》，载《世界历史》2011 年第 2 期。

9. 刘鹏：《计划经济时期中国政府产品质量管控模式研究——以 1949—1977 年药品安全管理体制为例》，载宋华琳、傅蔚冈主编：《规制研究：食品与药品安全的政府监管》（第 2 辑），上海人民出版社，2009 年。

10. 司凯德：《美国甜菜制糖工业简介》，徐德昌译，载《中国甜菜糖业》2007 年第 4 期。

11. 孙娟娟：《欧盟食品政策的演变》，载中国法学会食品安全法治研究中心编：《2011 年（首届）中国食品安全法治高峰论坛暨首届全国食品安全制度创新优秀事例颁奖获奖论文集》（上）。

12. 魏秀春：《英国学术界关于英国食品安全监管研究的历史概览》，载《世界历史》2011 年第 2 期。

13. 肖华锋：《〈屠场〉与美国纯净食品运动》，载《江西财经大学学报》2003 年第 1 期。

14. 肖华锋：《西奥多·罗斯福与美国黑幕揭发运动》，载《江西师范大学学报》2003 年第 1 期。

15. 肖华锋：《美国黑幕揭发运动评释》，载《世界历史》2003 年第 3 期。

16. 杨生茂：《论乔治·班克拉夫特史学——兼释"鉴别吸收"和"学以致用"》，载《历史研究》1999 年第 2 期。

17. 张世耘：《爱默生的原子个人主义与公共之善》，载《外国文学》2006 年第 1 期。

18. 张勇安：《美国妇女、妇女组织与洁净化政治——读〈洁净食品、饮品和药品的改革斗士，1879—1914〉》，载《美国研究》2008 年第 1 期。

19. 张勇安：《业界利益与公共福利双赢：美国医学会与药品管理的联邦化（1891—1912）》，载《历史研究》2009 年第 1 期。

20. 张勇安：《美国医学界与 1848 年〈药品进口法〉的颁行》，载《世界历史》2009 年第 3 期。

21. 张勇安：《美国医学会药品广告政策的制度化（1883—1915)》，载《史学月刊》2010 年第 12 期。

（二）专著

1. 陈安：《美国的知识分子：影响美国社会发展的思想家》，当代中国出版社 2010 年版。

2. 陈恒、耿相新主编：《新史学》（第四辑），大象出版社 2005 年版。

3. 陈衡哲：《西洋史》，岳麓书社 2010 年版。

4. 丁则民主编：《美国内战与镀金时代》，人民出版社 2002 年版。

5. 范春主编：《公共卫生学》，厦门大学出版社 2009 年版。

6. 樊钢：《市场机制与经济效率》，三联书店 1995 年版。

7. 樊树龙、荣予：《美国政府和政治》（上册），清华大学出版社 2012 年版。

8. 法律出版社编：《中华人民共和国食品药品法典》，法律出版社 2011 年版。

9. 韩铁：《美国宪政民主下的司法与资本主义经济发展》，三联书店 2009 年版。

10. 黄贤全、王孝询：《美国政治与政府调控——美国历史述评》，中国社会科学出版社 2008 年版。

11. 黄虚峰：《美国南方转型时期社会生活研究：1877—1920》，上海人民出版社 2007 年版。

12. 蒋承勇：《十九世纪现实主义文学的现代阐释》（修订本），中国社会科学出版社 2010 年版。

13. 金观涛、刘青峰：《开放中的变迁：再论中国社会超稳定结构》，法律出版社 2013 年版。

14. 金雁、秦晖：《农村公社、改革与革命：村社传统与俄国现代化之路》，东方出版社 2013 年版。

15. 李道揆：《美国政府和美国政治》（上册），商务印书馆 1999 年版。

16. 李工真：《德意志道路——现代化进程研究》，武汉大学出版社 2005 年版。

17. 李剑鸣：《美国的奠基时代》，人民出版社 2002 年版。

18. 李剑鸣：《大转折的年代：美国进步主义运动研究》，天津教育出版社 1992 年版。

19. 李剑鸣：《伟大的历险——西奥多·罗斯福传》，世界知识出版社 1994 年版。

20. 李剑鸣：《文化的边疆——美国印第安人与白人文化关系史论》，天津人民出版社 1994 年版。

21. 李剑鸣策划，丁见民、付成双、张聚国、陈志杰著：《世界现代化历程·北美卷》，江苏人民出版社 2012 年版。

22. 余志森主编：《崛起和扩张的年代》，人民出版社 2002 年版。

23. 刘亚平：《走向监管国家——以食品安全为例》，中央编译出版社 2011 年版。

24. 李颜伟：《知识分子与改革：美国进步主义运动新论》，中国社会科学出版社 2010 年版。

25. 马骏、刘亚平主编：《美国进步时代的政府改革及其对中国的启示》，上海人民出版社 2010 年版。

26. 钱乘旦、王宇博主编：《换个角度看历史——现代化与世界近现代史学科体系研究》，四川人民出版社 2007 年版。

27. 钱乘旦主编：《世界现代化历程·总论卷》，江苏人民出版社

2012 年版。

28. 秦富等：《欧美食品安全体系研究》，中国农业出版社 2003 年版。

29. 任东来、陈伟、白雪峰等：《美国宪政历程：影响美国的 25 个司法大按》，中国法制出版社 2013 年版。

30. 邵明立主审，曹立亚、郭林主编：《美国药品安全监管历程与检测体系》，中国医药科技出版社 2006 年版。

31. 孙哲：《左右未来：美国国会的制度创新和决策行为》（修订版），上海人民出版社 2012 年版。

32. 温家宝：《十届全国人大第三次会议政府工作报告》，载国务院研究室编：《政府工作报告全编》（2005 年），中国言实出版社 2005 年版。

33. 王强编著：《政府治理的现代视野》，中国时代经济出版社 2010 年版。

34. 王绍光：《美国进步时代的启示》，中国财政经济出版社 2002 年版。

35. 王诗宗：《治理理论及其中国使用性》，浙江大学出版社 2009 年版。

36. 王希：《原则与妥协：美国宪法的精神与实践》（修订版），北京大学出版社 2014 年版。

37. 王旭：《美国城市史》，中国社会科学出版社 2000 年版。

38. 王旭编著：《美国城市经纬》，清华大学出版社 2008 年版。

39. 魏益民、刘为军、潘家荣：《中国食品安全控制研究》，科学出版社 2008 年版。

40. 肖华锋：《舆论监督与社会进步：美国黑幕揭发运动研究》，三联书店 2007 年版。

41. 严耕望：《治史三书》，上海人民出版社 2011 年版。

42. 杨元敬：《20 世纪美国文学史》，青岛出版社 2000 年版。

43. 杨生茂编：《美西战争资料选辑》，上海人民出版社 1981 年版。

44. 裔昭印等著：《西方妇女史》，商务印书馆 2009 年版。

45. 余永和：《英国安茹王朝议会研究》，中国社会科学出版社 2011 年版。

46. 张千帆：《美国联邦宪法》，法律出版社 2011 年版。

47. 《中国军事》编写组编：《武经七书注译》，解放军出版社 1991 年版。

48. 中国社会科学院语言研究所词典编辑室编：《现代汉语大词典》（第 5 版），商务印书馆 2005 年版。

49. 张友伦主编：《美国的独立和初步繁荣》，人民出版社 2002 年版。

50. 张允若、高宁远：《外国新闻事业史新编》，四川人民出版社 1996 年版。

51. 赵丽江主编：《政治学》，武汉大学出版社 2008 年版。

52. 周保松：《自由人的平等政治·序》（增订版），三联书店 2013 年版。

53. 竺乾威主编：《公共行政理论》，复旦大学出版社 2008 年版。

54. 资中筠：《20 世纪的美国》，三联书店 2007 年版。

（三）译著

1. 埃里克·方纳：《美国自由的故事》，王希译，商务印书馆 2002 年版。

2. 埃默里·埃利奥特主编：《哥伦比亚美国文学史》，朱通伯等译，四川辞书出版社 1994 年版。

3. 比·威尔逊：《美味欺诈：食品造假与打假的历史》，周继岚译，三联书店 2010 年版。

4. 伯纳德·施瓦茨：《美国法律史》，王军等译，中国政法大学出版社 1989 年版。

5. 布莱恩·比克斯：《法律、语言与法律的不确定性》，邱昭继译，法律出版社 2007 年版。

6. 西里尔·E. 布莱克编：《比较现代化》，杨豫、陈祖洲译，上海译文出版社 1996 年版。

7. 大卫·斯隆编著：《美国传媒史》，刘琛等译，上海人民出版社 2010 年版。

8. 丹尼尔·J. 布尔斯廷：《美国人：殖民地历程》，时殷弘等译，上海译文出版社 2009 年版。

9. 丹尼尔·T. 罗杰斯：《大西洋的跨越：进步时代的社会政治》，吴万伟译，译林出版社 2011 年版。

10. 厄普顿·辛克莱：《屠场》，肖乾等译，人民文学出版社 1979 年版。

11. 菲利普·希尔茨：《保护公众健康：美国食品药品百年监管历程》，姚明威译，中国水利水电出版社 2006 年版。

12. 歌德：《论文学艺术》，范大灿等译，上海人民出版社 2005 年版。

13. 哈贝马斯：《公共领域的结构转型》，曹卫东等译，学林出版社 1999 年版。

14. 霍恩比：《牛津高阶英汉双解词典》（第 7 版），王玉章等译，商务印书馆 2009 年版。

15. 杰克逊·李尔斯：《丰裕的寓言：美国广告文化史》，任海龙译，上海人民出版社 2005 年版。

16. 卡罗尔·帕金、克里斯托弗·米勒等：《美国史》（中册），葛鹏飞、张金兰译，东方出版中心 2013 年版。

17. 柯林武德：《柯林武德自传》，陈静译，北京大学出版社 2005 年版。

18. 克罗利：《美国生活的希望：政府在实现国家目标中的作用》，王军英等译，江苏人民出版社 2006 年版。

19. 劳伦斯·M. 弗里德曼：《美国法律史》，苏彦新等译，中国社会科学出版社 2007 年版。

20. 列宁：《国家与革命》，中共中央马恩列斯著作编译局编译：《列宁全集》（第 31 卷），人民出版社 1985 年版。

21. 林肯·斯蒂芬斯：《新闻与揭丑Ⅰ：美国黑幕揭发报道经典作品集》，展江、万胜主译，海南出版社 2000 年版。

22. 林肯·斯蒂芬斯：《新闻与揭丑Ⅱ：美国黑幕揭发报道先驱林肯·斯蒂芬斯自述》，展江、万胜主译，海南出版社 2000 年版。

23. 罗伯特·G. 皮卡德、杰弗里·H. 布罗迪：《美国报纸产业》，周黎明译，中国人民大学出版社 2004 年版。

24. 迈克尔·埃默里、埃德温·埃默里、南希·L. 罗伯茨：《美国新闻史》，展江译，中国人民大学出版社 2004 年版。

25. 迈克尔·舒德森：《发掘新闻：美国报业的社会史》，陈昌凤、常江译，北京大学出版社 2009 年版。

26. 欧文·芬内玛：《食品化学》，王璋等译，中国轻工业出版社 2003 年版。

27. 普列汉诺夫：《论个人在历史上的作用问题》，王荫庭译，商务印书馆 2010 年版。

28. 乔伊斯·阿普尔比、林恩·亨特：《历史的真相》，刘北成、薛绚译，上海人民出版社 1998 年版。

29. 乔治·萨拜因著、托马斯·索尔森修订：《政治学说史》（上卷），邓正来译，上海人民出版社 2008 年。

30. 史蒂文·J. 迪纳：《非常时代：进步主义时期的美国人》，萧易译，上海人民出版社 2008 年版。

31. 史普博：《管制与市场》，余晖等译，上海人民出版社 1999 年版。

32. 斯坦利·恩格尔曼、罗伯特·高尔曼主编：《剑桥美国经济史》（第一、二卷），高德步等译，中国人民大学出版社 2008 年版。

33. 威尔科姆·E. 沃什伯恩：《美国印第安人》，陆毅译，商务印书馆 1997 年版。

34. 沃尔特·李普曼：《公众舆论》，阎克文、江红译，上海人民出版社 2006 年版。

35. 亚当·斯密：《国民财富的性质和原因的研究》（上册），郭大力、王亚南译，商务印书馆 1972 年版。

36. 伊格尔斯：《二十世纪的历史学——从科学的客观性到后现代的挑战》，何兆武译，辽宁教育出版社 2003 年版。

37. 以赛亚·伯林：《自由论》，胡传胜译，译林出版社 2003 年版。

38. 约翰·班扬：《天路历程》，黄文伟译，长江文艺出版社 2011 年版。

39. 约翰·伯内姆：《什么是医学史》，颜宜葳译，北京大学出版社 2010 年版。

40. 约翰·哈德森：《英国普通法的形成——从诺曼征服到大宪章时期英格兰的法律与社会》，刘四新译，商务印书馆 2006 年版。

41. 约翰·加尔文：《基督教要义》（中册），钱曜诚等译，三联书店 2010 年版。

42. 植草益:《微观规制经济学》，朱绍文等译，中国发展出版社 1992 年版。

43. 恩格斯:《家庭、私有制和国家起源》，中共中央马恩列斯著作编译局编译:《马克思恩格斯选集》（第 4 卷），人民出版社 2012 年版。

六、网络资料

（一）论文

1. Samuel Hopkins Adams, The Great American Fraud, http：//www. museumofquackery. com/ephemera/dec02-02. htm，2012. 10. 25.

2. Burns, C, Bogus Butter: An Analysis of The 1886 Congressional Debates On Oleomargarine Legislation, The University of Vermont, in partial fulfillment of the requirements for the degree of Master of Arts, http：//www. google. com. hk/，2012. 5. 23.

3. Davis, M. C, Jungle Redux: Meat Industry Reform in The Progressive Era and Application, A Thesis Presented to the Honors Tutorial College Ohio University, June 2010, http：//rave. ohiolink. edu/etdc/view? acc_num=ouhonors1275758807，2012. 6. 9.

4. Derstine, H. W, Military Food Inspection: Its History and Its Effect on Readiness, Usanc Miliyary Studies Paper, Pennsylvania: U. S. Army War College, 1991, http：//oai. dtic. mil/oai/oai? verb=getRecord&metadataPrefix=html&identifier=ADA235155，2012. 11. 20.

5. Desal, R. D, James Wilson, Harvey Wiley, and the Bureau of Chemistry: Examining the "Political" Dimensions of the Administration and Enforcement of the Pure Food and Drugs Act, 1906-1912, http：//nrs. harvard. edu/urn-3: HUL. InstRepos: 8592146，2012. 10. 17.

6. Gaughan, A, Harvey Wiley, Theodore Roosevelt, and the Federal Regulation of Food and Drugs, Harvard Law School Papers（2004 Third Year Paper），http：//leda. law. harvard. edu/leda/data/654/

Gaughan. html, 2012. 5. 23.

7. Hansen, Z and Law, M. T, The Political Economy of "Truth-In-Advertising" Regulation during The Progressive Era, National Bureau of Economic Reaearch Woking Paper Series, Working Paper 11927, January 2006, http: //www. google. com. hk/, 2012. 5. 23.

8. Janssen, W. F, The Story of the Laws behind the Labels, 美国食品药品管理局网站 (http: //www. fda. gov/AboutFDA/WhatWeDo/History/Overviews/ucm056044. htm), 2013. 3. 14.

9. Kielbowicz, R, The Limits of the Press as an Agent of Reform, 1900-1905, http: //www. google. com. hk/, 2012. 7. 12.

10. Larson, B, Domesticated Farmers: Dairymen, Progressivism and the State, http: //www. google. com. hk/, 2012. 5. 23.

11. Law, M. T, History of Food and Drug Regulation in the United States, EH. Net, http: //eh. net/encyclopedia/history-of-food-and-drug-regulation-in-the-united-states/, 2012. 5. 23.

12. Law, M. T, Libecap, G. D, The Determinants of Progressive Era Reform the Pure Food and Drugs Act of 1906, http: //www. nber. org/chapters/c9989, 2012. 5. 23.

13. Law, M. T, The Transaction Cost Origins of Food and Drug Regulation, ISNIE, http: //www. isnie. org/isnie01/-papers01/law. pdf, 2012. 5. 22.

14. Lewis, C, The "Poison Squad" and the Advent of Food and Drug Regulation, U. S Food and Drug Administration Consumer Magazine November-December 2002, http: //www. toxicology. org/gp/21_PoisonSquadFDA. pdf, 2012. 5. 23.

15. Lobel, C. R, Sylvester Graham and Antebellum Diet Reform, http: //www. gilderlehrman. org/historynow/01_2012/historian3. php, 2012. 3. 15.

16. Murphy, K, Pure Food, the Press, and the Poison Squad: Evaluating Coverage of Harvey W. Wiley's Hygienic Table, http: //www. kevincmurphy. com/harveywiley. htm, 2012. 5. 23.

17. Rabe, R, Truth in Advertising: Progressive Era Reform and the New Professionals, http://www.google.com.hk/, 2012.5.23.

18. Shenk, J. W, Warning: Cutting the FDA could be Hazardous to Your Health-Food and Drug Administration-Inside the Executive Branch, *Washington Monthly*, January 1996, http://www.highbeam.com/doc/1G1-17761491.html, 2012.5.23.

19. Wade. L. C, The Problem with Classroom Use of Upton Sinclair's The Junge, http://www.google.com.hk/, 2012.5.23.

(二) 公共网站

1. AOAC International (http://www.aoac.org/iMIS15_Prod/AOAC).

2. AOAC 中国网 (http://www.aoacchina.org/)。

3. 美国国会图书馆 (http://www.loc.gov/index.html)。

4. 美国化学学会 (http://portal.acs.org/portal/acs/corg/content)。

5. 美国农业部 (http://www.usda.gov/wps/portal/usda/usdahome)。

6. 美国史教学 (http://teachingamericanhistory.org/)。

7. 美国食品药品管理局 (http://www.fda.gov/)。

8. 食品论坛网 (http://bbs.foodmate.net/)。

9. 英国国家档案馆 (http://www.nationalarchives.gov.uk/)。

附　录

美味背后的欺诈

——评《美味欺诈：食品造假与打假的历史》①

"儿童奶油冻中掺入有毒的月桂叶，用黑刺李的叶子冒充茶叶，用白黏土制成含片，在胡椒中掺入灰尘垃圾，泡菜用铜染绿，糖果用铅染色。"

对于近年来已经越来越熟悉于各种食品掺假手段的中国消费者来说，在阅读《美味欺诈》之前，很难把上述文字与已经建立起比较完备的食品安全监管机制的英美两国联系起来。你可能又会认为这是中国哪个地方的无良商人坑蒙拐骗处于弱势的消费者。

其实不然，时下中国日益严峻的食品安全问题早在一百多年前的英美两国就已存在。缺斤短两、勾兑稀释、非法填充、以次充好等现象也并非今天才有，在当时的食品生产中便随处可见。作为工业化和城市化的先驱，食品安全问题首先出现在长期奉行自由放任经济政策的英国。大洋彼岸的美国则继之其后，特别是到了19世纪末、20世纪初的世纪之交，食品掺假更是成为美国社会的一大公害，严重危害民众生命健康和生活质量。英国著名食品作家和历史学家比·威尔逊《美味欺诈：食品造假与打假的历史》一书以严谨而不失活泼的笔调将19世纪20年代以来英美一系列围绕人们餐桌而展开的精彩演义呈现于读者面前。用作者自己的话来说，"食品制造的历史就是一部近代史"。餐桌虽小，然而美味欺诈背

---

① 原载《中国图书评论》2012年第4期。

后所折射的却是人性善恶的激烈较量和政府管控力度的跃迁。

作者威尔逊本人曾在英国著名时政周刊《新政治家》担任五年的美食评论家。自 2003 年起，他每周都在《每日电讯报》的美食专栏发表文章，与读者分享他的美食经验。同时，威尔逊又长期担任剑桥大学圣约翰学院思想史研究员。集美食评论家和历史学家于一身的威尔逊在《美味欺诈》一书中将其通俗笔法和严谨治学相结合，形成了这本耐读、好读，并能引发读者深思的好书。全书以时代为线索，着重于英美两国一个多世纪以来在食品造假和打假领域的两位重要人物——弗雷德里克·阿库姆和哈维·华盛顿·维利。行文写作夹叙夹议，每章结尾的注释和书末列举的参考文献为那些有兴趣的读者按图索骥提供了便利。另外，书中为配合文字说明而附上的大量精美插图则为全书增色不少，可谓文图并茂。

食品造假与打假的历史源远流长，早在古罗马时期，老普林尼和加图这两位著名农业史家就在各自农学著作中详细记录了当时罗马社会存在的严重食品造假问题，并将其根源直指罗马公民道德素质的滑落和政府管理的缺位。有造假就有打假，皇帝敕令和罗马万民法中的相关法律规定构成了古罗马时期因应食品造假的法律依据，它们也是当今食品安全监管的早期形态和重要历史借鉴。

虽然古罗马人在食品打假领域堪称先驱，但人类建立在科学实验和检测基础上的食品打假却始于德裔英国人阿库姆于 1820 年发表的《论食品掺假和厨房毒物》（以下简称《论掺假》）一书。威尔逊认为《论掺假》一书发表的 1820 年在某种程度上界定了食品掺假历史的前后两个阶段——"前阿库姆时代与后阿库姆时代"，该书的问世告诉了人们这样一个事实："几乎所有现代化工业城市中出售的食品或饮品都不如看上去那样美味，其制作方法也和我们想象的不同，而且美食是可以杀人的。"基于此，也就不难理解为何阿库姆的职业生涯会被威尔逊置于全书开篇，并浓墨重彩地将其贡献大书特书，而对阿库姆因偷书撕书而导致的身败名裂则抱以扼腕叹息！在威尔逊笔下，阿库姆无异于一个成功与失败相交织的古希腊悲剧英雄。

1769 年 3 月 29 日，阿库姆出生于德国威斯特伐利亚地区的比克堡。父亲与兄长皆为当地的制皂工人，家庭熏陶与耳濡目染使从未接受过科学教育的阿库姆爱上化学。然而，令阿库姆成名并享有无上荣誉的却是大英帝国的首都伦敦。1793 年 24 岁的阿库姆来到这座城市为布兰迪斯药房伦敦分行工作，凭借自身勤奋和才华一边打工，一边结交当时伦敦科学界的各路名流，并逐渐小有名气。才待了 7 年，阿库姆就开了一家商店，供应各类化学仪器。此后便在伦敦定居，至其发表《论掺假》一书，阿库姆已经在伦敦生活和工作了 29 年。虽然还保留了一些威斯特伐利亚人特有的美食习惯，但阿库姆已经彻底融入了伦敦的生活方式，并且善于在公众面前展示检测食品是否掺假的各种新奇化学实验。伦敦人着迷于化学，更痴狂于阿库姆每一次化学实验中的神奇表现。

在阿库姆眼中，美食成功的关键在于"所有成分必须精确混合"。因此，阿库姆对于那些不顾人们生命健康而在食品中掺假的行为极为藐视愤慨，将其视为对上帝信仰的背叛。回顾历史进程可发现，这一时期大量食品造假的出现绝非单纯意义上的道德滑坡这一方面原因所能解释。在阿库姆到来之时，英国已经完成工业革命。这场深刻影响人类生产方式乃至思维方式的社会运动也对英国原有的食品生产方式造成强劲冲击，突出表现在食品生产由之前的家内作坊逐步转为机器大工业生产。原来邻里之间看得见、摸得着的食品交易让位于"消费者—工厂"的二元买卖结构，对于食品生产过程中的具体情况，消费者处于极度信息不对称的弱势地位，食品是否掺假，消费者无从知悉。

可以想象，熟谙化学的阿库姆给伦敦市民带来了福音。他所做的一切不再只是新奇好玩，同时也与市民们每天的日常生活息息相关。人们争相阅读《论掺假》，有的甚至前往阿库姆开的商店购买化学仪器带回家亲自检验食品是否掺假。面对无良商人的造假行径，最好的应对办法便是以科学检测"以牙还牙"。在这方面，威尔逊认为阿库姆是位成功的"宣传家"和出色的化学家。《论掺假》之所以能够在民众中间引起如此巨大的反响，关键原因就在于阿库姆对食品的检查经过了严格的科学分析。

历史往往充满吊诡意味，以打假而声名鹊起的阿库姆最终却因为在图书馆的偷书撕书行径而名声扫地，人们进而怀疑这位食品卫士所撰写的无数著作是否也是移花接木而来。阿库姆不得不离开伦敦，回到故乡德国。威尔逊并未因阿库姆个人道德上的瑕疵而贬低他在食品打假历史上的贡献。在他看来，阿库姆"可能是一个有缺点的科学家，一个剽窃者，他的方法可能透着傲慢和凌乱，但是与他所取得的许多成就比起来，令他事业终结的丑闻显得那么微不足道"。

威尔逊书中着力刻画的另一位打假英雄是美国联邦食品与药品管理局首任局长维利。维利曾留学德国，受过系统的科学训练，并获医学博士，加之其虔诚的宗教信仰和对公众利益的高度关注，这一切都注定他将成为美国食品史上的里程碑式人物。

自 1776 年建国以来，美国人的生活模式一如建国先贤之一的托马斯·杰斐逊所设想的那样，是一派田园牧歌式的祥和宁静生活，食品主要依靠亲手栽种和饲养。然而，南北战争后的几十年内，美国迅速实现了工业化，农业社会转型升级为工业社会。现代化大生产的出现和科技进步既有力推动了食品工业的发展，也为食品造假提供了可能，各种用于造假的化学成分和物质如井喷式出现并被应用于食品的生产、包装和运输过程中。相比于英国，美国这一时期的食品造假程度更甚，所激起的民众反应也更为强烈。

在民众翘首期待政府针对食品造假有所作为时，维利适时出现，他于 1883 年出任农业部首席化学家，该机构也被认为是联邦食品与药品管理局的前身。从 1883 年走马上任至 1912 年离职的 30 年间，维利成了美国食品打假的标志性人物，史称"维利时代"。

这样一位充满传奇色彩的人物，威尔逊毫不吝惜笔下的赞语。作者认为维利是一个与众不同的人，"他性格外向，有些自负，热衷于改革却不喜欢改变；既懂科学又会做生意，而且不被二者束缚"。维利的食品打假不仅改变了美国的食品生产，让人们意识到纯净食品的重要性，捍卫了公众的健康利益，而且也在一定程度上改变了美国的政治面貌。联邦政府开始意识到食品安全关乎民生，政府有义务向民众提供安全、可靠的食品，这是一项公共服务。

善于演讲的维利利用自身出众的口才直接诉诸民众，把当时美国社会一大批有志于社会改革的人士和团体团结在周围，自19世纪90年代起就不断向国会施压，试图通过全国性的纯净食品法案。为了验证防腐剂对人体具有的危害性，维利自费招募志愿者组成"试毒班"，以这种近乎自杀式的办法向人们证明使用防腐剂后的食品将会对人的健康产生致命性影响。维利的不懈努力和民众的呼吁最终促成了美国1906年《联邦食品与药品法》和《联邦肉类检查法》的通过。美国从此开始有了全国性的食品安全监管法律，并渐而形成较为完备的食品安全监管机制。

可以说，维利本人和时任总统罗斯福对法案的最终通过居功厥伟。但威尔逊认为法案的奠基者是维利，而直接推动力则来自于厄普顿·辛克莱这位"神经质"的年轻社会主义者所撰写的《屠场》一书。本是前往芝加哥肉类屠宰厂调查工人生活状况的辛克莱在书中简略提及了屠宰厂内令人不堪的卫生状况，"地上、泥土上、木屑里，肉扔得到处都是，工人们随意踩踏，随口吐痰，不知道有多少肺部细菌。有的房间里有成堆成堆的肉，当屋顶漏雨时，雨水滴落在肉上，老鼠们还会在肉上跑来跑去"。辛克莱并未想到不经意的几笔却在美国社会引起轩然大波，普通民众纷纷去信要求政府彻查芝加哥肉类屠宰厂的卫生状况。他曾戏谑道："《屠场》一书击中了人们的胃。"事实上，《屠场》一书直接推动了《联邦肉类检查法》的通过。

因此，两部法律其实应该是维利、罗斯福和以辛克莱为代表的黑幕揭发者这三者合力攻关的结果。与阿库姆相似，维利辉煌职业生涯的晚年却也伴随着不断对他与利益集团纠葛不清的质疑以及官僚机构内部的人士倾轧。维利最终于1912年离开政府部门为《好主妇》杂志工作，并继续他为纯净食品所作的宣传演讲。

维利的科学打假虽然暂告一段落，但它仅是一个开端而已。"掺假食品，就好像贫穷一样，似乎永远都不离我们左右。"不仅如此，随着科技的日新月异，食品造假在世界各国愈演愈烈。21世纪的我们能吃什么？

威尔逊以其多年写作美食评论的经验告诫公众，安全食品不会坐等到来，也不能仅仅依靠国家的立法行动来保障，关键还在于增强食品安全知识，了解商品的准确信息。

　　如果你不想买到造假食品，不妨遵从威尔逊的以下建议："购买完整的、新鲜食品，从你信任的人那里购买，如果他们就住在附近，情况会更好；自己烹饪，要了解食品中所含的各个成分，这样你在碰到假货时就能分辨真伪；另外，还要敢于揭穿骗术。"

科学家的政治信仰
——评《爱因斯坦文集》（第三卷）①

古希腊著名哲学家亚里士多德在其名著《政治学》中说："人类自然是趋向于城邦生活的动物（人类在本性上，也正是一个政治动物）。"自此以降，西方政治学者从不同角度对其内涵和外延进行诠释，众说纷纭、莫衷一是。不过，有一点可以肯定，不论你对亚氏学说作何诠解，人不可能生活于真空之中，终究无法脱离政治。亚里士多德生活的古希腊是这样，波云诡谲的 20 世纪又何尝不是如此？作为个体，可以无党无派、特立独行，但在思想深处无疑会有自身对政治事务和政治进程的考量和判断。进而言之，人们作出决定的过程其实就是依凭各人心中的政治信仰作出判断的过程。政治信仰决定着人们的政治行动，政治行动的差异则体现着人与人之间政治信仰的不同。普通人是如此，20 世纪著名科学家爱因斯坦也是这样。由著名自然科学史专家许良英先生领衔编译的《爱因斯坦文集》（增补本）第三卷（以下简称《文集》）中所收录的社会政治言论就不仅体现了爱因斯坦作为著名科学家的人生观、价值观和世界观，而且也使人们对其明确而坚定的政治信仰有了清晰认识。

爱因斯坦首先是一位热诚的和平主义者。他热爱国际和平，反对一切形式的战争和杀戮。对于当时世界上包括中国在内的仍然遭受帝国主义列强殖民和侵略的广大弱小国家抱以极为真挚的同情，呼吁停止战争，以和平方式解决国际争端。综观《文集》，爱因斯坦在面对 20 世纪人类众多杀戮和战争时都明确表达了他的和平立场。特别是在巨大压力下仍然坚定对一战的反对态度，并在反战宣言上签字，以及二战后坚持弃核、废核，共建人类和平家园的美好愿望。这些都突出体现了爱因斯坦一个有良知的科学家心中那份对人类迈向永久和平与幸福的无限渴望。

---

① 原载《博览群书》2012 年第 1 期。

　　19 世纪末 20 世纪初的德国躁动且不安。威廉皇帝在外交政策上推行旨在争夺霸权的"世界政治",扩军备战、穷兵黩武,德国一时间成为中欧一座荷枪实弹的兵营,妄图通过发动一场世界性战争的方式一举解决德国面临的所有国内外问题。在此情形下,"民族"这一概念就成为把全体德意志人凝聚在一起的强大精神动力和意识形态。"谁对他提出疑问,谁就意味着背叛和不忠。"1914年一战爆发后,民族主义和军国主义这两股思潮在当时的德国甚嚣尘上。上至威廉皇帝、下至普通百姓,不分党派左右,都热切期望通过所谓"堡垒和平"从而赢下这场战争,最终达到拓展德意志生存空间,取得与其经济实力相匹配的话语权和对世界政治格局主导权的双重目的。这种氛围也不可避免地影响到当时的科学界。包括著名科学家、量子理论创始人马克斯·普朗克在内的 93 名德国文化和知识界名流就在军国主义分子操纵下于 1914 年 10 月发表了一份为德国侵略暴行辩护的《文明世界的宣言》。

　　人类历史一再证明这样一个颠扑不破的道理:即当狂热成为一种常态,人们对其已经习以为常时,理性思辨和多元宽容不仅显得弥足珍贵,甚至会成为集体意识中的另类表达,最终会导致"劣币驱逐良币"的可悲结局。爱因斯坦异常敏锐地感到德国科学文化界在这份宣言背后隐含的方向性转变:原来那个独立、自由且允许多元共容的学术自治共同体已经转变为德意志这架已经开动起来的战车上的一个零部件。对于反战的爱因斯坦来说,那 93 位签字的各界名流无疑充当了为德国侵略扩张行径助纣为虐的"帮凶"角色。

　　相比之下,爱因斯坦并未流于世俗,而是旗帜鲜明的在一份最终只有四个人签名的《告欧洲人书》上署下自己的名字。在这份宣言中,爱因斯坦首先戳破了德国统治者宣扬的一战是为民族而战的虚伪口号和造势宣传。在他看来,一战的爆发只不过是统治者"以保卫民族生存为借口而发动起来的"。德国统治者只是通过对外侵略和扩张从而转嫁内部矛盾和转移国内视线罢了。爱因斯坦强烈批评德国科学家和艺术家放弃了任何还想维持国际交往的愿望,任由民族主义大行其道而未能出面公开制止。他认为民族主义将

"不仅会威胁文化本身，同时还会威胁民族的生存"。

对于当时欧洲面临的危机，爱因斯坦从更为宏阔的历史角度对欧洲的未来和前途提出了自己的愿景。"必须利用由这次战争所造成的欧洲不稳定和动荡的局势，把这个大陆熔接成一个有机的整体"，"欧洲必须联合起来保卫它的土地，它的人民和它的文化"。在今日众多地区性一体化组织中，欧盟无疑是最能体现爱因斯坦上述言论中所表达的"交往—联合——一体—国际和平"这一四步路线图的区域性合作组织。从思想史的角度来看，爱因斯坦的这一观点也极具意义。它不仅预示了战后欧洲逐步迈向联合的历史进程，而且也上承德国著名哲学家康德在《永久和平论》中所表达的"永久和平"思想和"世界政府"理念。或许是觉得言论抵抗已经无济于事，爱因斯坦便利用他的个人声望于1914年在柏林创建了一个名为"新祖国同盟"的反战团体。并于1915年致信当时居于瑞士的法国著名作家罗曼·罗兰表达他对反战的支持。这些都表明了爱因斯坦不仅作为一个科学家具有的良知情怀，而且也很好地体现了作为世界公民的爱因斯坦如何真正为人类前途和未来着想。

30年后的1945年，爱因斯坦在普林斯顿向美国广播公司时事评论员斯温发表了一篇题为《要原子战争还是要和平》的谈话。在谈话中，爱因斯坦充分表达了他对战后由于原子弹的生产和爆炸而带来的美、苏两国之间军备扩张和竞赛的严重关切，认为必须把"原子弹的秘密交给一个世界政府，而美国应该马上宣布它愿意这样做"，"这样的世界政府应当有权裁决一切军事问题，除此以外，它只需要再有一种权力。那就是它要有权干预这样一些国家，在这些国家里，少数人压迫多数人，从而造成一种会导致战争的不稳定状况"。

对原子弹历史稍有了解的都知道它的研究实际上早在二战爆发以前就已经在欧洲多国展开，但真正与战争紧密联系和挂钩的，却是纳粹试图研制原子武器。或者说，纳粹的研制催促了当时以匈牙利裔物理学家莱奥·西拉德为首的流亡科学家力劝美国罗斯福政府开展对原子武器的研制进程，以争取赶在纳粹以前研制出原子弹。而要与美国政府取得联系，爱因斯坦无疑是最为合适的人选。抱着这样一种想法，西拉德和另外一位流亡美国的匈牙利裔物理学家爱德华·特勒于 1939 年 8 月 2 日拜访了爱因斯坦并交给她两封一长一短准备送呈罗斯福的信。爱因斯坦在那封长信上签下自己的名字，这就是著名的《为建议研制原子弹给罗斯福总统的信》。这些科学家的建议最终在 1942 年 8 月 13 日变成现实，美国开启了代号为"曼哈顿工程"的原子弹研究计划，并于 1945 年 8 月 6 日和 9 日分别在日本广岛和长崎投下原子弹。这是人类历史上首次使用原子武器。其所造成的杀伤程度也大大超过人类先前所发明的任何一件武器。

对此后果，爱因斯坦非常失望甚至有些后悔。1955 年 3 月 19 日写给著名物理学家冯·劳厄的信中就表示当初之所以要签署那封致罗斯福的信，主要原因是对希特勒可能首先拥有原子弹的担心和疑虑。"要是我知道这种担忧是没有根据的，当初我同希拉德一样，都不会插手去打开这只潘多拉盒子。因为我对各国政府的不信任，不仅限于德国政府。"这表明，爱因斯坦在对原子弹问题的思考上仍然秉持其一贯的和平立场，坚持从人类整体利益出发而非一国一族的狭隘利益。

爱因斯坦同时又是一位坚定的民主主义者。他坚信民主价值，反对当时形形色色的各类极权主义和政治迫害。

翻检整部《文集》，共有六篇文章或讲话从不同层面分别对民主、权利和自由（特别是言论自由和学术自由）进行了阐述。1918 年 11 月 13 日在面向柏林大学学生的讲话中，爱因斯坦把自己说成是一个"不是最近才转变而是老早就信仰民主的人"。在这篇并不算长的讲话中，爱因斯坦提出"我们的共同目的是民主，是人民的统治"。爱因斯坦认为，新生的德意志共和国绝不是以左翼的阶级暴政来代替右翼的阶级暴政，它应该是一个宪政框架下的民主政府。换言之，德意志共和国应逐步摆脱帝国时代的专制残余和军国主义，主动以民主标准重新融入欧洲和世界。爱因斯坦也对那种"暴力哲学"提出了严肃批评，"暴力只能产生痛苦、仇恨和反抗"。回溯人类历史可以看到这样一个近乎悖论的矛盾：世界历史上几个纯粹以革命方式建立起来的民主国家（1789 年的法国、

1919 年的德国、1918 年的奥地利和 1933 年的西班牙）最后都无疾而终，反倒是以协商、辩论和妥协方式建立起来的民主政体能够长久存续（最典型的就是英国）。这的确是一个耐人寻味的历史现象，但细细思索也不难发现，"暴力革命在创建民主的同时，也给民主制造了一个顽固的敌人"。爱因斯坦对"暴力哲学"的分析可谓力透纸背、直指专制体制的思想根源和人类思想深处的阴暗角落。

论及民主，不得不牵涉关于人的权利问题。事实上，民主和权利二者之间的关系犹如硬币之两面，无法离开其中一者而侈谈另一方。《文集》中一共有四篇文章论及权利和自由问题，特别是人的基本人权和学者的学术自由是爱因斯坦着墨最多的地方。早在1936 年，爱因斯坦就在为一个美国大学教师集会而准备的演讲稿《保卫言论自由》中提出了要保卫学者和教师的"言论自由"和"教学自由"，认为"教学自由以及书报上的言论自由是任何民族的健全和自然发展的基础"。及至晚年，爱因斯坦不仅针对当时美国国内喧嚣一时的"麦卡锡主义"提出严厉批评，认为这无异于是对人权的侵犯，而且也敢于向那些遭受政治迫害的人及时伸出援助之手，甚至不惜"为捍卫公民权利，必须准备坐牢"。稍事留心的读者都会发现，《文集》的最后几篇文章都在批评当时美国国内的政治和外交政策。这充分说明当时美国国内的政治状况是与爱因斯坦的政治信念背道而驰的。从这些文字中能够读出爱因斯坦晚年内心的失望、疑虑、担忧和愤怒。

通过这些措词激烈的表达，爱因斯坦确实在向人们和这个世界传达一种不仅是他个人所独有，而且理应是为全体科学家所共有的政治信念：在面对强权和迫害时，科学家尤其不能保持缄默。作为一个科学共同体，应该勇敢地表达出自己对时政的观点，而不是退避三舍。否则，最终所遭殃的将不仅是科学家个人，而是整个科学和文化。联系爱因斯坦在德国的经历和他于 1933 年 5 月 26 日写给冯·劳厄的信就更能理解爱因斯坦为何这样强调科学家面对政治时的态度。1933 年纳粹上台后，爱因斯坦发表了一系列谴责纳粹暴行的言论（《文集》中就收录有一篇写于 1935 年的《希特勒怎样会上台的?》）。德国著名物理学家，也是爱因斯坦好友的冯·劳厄特地致信爱因斯坦劝其对政治问题保持克制。对于老朋友的善意劝告，爱因斯坦除了感谢之外也明确提出科学家对政治问题不应当明哲保身的处世态度。爱因斯坦认为，科学自身的特性要求科学家在面对外界时需要保持高度警惕和足够的怀疑精神，并有胆量和勇气坚持自己的观点而非盲目信从和跟随，丧失作为科学家的基本原则和价值立场。综观整部科学史，布鲁诺、斯宾诺莎、伏尔泰和洪堡都在以实际行动乃至生命的代价来践行对于自由思考和独立判断这两项权利的捍卫。一定程度上，科学每向前迈出一步也就意味着科学家的一驱魅过程，即扫清横亘在人类面前的各种思想障碍。

爱因斯坦亲身经历了 20 世纪上半叶的两次世界大战给人类带来的巨大伤痛，他本人则是因为对纳粹的极度不满且不愿屈服而选择流亡美国。对于德国人民为何最终会选择希特勒和纳粹，爱因斯坦也有着自己的思考。他认为德国的转变很大程度上是其教育的失败，"几个世纪以来，德国人民都受着学校教师和练兵军士的一脉相承的灌输训练。德国人在艰苦的工作中得到了锻炼，学会了不少东西，但他们也受到奴性服从、军事习性和野蛮残忍的训练"。希特勒这样一位"智力有限、并且不适宜做任何有益工作"的人也正是利用了德国人性格上的弱点。有鉴于此，爱因斯坦特别注重教育在培育国民性格上的重要作用。爱因斯坦认为在整个学校教育过程中，光是专业知识教育是远远不够的，这样的学生还不能成为一个和谐发展的人。爱因斯坦有着自己对教育的独特看法，"要使学生对价值有所理解并且产生热烈的感情，那是最基本的。他必须获得对美和道德上的善有鲜明的辨别力。否则，他——连同他的专业知识——就更像一只受过很好训练的狗，而不像一个和谐发展的人"。对于学校的功能，爱因斯坦也有着自己的分析。"知识是死的，而学校却要为活人服务。它应当发展青年人中那些有益于公共福利的品质和才能。""学校的目标应当是培养有独立行动和独立思考的个人。"写到这里，或许约略明白在爱因斯坦心目中，教育的目的在于培养学生独立思考的能力，而人则应具有对真、善、美的良好鉴别和赏析能力。今日一读，仍感犹言在耳！

　　值得一提的是，《文集》中还收录有一篇爱因斯坦 1922 年年底访问日本回来经过上海时的旅行日记。虽然时间短暂，但爱因斯坦却在其日记中如实记录下了他眼中的上海和中国人民："在外表上，中国人受人注意的是他们的勤劳，是他们对生活方式和儿童福利的要求的低微。他们要比印度人更乐观，也更天真。但他们大多数是负担沉重的：男男女女为每日五分钱的工资天天在敲石子"，"在上海，欧洲人形成一个统治阶级，而中国人则是他们的奴仆。他们好像是受折磨的、鲁钝的、不开化的民族，而同他们国家的伟大文明的过去好像毫无关系"。这句话是爱因斯坦人道主义情怀的最好体现，充满对中国人民的同情和关怀。

　　对于爱因斯坦这样一位思想巨子和文化巨人来说，以上所述仅仅是其思想冰山之一角，还远远无法窥其全部。事实上，《文集》中收录的每一篇文章都闪烁着爱因斯坦的思想光辉。这也就可以理解为何《文集》在改革开放之初的 80 年代成为当时急欲渴求新知的青年手中的畅销书，其受欢迎程度丝毫也不亚于今日书店中各种名目的成功学和励志畅销书。根据许先生所说，80 年代报上曾经公布大学生最喜爱读的十种书的调查结果，《文集》即名列其中。但整个《文集》的出版过程却是命途多舛，正如许先生在《选编说明》中所形容的："这是一部多灾多难的书。"许先生从 1963 年开始编译，中间诸多人事纷杂和干扰自不待言，直到将近 20 年后的 1980 年，《文集》三卷本才全部出齐。在这 20 年中，书运、人运和国运紧密相连，而新版增补本的问世也将继 20 世纪 80 年代后重新撩拨起人们心中早已静寂的波澜，促使你不得不去反躬自省、思考周遭。这或许就是《文集》这部书和书中爱因斯坦思想的永恒价值和长久魅力吧！

我心目中的李工真老师①

　　一米八的身高，头发略微花白，简单的穿着，一口带有武汉方言的普通话，骑着一辆旧式自行车来回于家中、课堂和学院之间。这是生活中的李老师给我们留下的深刻印象：朴素、干练而不失风度。一旦步入课堂，渊博的学识辅以幽默讲解和流利口才，还有那一手遒劲有力的粉笔字，这一切都会使你觉得听李老师的讲课是一种享受，让人回味无穷。本人有幸从硕士开始忝列李师门墙，亲炙尊教。数年来，通过自己阅读论著以及平日里与李老师的"闲聊"②，自忖对李师学问思想稍有领悟，愿在此通过手中的笔记录下从学以来的点点滴滴，写下我心目中的好导师——武汉大学历史学院教授、博士生导师李工真先生。

一、上山下乡，刻苦自修，以读书为乐

　　著名学者、华东师范大学历史系教授许纪霖先生曾在《中国知识分子十论》一书中有如下评述："这是'文革'一代人，他们大多出生于1945—1960年之间，早年有过红卫兵与上山下乡的经历，通过自学和恢复高考，具备了再度面向西方、兼容并蓄的文化目光。他们以西方最新的文学和学术成果为参照和比照，开始致力于新一轮的思想启蒙和知识范型的开拓。这代人的知识是开放、多元和博杂的，目前已逐渐成为知识界的中坚。"③ 不论是依代际来划分还是按成就评判，出生于1952年的李老师无疑都属于许先生所说的"第五代知识分子"。这代人的最大特点在于他们的个人命

---

　　①　此文荣获2011年武汉大学第二届"我心目中的好导师"全校征文活动一等奖。

　　②　有必要在此说明的是，这种"闲聊"并非漫无目的，而恰恰是李老师以其宽广的学术视野在一步步导引着我们，直至问题核心。在与数位同门交流后才发现，多数李门弟子的硕、博士论文选题一开始往往就是在与李老师的"闲聊"过程中受到启发而逐渐成型的。

　　③　许纪霖：《中国知识分子十论》，复旦大学出版社2003年版，第84页。

运与国家政治走向密切相关。一定程度上，他们个人经历的变迁是中华人民共和国成立 60 年来社会变革和历史剧变的反映和浓缩。

在最新出版的专著《文化的流亡——纳粹时代欧洲知识难民研究》一书后记中，李老师回忆起他们这一代人时用了"被耽误的一代"来形容。实际情况也确实如此，李老师这批 1968 届初中毕业生只读了一年初中便于 1968 年年底以"知识青年"身份下放湖北公安县农村。本该接受教育的年纪，却被迫中断来到农村这片广阔天地接受再教育。待到 1970 年回城时已经年满 18 岁，李老师被分配至位于汉口江汉路的一家理发馆，成了一名为人民服务的专职理发师，而且一干就是 8 年。

要想成为一名优秀历史学家，除了必须具备专业素养和语言能力这些基本条件外，丰富的人生阅历或许也是历史学家这一行当所需要的。古今中外无数历史学家的研究和写作往往就是由他们自身经历从而引发的对于整个人类历史的后续思考。太史公司马迁撰写《史记》是这样，英国 18 世纪大史家爱德华·吉本之所以毕生致力于《罗马帝国衰亡史》的写作，也是因其早年游历罗马遍及城中各古代遗址后，睹物思人、发思古之幽情，遂下决心为罗马帝国修书撰史以探询其中的盛衰原因。因此，李老师"辍学"下放而后理发的 10 年岁月某种程度上恰恰成为他一笔宝贵的人生财富。通过这 10 年与社会的亲密接触，李老师不仅实际接触了处于最底层的农村和农民，对中国农村的落后状况有了切身体认。同时，因理发职业的特性使然也使李老师在每天的修修剪剪中见识了社会各色人等，不仅训练了思维，而且也培养了对社会的洞察力。如果说李老师 1978 年入读武汉大学开始接受正规大学教育，那么，在这10 年里，李老师也经受了一次"社会大学"的历练，从而极大地丰富了自己的人生阅历。或许是经过这番磨练的缘故，李老师日后在接受武汉大学学生记者采访时才会有感而发"人生没有什么迈不过去的槛"。

更为难得的是，李老师并未因辍学理发而彻底放弃对知识的渴求。利用母亲在武汉大学图书馆工作的便利，李老师每次从汉口回家便通过母亲从武汉大学图书馆借出各类名著带回理发馆。白天忙着理发，晚上关门后便独自在灯下读书学习。文学、艺术、历史、哲学、政治等中外名著都成了李老师这一时期的精神食粮，只要自己能看懂的书都不会放过。在近日做客凤凰卫视世纪大讲堂节目时，李老师也坦言这8年是自己一生中读书最多，也是最快乐的时期，没有任何功利色彩在内，就是喜欢读书。父亲李国平院士每次去汉口看李老师时便以当年留学生在海外刷盘洗碗为例鼓励李老师，"你要想将来有所作为，就自己读书，30岁以前给我把床板竖起来"，"只要能白天理发，晚上做学问，也照样能有所作为"。①父亲的教诲和母亲的帮助，加上自身刻苦自修，李老师在那个极为艰苦的条件下仍能做到博览群书。不仅充实了自身知识结构，提高了文化素养，更为重要的是培养了对读书的兴趣，相信知识和文化具有永恒价值，中国的发展和实现现代化离不开知识分子。

　　机会总是给予那些有准备的人！国家于1977年恢复高考，李老师和当时的一大批有志青年成为武汉大学恢复高考招生以来的"黄埔一期"。从此，李老师正式踏上了一条研究历史、探求学问的道路。

二、严谨治学，踏实问道，十年磨一剑

　　说起李老师的学问人生，还得归功于母亲的劝导。由于中学只读了一年，非常强调学习连续性的理化学科很难在短期内迅速弥补。研究康德教育哲学出身、真正懂得教育的母亲便力劝为高考而准备的李老师扬长避短、弃理从文，改学历史。在接受《历史教学》记者采访时，李老师说起母亲对自己的点拨仍充满感恩。毕竟在人生选择的十字路口，是母亲让他找到了未来的方向——成为一名职业历史学家。

　　但学术之路并非坦途，尤其对于立志研究德国史的李老师来说更是如此。相比于研究英国和美国史的学者而言，大陆学者研究德国史除了资料难觅外，还得克服来自语言的障碍，首先得掌握德语

---

　　①　李工真：《德意志现代化进程与德意志知识界·后记》，商务印书馆2010年版，第433页。

才谈得上对德国历史的研究。为此,李老师跟随武汉大学德语专业1985级本科又重新上了一次大学。和比自己小很多的本科生一起修满所有德语专业课程,从而奠定了良好的德语基础,为李老师日后从事德国史研究提供了极大便利。除此以外,在德国特里尔大学留学期间师从著名历史学家库尔特·迪威尔教授学习也是李老师学术生涯中的重要一环。通过在德国的两年研修,李老师不仅拓宽了自己的学术视野,搜集到了大量研究资料,确立以德国现代化作为自己学术研究的主轴;同时也对德国学者严谨的治学和讲求一丝不苟、精益求精的德意志民族性格有了亲身体会。很大程度上,德国的两年留学经历也塑造了李老师日后研究中注重实证、讲求证据、论证严谨的学术风格。所写的每篇论文皆有其扎实的史料基础作为支撑,以小见大、环顾全局,绝不空论。

自1990年回国后的20年,李老师成果迭出。1997年出版华语学界首部以德国现代化进程为主题的研究专著——《德意志道路——现代化进程研究》①。以一个中国学者的视角第一次对德国自16世纪以来的现代化历程给以宏观描绘和梳理,赢得学界一致认可和好评。著名历史学家章开沅先生在为该书所作序言中称赞作者"能够占有大量资料,吸收最新研究成果,取精用宏,厚积薄发,使我国的德国史研究呈现新的风貌"②。另一位著名历史学家刘绪贻先生也高度评价"这是一本具有开创性的著作"③。13年后的2010年,从课题申报到最终出版累积10年而成的《文化的流亡——纳粹时代欧洲知识难民研究》由人民出版社出版。相比前一部书,此书价值和意义更大。它不仅表明了李老师这10年来的

---

①　《德意志道路——现代化进程研究》一书于1997年由武汉大学出版社出版,2005年再版,但目前这两个版本都已售罄,只能在图书馆借阅或者通过网络下载电子版,一本精深的学术专著能够如此畅销,实属不易,也可见李老师此书在中国学术界所产生的巨大影响力。

②　章开沅:《序言1》,载李工真:《德意志道路——现代化进程研究》,武汉大学出版社2005年版,第1页。

③　刘绪贻:《序言2》,载李工真:《德意志道路——现代化进程研究》,武汉大学出版社2005年版,第6页。

德国史研究逐渐由宏观层面的大历史写作转入德国社会内部的微观考察，即展开以纳粹时代欧洲流亡知识分子为对象的流亡社会史研究。系第一位在此领域进行专门研究的中国学者，可谓只此一家，十年磨一剑。

两部大书的出版为李老师带来了极高荣誉和声望。面对这些，李老师一直坚守自己的学术信念，以学术为志业，辛勤耕耘于自己的教研园地，并未在功名利禄面前丧失自己作为一名学者对于知识和真理进行探求的强烈动机。在接受访谈时，李老师不止一次谈及当年父亲的谆谆教诲。"做学问的人要过得了三关，一是不怕受穷，二是耐得住寂寞，三是不为名利所累。因此，想钱、想名、想利的人，最好不要谈学问。学问往往是由一群'傻子'来做的，当他们'傻到头'时，他们就是最聪明的人。一个民族不能没有这样一群'傻子'。"① 正是凭借这样一种"傻子精神"，李老师在现今躁动的大学校园内仍能端坐书桌，潜心著述、踏实问道。除了父亲的教诲外，李老师常以爱因斯坦《探索的动机》中的一段话自勉："促使人们去做这种工作的精神状态，同信仰宗教的人或谈恋爱的人的精神状态相类似；他们每天的努力并非来自深思熟虑的意向或计划，而是直接来自激情。"②

笔者本科就读于外校，尤记得入门前李老师在日后成为我师姐的胡小芬老师的陪同下来学校作题为"德国大学和教育"讲座时的情景。旁征博引、讲解到位、幽默生动，讲堂座无虚席。临近尾声时，李老师当场朗诵爱因斯坦这段话作为勉励送给在场全部听讲同学。对于当时正处于求知若渴状态的我来说，李老师的讲座无疑为我指明了方向、点燃了我的激情。使我明白到底什么是大学？大学生应该学什么，怎样去学？在未听李老师讲座之前，自己一直集中学习明清社会经济史，但听罢李老师讲座后才发现世界史原来有

---

① 李工真：《怀念我的父亲李国平院士——灵魂的乐师生命的哲人》，载《数学理论与应用》2011年第1期，第57页。

② 许良英、王瑞智编：《走近爱因斯坦》，辽宁教育出版社2005年版，第147页。

如此魅力。想成为李老师学生的这一想法也在那一刻开始形成，心想自己不仅要学知识，更要习得做学问的方法，李老师无疑就是我心目中不仅能够授之以鱼，更能授人以渔的前辈师长。

三、严于律己，宽容待人，为学生着想

老辈学者常言"做人、做事、做学问"。简言之，做人是首要的。作为知识分子和社会精英，学者和教授更需加强自身修养，做到"学为人师，身为世范"。在这方面，学问一流的李老师同样值得吾辈学习。笔者以"严于律己，宽容待人"这八个字来概括李老师的为人之道。同时，从教将近30年的李老师对于他所招收的每一名硕士和博士，不仅在治学上倾囊相授、毫无保留，而且在生活和工作等方面竭尽全力、照顾有加。因此，能够成为李门弟子不仅是幸运的，而且还是十分幸福的。

李老师的严于律己突出表现在对自己所从事的德国史研究的尽善尽美，以一种尽乎严苛的态度要求自己的每一部作品和每一篇论文，绝不容许"次品"出现。这一方面和李老师曾经留学德国深受德国学者严谨学风的熏染有关，另一方面则更加凸显李老师学术品格在世风日下的今天是何等弥足珍贵！这里以一具体事例说明之。

《文化的流亡——纳粹时代欧洲知识难民研究》一书于2010年由人民出版社出版，是为李老师第二部重量级学术专著。但不为人所知的是，李老师此书从打印稿到最终付梓面世却经过长达两年的时间，中间历经修改、增补和校订，其目的都是为了使书稿更臻完善。记忆中，当时还是硕士的我和两位女同门为硕士论文选题一事前去李老师家。李老师一边招呼我们三个坐下，一边告之要去把书稿打印出来。没过多久，李老师便拿着一本厚厚的装有蓝色封皮的打印稿回来，并坐在沙发上和我们一起翻看书稿。由于我准备选择以美籍奥裔著名经济学家和政治学家约瑟夫·熊彼特（Joseph Alois Schumpeter）政治思想为硕士论文题目，李老师特地把书中涉及熊彼特、哈耶克和米塞斯这三位奥地利流亡经济学家的内容读给我听。并就当时哈佛大学校内的保守政治氛围为我作了进一步说

明，这对我后来在论文写作中处理熊彼特对待犹太人和纳粹态度这一问题有着重要启发。以后自己在阅读文献的过程中也渐渐发现熊彼特不仅没有反犹思想，而且也尽力为流亡科学家提供帮助。但熊彼特的这些努力都受制于当时哈佛大学校园内部的整体保守氛围，特别是在对待有犹太背景的学生和教授，以及营救流亡科学家这两个方面显得非常消极。最为显著的例子要属当时熊彼特的高足弟子，日后成为美国第一位获得诺贝尔经济学奖的萨缪尔森，就因为他自己的犹太背景而无法留校任教。

当我询问李老师此书何时出版时，李老师并没有大功告成后的喜悦，而是说还要对全书进行增补，在现有基础上将以欧洲知识难民在美国的"失语性"① 问题再写一章，否则内容将会不完整，因此书稿出版还要一些时日。可以想象，李老师在这两年时间内为书稿内容耗费多少心思和精力。光是增加的"失语性"一章就多达五万字，全书则将近 40 万字。捧在手上厚重感油然而生！正是这种对自己的严格要求，虽然不如其他学者已经是著作等身，但李老师至今出版的两部专著却都是能够传之后世的学术精品，在学术史上自有其不可移易的地位。更为难得的是，李老师近 10 年来在《世界历史》和《历史研究》这两份大陆世界史和历史学的权威期刊上已经累计发表 10 篇专题论文，不用说在武汉大学，在全国世界史学界也罕有其匹。

李老师对自己要求严格，对别人则宽容相待，毫无教授架子。上自学校、下至学生，以及报纸、电视台和杂志等媒体的讲座和采访要求，李老师只要时间允许都会欣然接受。对此，李老师一直以来都秉持这样的理念：作为一名普通大学教师和历史研究者，很多事情无法改变，但自己能够在三尺讲台上以自己的研究成果和思想去启发和引导学生，这是李老师愿意去做的，而且也要尽力做好它。因此，作为一名武汉大学的学生是幸福的，每年都能听到李老师关于德国历史和文化的讲座，在李老师的引领下去感受和体会德

① 李老师后以《纳粹德国知识难民在美国的失语性问题》为题发表于《历史研究》2008 年第 6 期。

意志民族的悠久历史和灿烂文化。

李老师不会强求学生在学术上一定要与他一致，而是鼓励我们走自己的路，要敢于创新。就我个人而言，自己性格素喜自由，敏感于各种思想教条和束缚。可以说，硕士论文从选题到最终成型，以及博士论文的选题都得益于李老师的宽容和自由。也正因如此，自己在平日学习里可谓如履薄冰，不敢有丝毫放纵和懈怠。每次去李老师家都务求带着问题，交给李老师的论文也是经过再三斟酌和修改，力争写出精品。

随着李老师的声望日隆，每年都会有外校同学慕名报考李老师的研究生和博士。对于每一位招收的弟子，不管你之前基础和背景如何，李老师皆能做到一视同仁，在学习上给予鼓励和帮助，使你在短时间内尽快适应武汉大学和研究生阶段的学习节奏和要求。特别值得一提的是，李老师在研究生的培养和教学过程中以德国大学中的研讨班（Seminar）形式来进行，力求充分调动学生的主观能动性和积极性，以最大限度训练我们的独立研究能力和写作能力。

一般来说，李老师会在研究生第一学年下学期开学之初向所有参加讨论的同学分发本次讨论课的材料，每人一篇长度适中的英文论文，而且论文之间有着较为密切的主题关联度。第一课结束后，剩下的两个月时间，由我们自己把英文论文翻译成中文并撰写一篇读书报告，届时讨论开始后将由每位同学对自己所读论文内容和撰写报告在全体同学面前进行公开讲演，其他同学和李老师则就相关问题进行提问，最后是李老师的小结。整个过程紧凑有序、气氛热烈。师生之间畅所欲言、无所顾忌，一切以学术为衡量标准，真正做到了梁启超所谓的"学术乃天下之公器"。在讨论中互相交流辩难、共同提高。讨论课结束后，李老师则会自掏腰包邀请所有参与讨论的同学一起吃饭，课堂上没有讨论完的则在饭桌上继续下去，大家其乐融融。

说到这里，不得不提李老师的爱人，我们的师母刘老师。师母温婉、贤淑，对待我们视如己出。每次去李老师家，师母都会张罗各种吃食，使我们在异地求学仍能感受到家的温暖。特别是自己刚读硕士时的第一学期，有时和同门晚上去李老师家，由于天气较冷，师母会精心制作各种热饮为我们解乏。同时，师母对我们平日的生活也很关心，常常嘘寒问暖，令人非常感动。每年元旦，李老师、师母和我们硕士、博士一起吃团圆饭，两位师长像父母一般关心呵护我们。说真的，自己内心此时都会无比甜蜜。谢谢您，李老师！谢谢您，刘师母！

武汉大学将于 2013 年迎来建校 120 周年。回思往昔，自湖广总督张之洞创办自强学堂以来，历经晚清、民国和新中国，武汉大学在每个不同时期都为学术和社会贡献了无数卓越之士。王世杰、王星拱、黄侃、严耕望、周鲠生、李达、吴于廑、程千帆、韩德培、马克昌、苏雪林、袁昌英、凌淑华等就是其中的杰出代表。他们就像一座座灯塔照亮整个珞珈山，是为"山不在高，有仙则名"的最佳注脚，也成就了百年武大的学术文脉。接续前贤，展望未来，李老师不正是现今珞珈山的灯塔吗？他的学术人生不正是陈寅恪先生"独立之精神，自由之思想"的最好写照吗？他所散发的光亮将照耀整个珞珈山、点燃希望、指引前行。愿李老师这座灯塔熠熠永恒！

后　记

　　与其他一些著作类似，本书也是在博士论文基础上增删修订而成。本人在武汉大学读博时的导师李工真教授百忙中拨冗作序，更使本书添色不少。在此要特别说明的是，附录中的三篇文章各有其特殊意涵，《美味背后的欺诈》既是针对本书写作时的重要参考文献《美味欺诈：食品造假与打假的历史》一书的简短评论，也是自己此后数年间开始书评写作的发端，毕竟是第一篇，有其纪念意义。①《科学家的政治信仰》则是受惠于刘绪贻先生的推荐，自读研究生后便和刘先生邮件往还，也有过几次家中拜访的经历，2011年回来攻读博士学位后更与先生在其"求索斋"中多次畅谈学术、议论国是，真是大有收获，在此也衷心祝愿先生开心每一天！最后一篇《我心目中的李工真老师》是应当时武大第二届"我心目中的好导师"有奖征文活动所写，至于最后幸运斩获一等奖都属其次，关键在于通过这篇文章的写作得以更加体认李老师的人生与学

----

　　①　或许因为兴趣驳杂，除了撰写正儿八经的学术论文之外，自己也一直将书评写作视为拓展眼界、积累新知、锻炼文笔的重要途径。其实也就是踏入某一崭新领域的先导，借此得以对学术前沿有所窥探。当然，笔者在为博士论文搜集资料的过程中发现不少西方学术大家也通常是书评高手，而著名历史学家杨联陞先生则可以算得上近世华人学者中的书评"桂冠"，其《汉学评论集》中所收的42篇书评长者十几二十页，已不下一篇论文的分量，更为重要的在于他在文中对所评之书的持论公允和严谨的学术立场，绝非曲意逢迎或恶语中伤。有关书评写作的相关规范可参见台湾著名历史学家汪荣祖先生《为新清史辩护须先懂得新清史——敬答姚大力先生》一文，共识网，2015年5月20日（http://www.21ccom.net/articles/thought/bianyan/20150519124867.html）。

术，有助于增进此后几年读博期间师生之间的相互了解和信任。

掐指算来，自 2011 年 9 月重返珞珈山开始博士学习至毕业，不多不少，攻博期间的诸多人事也如黄历般汇入"一千天的奋斗"这一更为恢弘的个人编年史当中。

自古以来，不论中国或西方的历史学家在其著述过程中都在追求一种对人类过往的体系性解释，史迁"究天人之际、通古今之变、成一家之言"的豪言壮语便是这一史家志业的最佳反映。毫无疑问，司马迁此语也是我在学习过程中引以为座右铭的奋斗目标。

之所以决定辞职回炉继续学习（准备期从 2011 年春节过后即已开始），主要还是为了尽快摆脱和离开本人原有所在单位（一所位于皖浙赣三省交界处小县城的典型高考中学）的工作环境：人浮于事、机械简单、浑浑噩噩、充满虚伪、官僚横行都使我对这一曾经的母校渐生厌恶（其实这也是中国两千多个县城政治生态和官场风气的缩影）。在我看来，当你对所处的周边环境已经彻底丧失热情时，不要去抱怨，最好的办法就是尽速离开。不想被环境所熏染，那就改变自身所处环境吧！有此理念作支配，在带完高一后的暑假中便已下定决心重拾学生身份，返回武汉大学求学。

找到目标后的充实感是不言而喻的！自 2010 年暑期补课至 2010 年冬季学期结束的这半年内，除了完成本职工作外，课余（也包含学生晚自习）时间则被用来恶补专业书籍和复习英文。现在回想，那一年的读书生活收获甚丰，它重新使自己通过阅读与国内主流学术界连接，没有任何功利目的，犹如久旱逢甘霖般滋润爽快！虽然那令老师们极为反感的考勤打卡制度（俗称"照相"）也自此开始实施，但这对于已经卸下班主任重担的我来说并不具有多大约束力，而历史经验早已表明此类奥威尔笔下的"老大哥"式监控注定要失败。我只知道做好分内之事——特别是学生们的日常课业表现，其余皆已在视线之外，并不重要。

山不在高，有仙则名；水不在深，有龙则灵。再也没有比这句出自唐代诗人刘禹锡《陋室铭》中的千古名句更适合形容珞珈山的雄浑壮美。初春的樱花、秋天的红枫、冬日雪后的腊梅和遍布校园的参天大树使你一年四季随时都能体会到大自然的幻化无穷，生活其间好似身处人间仙境，如梦如醉！

由于未能遵照学校规定在网上提前预订宿舍，我在报到后被随机安排至枫园 11 舍（房号为 316），同舍室友为法学院 2010 级博士。虽与班上其他同学不住在一起，但对于已经工作过两年的我来说，只要能读书、写作，其余皆为次要。我既是这样想的，也是以此为准则而开始了入学后的正式学习。

自己着手做的第一件事便是整理硕士论文《熊彼特政治思想研究》和在阅读《爱因斯坦文集》中的第三卷基础之上撰写《爱因斯坦政治思想述评》一文，争取早日将它们发表。因为时间对每个人来说都是公平的，必须珍惜每一天，而除了做好博士论文外，也务必主动拓宽学术兴趣和寻求发表契机。当我于 9 月 30 日晚前往导师家里汇报第一个月的学习情况时，李师看过我提交的几篇文章后非常高兴，并大致认可了我所提出的有关美国食品药品纯净运动作为博士论文研究主题的想法，而每月月底前往导师家中的拜访也成为我于此后两年的固定节目。

博士论文方向大致确定后，接着便是搜集资料和阅读基本文献。早 7 点起床洗漱，早餐后前往图书馆读书、做卡片，中午稍事休息后便开始下午的写作，这成为我这几年来每天生活的主要程式。得益于武汉大学图书馆和武汉大学世界历史研究所资料室的丰富馆藏，论文前期的资料搜集工作较为顺利，啪啪键盘声和寒夜中的台灯光亮陪伴我度过每一天。虽然艰苦，但却知足，因为我知道自己在一步步接近目标。经过数月努力，作为博士论文第一章的导论初稿就已成型，而寒假在家中休息之余也完成了有关美国 19 世纪食品药品立法的专论构思。

转年过后的 2012 年 2 月份，在紧张与兴奋中撰就《试论 19 世纪的美国食品立法》一文，随即将其投给《武汉大学学报》（人文科学版）。幸得编辑桂莉老师（历史学院吴友法教授博士弟子）抬爱，该文于当年 9 月第 5 期刊发，这不仅是自己所完成的第一篇毕业资格论文（我们作为武汉大学历史学院第一届四年制博士，入学之初得知毕业资格论文只要一篇 CSSCI 来源期刊、CSSCI 扩展版来源期刊或 CSSCI 集刊即可，后于 2014 年下半年入学后改为两篇），而且也相当于一针强心剂，对提振信心有着极大的作用。可以说，2012 年上半年开了一个好头。在前面已发论文的激励下，计划中的博士论文第二章也于 2012 年暑假完成。除了个人博士论文的进展外，暑假期间多次接到以前任教高中时的学生关于高考志愿填写的一些咨询，他们考得不错，我也尽力相助。洪智瑾和詹泽行两位更是考取武汉大学，可喜可贺！

相比于第一年，博士第二年则已多半根据博士论文的写作进度来安排每天的学习和生活。一般头天晚上会想好次日的读书书目和写作章节，而次日的学习也基本按照计划循序渐进，在 9 月、10 月两个月内分别写就关于美西战争期间"防腐牛肉丑闻"事件和辛克莱《屠场》一书的两篇文章，后四章正文部分也于其后几个月陆续写出。在此期间，值得一记的还有参加武汉大学婺源同学会的聚会活动，乡音乡情、倍感温馨。

外人总以中国大学无法与世界一流学府相比肩而在有意或无意间贬低国内博士生的培养质量，就个人的读博体会来说，国内重点大学以我所学世界史为代表的基础人文学科在培养上仍有老一代朴学之风，远较法律、财经、新闻和外语等实用性专业要强许多。目力所及，我等历史学院 2011 级博士生多能静坐书斋，为论文、学术付出常人所难以想象的时间、精力和金钱。由于自己第三年开始后的读书重心和写作焦点已经转向三农、社会福利、中共党史党建、台湾史和两岸关系等问题，后两年所发表的论文、书评、随笔和评论也已越出纯粹世界史的范畴。套用一句时下的流行语来说，这些文字较之以往更接地气，它们也在一定程度上代表了走在"十字路口"的我对于未来学术研究方向的探索和践行。

整个攻读博士学位阶段乃至我人生前 30 年能够较为顺利地度过，与父母家人和诸多师长友朋的关爱密不可分，他们的默默奉献和支持是我学术道路上勇往直前的不竭动力。

我来自婺源农村，父母终日勤劳耕作于田间，并未受过高等教育。但受乡风所及，与大多数家庭一样，认真学习、努力读书也成为父母自我从小读书后在耳边说得最多的话。对于父母的感谢理应排在致谢名单之首，感谢他们的养育之恩！妹妹吴珍也是我前进之路上最强有力的后盾，而外甥女依依一天天地成长也正好和我的学业同步，愿她健康、快乐而幸福！

我在高中以前随祖父母一起生活。作为中共建政后的第一代农村基层干部，祖父一生始终恪尽职守、任劳任怨、服务乡民，以其耿直不阿、为人正派在乡间享有厚望，祖父身上的这些品质对我日后的为人处世有着莫大影响。高度重视教育的祖父也一直关心着我的学业。即使在患病后，届时已经读研的我每每回家后不论看书还是写作，祖父也都要步至跟前问我在做什么，慈祥和蔼的笑容于脑海中历历在目。更令人难以忘怀的是，2008年寒假回家之时，祖父已经生命垂危，但看到我回来后，不仅一眼认出，而且还面露笑容。此刻想来，当时情景恍如就在眼前。是的，祖父并未远去，他永远存于我心，在此也希望祖母能够保重身体、安享晚年！

小姑夫、小姑姑一直以来对我的学习和生活都给予了很大帮助，可谓不是父母而胜似父母，尤其是在硕士毕业后的人生低谷期，小姑夫及时伸出援手，并于此后的两年在为人处世上悉心点化。对于小姑夫的恩情，恐怕日后都难以为报，唯有在学术上加倍努力、做出更大的成绩来方能心安。还有诸多其他亲友在我成长的道路上关爱有加，也非常感谢他们！

家人之外，朋友之间亦显真情，这方面要感谢的人实在太多。从最早的吴志盛、余永和、胡晓芬等人，到后来读硕攻博时的同门邱芬等人和好友程群、帅清华、张立平等都在不同阶段给予鼓励和支持，在此又怎能不感念？和张晓云等同窗之间的友情也将成为我珞珈岁月的美好回忆而永存心间！原天佑中学周玉洁等同学，不论是平时网上交流聊天，帮助借阅、复印图书资料，还是在路经南昌、杭州、重庆和北京时所给予的热情招待，无不令人感动，也衷心祝愿他们在毕业后能有一个好归宿。毛玲等天佑中学历史教研组全体老师则帮助我一步步适应中学教学模式，每次听他们的讲课或是与之餐叙聊天都使我受益匪浅。在攻读博士期间，作为博士论文一部分的阶段性成果或其他方面的习作曾以各种形式见诸报章杂志，在此也向当时作为主其事者的各位编辑老师表达诚挚谢意！

导师李工真教授无疑享有这篇谢辞殿军之地位。前后从学六载，李师不仅在学问上给予具体指导，而且其身上独特的知识分子人格魅力对我的世界观和人生观也产生了巨大感召力，这种影响至深且巨！此外，厦门大学人文学院历史系王旭教授，山东师范大学历史文化与社会发展学院王纬教授，复旦大学历史学系向荣教授，武汉大学世界历史研究所陈勇教授、徐友珍教授、谢国荣教授、潘迎春教授，百岁文化老人刘绪贻先生和武汉大学马克思主义学院左亚文教授对我读博以来的学习或最后阶段的论文答辩给予颇多指点、关照，在此一并致谢，特别是王旭和王纬两位目前国内美国史研究的"巨擘"能在百忙中拨冗莅临参加我的论文答辩，真是万分感谢！

博士学位的顺利获得并非终点，而是学术生涯的起点，我也将在此选定的道路上继续前行！

吴　强

2014 年 3 月 30 日草于武昌珞珈山武汉大学图书馆

2014 年 12 月 11 日修改于武昌珞珈山武汉大学图书馆

2015 年 5 月 14 日改毕定稿于武昌珞珈山武汉大学枫园陋室

补记：

自博士毕业后，我便北上来到位于山西省太谷县的山西农业大学马克思主义学院任教和从事研究工作。这里虽较南方少了些灵动和妩媚，却让人感受到北方大地的质朴与厚重，校园中完整保留下来的民国时期铭贤老建筑更是让我有重回珞珈之感。

校领导和各相关职能部门为我等青年教师的成长铺路搭桥，可谓呕心沥血！校党委书记陈利根教授对我等年轻教师平日的生活、科研非常关心，甚是感动，前来试讲时与校长赵春明教授的一席谈话也让人如沐春风、倍感温馨！我所在马克思主义学院的刘文生书记、王宇雄副院长等诸位领导及老师都对我平日的工作、生活甚是关心、照顾！

更为重要的是，本书后期修改过程也见证了我和立媛从相识、相知、相爱到组建小家庭的全过程。对于已至而立之年的我来说，再也没有什么比这更让人感到振奋和幸福的了！非常感谢妻子立媛在背后的默默守望和支持，我们将携手同行、相伴始终，岳父母对我的照顾不仅令人感动，使我在这远隔故土一千余公里的异乡感受到家的温暖，而且也更是我在事业上徐图前行的不竭动力！

　　由于学识不足，水平有限，书中错误在所难免，毫无疑问，本人对此概负全责。

吴强

2015 年 8 月 5 日初稿于江西省婺源县方汇小区家中

2015 年 11 月 4 日修改于山西省太谷县山西农业大学马克思主义学院

2015 年 12 月 27 日改毕定稿于山西省太谷县山西农业大学马克思主义学院